Hans Paffrath: Meisterwerke der Düsseldorfer Malerschule 1819–1918

Hans Paffrath

Meisterwerke

der Düsseldorfer Malerschule

1819–1918

Droste

Die Deutsche Bibliothek – CIP-Einheitsaufnahme

Meisterwerke der Düsseldorfer Malerschule 1819–1918
Hans Paffrath – Düsseldorf: Droste, 1995
ISBN 3-7700-1052-3
NE: Paffrath, Hans

1. Auflage: Oktober 1995
2. Auflage: Februar 1996
Fotos: Robert Zapf, alle Rechte beim Herausgeber
Lithos: Urlichs, Düsseldorf
Druck: Kölnische Verlagsdruckerei GmbH

Inhalt

Zur Geschichte der Düsseldorfer Malerschule

Die Geschichte der Düsseldorfer Malerschule von 1819-1918 ist zeitlich identisch mit der Existenz der Königlich-Preußischen Kunstakademie in Düsseldorf. Über einen Zeitraum von fast einhundert Jahren hatten dort mehrere tausend Maler studiert, viele davon aus dem europäischen Ausland (Skandinavien, Rußland, Baltikum etc.) und aus Amerika.
Düsseldorf hatte sich als kleines Provinzstädtchen am Rhein mit kaum 30.000 Einwohnern (1820) innerhalb weniger Jahre zur führenden Kunstmetropole in Deutschland entwickelt und war in der internationalen Attraktivität sogar in Konkurrenz zu Paris getreten.
Rückblickend sehen wir in der Hinterlassenschaft der Düsseldorfer Malerschule heute ein komplexes Gebilde aus nahezu allen Bildthemen und Stilen, die in der bürgerlich bestimmten Kunst des 19. Jahrhunderts eine Rolle gespielt haben. Historienmalerei, Landschaft, Genre und Stilleben sind in allen Facetten vertreten. Romantische, naturalistische und impressionistische Gestaltung lösen einander ab und überlagern sich teilweise in einem für die Düsseldorfer Kunst charakteristischen Wechsel idealistischer und realistischer Ansätze.
Diese Zusammenstellung von Meisterwerken aus jenem imaginären Museum ist selektiv wie jede Auswahl und ganz sicher ohne jeden Anspruch auf geschichtliche Vollständigkeit. Beinahe ganz ausgelassen wurde der Bereich der Historienmalerei, der im leider vergriffenen Ausstellungskatalog „Die Düsseldorfer Malerschule" (1979) und in W. Hütts gleichnamigen Standardwerk bereits ausführlich dargestellt worden ist. Stattdessen stehen Landschaft, Stilleben und Genremalerei im Mittelpunkt.
Die Frühzeit der Düsseldorfer Malerschule wird nur in wenigen Werken gestreift, das Schwergewicht liegt eindeutig bei der Kunst der zweiten Jahrhunderthälfte und der ersten beiden Jahrzehnte des 20. Jahrhunderts.
Auch ohne die museale und heute oft nicht mehr verstandene Historienmalerei ist diese Auswahl ein Spiegel des privaten Geschmacks, wie er sich damals und erneut in den vergangenen Jahrzehnten auf dem Kunstmarkt etabliert hat. Die kleinen Kabinettstücke eines Jutz, Mühlig oder Preyer, das Kindergenre eines Bosch, Hiddemann oder Salentin haben kunsthistorisch zwar keine überragende Rolle gespielt, geschmacksgeschichtlich und kulturhistorisch sind sie aber eminent interessant und aufschlußreich. Deshalb sind sie hier so stark gewichtet wie die großen Namen Achenbach, Knaus und Vautier.
Sehnsüchte, Hoffnungen und Illusionen einer Epoche im Umbruch sind in allen diesen Werken oft spiegelbildlich enthalten.

Die Gründung der Düsseldorfer Malerschule war die Leistung Wilhelm von Schadows, der 1826 aus Berlin kommend Peter von Cornelius als Direktor der Kunstakademie abgelöst hatte. Mit Hildebrandt, Hübner, Köhler, Lessing, Mücke und Sohn brachte Schadow seine begabtesten Schüler mit an den Rhein, wo die Bildende Kunst seit vielen Jahren im Dornröschenschlaf lag. Schadow reformierte die Lehrpläne der Akademie, schuf ein liberales

und freundschaftliches Klima unter den Künstlern und beförderte seine besten Schüler in den Lehrkörper der Kunstschule. Die wichtigsten Ämter wurden auf diese Weise mit Historienmalern besetzt, die für Schadow Garanten für die Fortsetzung der in den Anfangsjahren bevorzugten Behandlung geschichtlicher, literarischer und religiöser Motive waren. Bendemanns *Trauernde Juden im Exil,* Lessings *Trauerndes Königspaar,* Schadows *Genius der Poesie* oder Köhlers *Heilige Genoveva im Kerker* sind charakteristische Werke dieser elegisch gestimmten Frühphase.
Einen bürgerlich-weltlichen Akzent bekommt die neugegründete Malschule erst mit der Wiederentdeckung von Genre-, Landschafts- und Stillebenmalerei, die im Rheinland bis dahin keine Rolle spielten.
1827 gründeten Lessing und Schirmer den sogenannten „Landschaftlichen Komponierverein", der sich in kürzester Zeit etablieren und durchsetzen konnte. Zum Leitbild aller späteren Landschaftsmaler wurden Lessings und Schirmers zu dieser Zeit noch ungewöhnlichen Streifzüge durch die Natur, auf denen zahlreiche Studien und Skizzen entstanden, die später im Atelier zu erdachten Kompositionen zusammengefügt wurden. Der Zwiespalt zwischen Realismus und Idealismus, der die Düsseldorfer Landschaftsmalerei für viele Jahrzehnte geprägt hat, war hier bereits angelegt.
1828 malten Preyer und Lehnen - ohne Zustimmung Schadows - gleichzeitig die ersten Stilleben und etablierten sich durch aufsehenerregende Verkäufe als führende Spezialisten in diesem Fach.
In den dreißiger Jahren entstand schließlich auch die Genremalerei, die in Becker von Worms, Jordan und Schroedter ihre ersten herausragenden Protagonisten fand. Nach einer zeitgenössischen Definition (Wiegmann 1856) sollte das Genre „die Schilderung des Poetischen und Bedeutenden in den noch nicht durch Ueber-Cultur verflachten Menschenklassen" zum Inhalt haben. Diesem Anspruch wurde beispielsweise das Fischerleben und die Kultur der Bauern gerecht, wo Heldenhaftigkeit und Urtümlichkeit noch zuhause waren. Beckers *Wallfahrende Bauernfamilie* und Jordans *Tod des Lootsen* sind repräsentative Bildtitel des frühen Genre.
Nach anfänglichen Widerständen tolerierte Schadow die „Fächler" aus der Genre-, Stilleben- und Landschaftsmalerei. Aus kleinsten Anfängen hatte die Düsseldorfer Akademie sich innerhalb von sechs Jahren zur führenden Institution in Deutschland entwickelt, wie der Landgerichtsrat Karl Immermann 1833 als zentrale Persönlichkeit im Schadow-Kreis stolz bemerkte.

Während der politischen Unruhen der vierziger Jahre bildete sich in der Düsseldorfer Malerschule eine zu dieser Zeit wohl einmalig verbreitete Tendenz zur Darstellung von Themen mit sozialer Problematik aus. Eine wirtschaftliche Rezession hatte zu weitverbreiteter Armut, vor allem unter den Bauern und Handwerkern geführt, die sich immer wieder in verzweifelten Aktionen entlud. Zollpflichten wurden umgangen, Bauern wurden zu Wilderern, und Emigranten verließen die Heimat aus existenziellen oder politischen

Gründen. Diese drückenden Alltagsprobleme und Notlagen sind von den Düsseldorfer Malern in einer neuartigen Realitätsnähe verarbeitet worden. Hasenclevers *Arbeiter vor dem Magistrat,* Hübners *Die schlesischen Weber* und Schwingens *Pfändung* sind vielleicht die bekanntesten Werke dieser Jahre, in denen viele Maler auch politisch Stellung bezogen haben. Von A.Achenbach, Heine, Kleinenbroich, Ritter u.a. kennen wir Gemälde und Grafik mit eindeutig sozialkritischer Tendenz. Wenn auch der Impuls zu diesen Darstellungen oft ein künstlerischer und nicht immer politisch gemeinter gewesen sein dürfte, darf die Wirkung nach außen nicht unterschätzt werden. Hübners Darstellung der *Schlesischen Weber* führte zu einer Flut von Sympathiebekundungen für die in Not Geratenen, Hasenclevers *Arbeiter vor dem Magistrat* ist nach 1848 in die Vereinigten Staaten gebracht worden, wo das Gemälde als Denkmal der Revolution Anfang der fünfziger Jahre in New York ausgestellt und von Karl Marx in der „Daily Tribune“ besprochen wurde. Düsseldorfer Kunst war für mehrere Jahre ein Spiegel der sozialen und wirtschaftlichen Probleme geworden, die Zahl dieser Werke ist deutlich größer, als oftmals angenommen wurde.

In den fünfziger und sechziger Jahren stand die Düsseldorfer Malerschule im Zeichen einer starken Internationalisierung, die zunächst ausländische Kunststudenten nach Düsseldorf zog und später dazu führte, daß Gemälde aus Düsseldorf zu einem gesuchten Exportgut in Europa und den Vereinigten Staaten von Amerika wurden.
„Die Düsseldorfer Schule bestand, als ich hinkam, aus Studenten aus aller Herren Länder. Es waren wenige französische Kunstschüler da und nur wenig Engländer, aber Norwegen, Schweden, Rußland, Belgien und Holland waren stark vertreten“, schrieb der amerikanische Landschaftsmaler Whittredge nach seiner Ankunft in Düsseldorf 1849. Die Zahl der Akademiestudenten aus dem Ausland ging in die Hunderte, sie alle wurden angelockt von Düsseldorfs Reputation als Kunstmetropole und hervorragender Ausbildungsstätte für junge Maler.
Zum erstaunlichsten Phänomen zählt der große Anteil amerikanischer Kunststudenten, die sich um die Jahrhundertmitte in Düsseldorf aufhielten. Der Bekanntheitsgrad der Düsseldorfer Akademie in New York oder in Philadelphia wird auch auf zwei Ereignisse zurückzuführen sein, die um 1850 Neugierde und Reiselust der jungen amerikanischen Maler geweckt hatten. Zunächst wurde bekannt, daß Leutze mit *Washingtons Übergang über den Delaware* (1849) ein Bild in Düsseldorf gemalt hatte, daß in New York als Sensation gefeiert wurde und heute noch zu den bekanntesten Werken der amerikanischen Kunstgeschichte zählt. Ungefähr gleichzeitig öffnete am New Yorker Broadway die „Düsseldorf Gallery“, die als Sammlung eines deutschen Diplomaten wichtige Werke der aktuellen Düsseldorfer Kunstszene enthielt und den Malstil der dortigen Schule vorstellte. Landschafts- und Genremalerei in den Vereinigten Staaten gerieten durch die aus Düsseldorf zurückgekehrten Maler nachhaltig unter den Einfluß der dortigen Schule.

Der Bekanntheitsgrad der Düsseldorfer Malerschule wuchs nicht nur in Amerika, sondern auch im europäischen Ausland und führte seit den sechziger Jahren zu einem stetig steigenden Export von Düsseldorfer Gemälden, vornehmlich in den angloamerikanischen Raum und später bis nach Australien und Südamerika. Die Kaufkraft und der vorherrschende Geschmack der dortigen Sammler, die in vielen Fällen deutscher Abstammung gewesen sein dürften, war über mehrere Jahrzehnte nahezu unverändert aufnahmebereit für eine beträchtliche Menge an Gemälden der Düsseldorfer Malerschule. Favorisiert wurden im Ausland maltechnisch brillante Bilder mit Motiven, die manchen Emigranten an das vermeintlich immer noch idyllische Leben in der Alten Welt erinnert haben dürften: Kindergenre von Knaus, Salentin, Meyer v. Bremen oder Siegert, Landschaften der Brüder Achenbach und die Arbeiten der spezialisierten Feinmaler Jutz, Mühlig und Preyer. Die so entstandenen Reservoirs Düsseldorfer Maler in englischen und amerikanischen Sammlungen sind im 20. Jahrhundert teilweise wieder abgebaut worden und in ihre Heimat zurückgeflossen.

Die Jahrzehnte zwischen Reichsgründung (1871) und Jahrhundertwende brachten für Düsseldorf und die Düsseldorfer Malerschule gravierende Veränderungen in mehreren Bereichen. Die Einwohnerzahl der Stadt stieg bis 1900 auf über 200.000 an, begleitet von einem Bauboom infolge wirtschaftlicher Hochkonjunktur, einem sprunghaften Anwachsen der Künstlergemeinde und einer neuen Wohnkultur. Aus einfachen Bürgerwohnungen wurden prunkvolle Salons, die standesgemäß mit Werken der bekanntesten Künstler einzurichten waren. Von diesem gesteigerten Hang zur Repräsentation profitierten in erster Linie die Düsseldorfer „Malerfürsten" Knaus, Vautier und Achenbach, deren Schaffenskraft langsam abnahm, während ihr Marktwert in bis dahin unbekannte Dimensionen aufsteigen sollte.
Die Bevorzugung der etablierten Künstler auf einem prosperierenden Kunstmarkt stellte naturgemäß die Bemühungen einer jüngeren Malergeneration zunächst einmal in den Schatten. Während die prominenten Maler auf den Ausstellungen im In- und Ausland mit Auszeichnungen und Medaillen versehen wurden, nahm man die zaghaften Anzeichen des bevorstehenden Stilwandels zunächst kaum wahr. An der Düsseldorfer Akademie zeichnete sich nach 1870 ein Generationenwechsel ab, der zu einem neuen Malstil, zu neuen künstlerischen Idealen und sehr bald auch zur offenen Auseinandersetzung zwischen „alter" und „junger" Kunst führen sollte.
1872 hatte Eugen Dücker die Leitung der Landschafterklasse übernommen und mit seinem „Pathos der Stille" eine neue Ära naturalistischer Malerei in Düsseldorf eingeleitet.
1874 wurde erstmalig eine Professur für Genremalerei an W. Sohn vergeben, und noch im gleichen Jahr übernahm Gebhardt die Lehrstelle Hildebrandts.
Der Brand des Akademiegebäudes (1872) und der vollständige Neubau (1875) können historisch betrachtet wie ein Symbol des neuen Aufbruchs und der Reformen gedeu-

tet werden, mit denen man in Düsseldorf verloren gegangenes Terrain wieder gutzumachen hoffte. Nur in der Landschaftsmalerei, die durch Dückers Berufung erneut an Bedeutung gewann, hatte Düsseldorf seine ehemalige Vormachtstellung noch behaupten können.
In Dückers Schülerkreis, zu dem mit Kampf, Jernberg, Hermanns und Liesegang die begabtesten Düsseldorfer Künstler gehörten, entstanden Ende der achtziger Jahre die ersten sezessionistischen, das heißt gegen die Akademie gerichteten, Tendenzen. Um 1890 schlossen die genannten Maler sich in einer eigenen Künstlervereinigung (St. Lukasclub) zusammen und suchten auf gemeinsamen Hollandreisen nach neuen künstlerischen Anregungen und nach Unabhängigkeit von der Bindung an alte Traditionen.
Die Düsseldorfer Akademie hatte gegen Ende des Jahrhunderts ihre Anziehungskraft verloren, sie war nicht mehr Mittelpunkt der Künstlerschaft und erst recht nicht mehr schulbildend wie zu Wilhelm von Schadows Zeiten. Die begabtesten Maler prägten ihren eigenen Stil, auf den Ausstellungen erschienen die Düsseldorfer Maler immer häufiger als eine Gruppe von Individualisten ohne erkennbare gemeinschaftliche Verbindungen.
Carl Jutz und Hugo Mühlig sind exemplarische Malerpersönlichkeiten in dieser Phase. Sie gehörten weder der akademischen Richtung noch einer freien Vereinigung an und trafen mit ihren kleinen Kabinettstücken doch genau den Nerv der Zeit. Die Inhalte ihrer in feinster Maltechnik ausgearbeiteten Gemälde vermitteln Illusionen und Sehnsüchte, die mit der Industrialisierung der Städte zunehmend an Aktualität gewannen. Das Idealbild eines harmonischen Nebeneinanders von Mensch und Natur wurde in den Augen der städtischen Bevölkerung immer mehr zu einer Wunschvorstellung, deren Erfüllung man sich von der Malerei erhoffte. Gegen Ende des 19. Jahrhunderts bewegte viele Menschen ein deutlich spürbarer Hang zur Nostalgie, der kleine Gegenwelten zum offiziellen Prunk der Gründerzeit entstehen ließ und sich naturgemäß besonders in kleineren Formaten manifestierte.

Im ersten Jahrzehnt des 20. Jahrhunderts sammeln sich noch einmal die fortschrittlichsten Künstler in der Landschaftsmalerei, die als einziges Fach der Düsseldorfer Malerschule eine kontinuierliche Entwicklung seit den Anfängen aufzuweisen hatte.
1909 gründeten Bretz, Clarenbach, Deusser und Ophey den „Sonderbund" als Vereinigung moderner Maler, die erstmals im Rheinland den Anschluß an den französischen Impressionismus und Expressionismus herstellen wollten.
Seit den achtziger Jahren des 19. Jahrhunderts gab es mit Burnier, Munthe und Oeder vereinzelte Versuche Düsseldorfer Maler, die Freilichtmalerei der französischen Schule von Barbizon im Rheinland zu etablieren. Die weitere Entwicklung dieser „plein-air" Tendenzen wurde durch den Widerstand der Akademie, aber wohl mehr noch durch politische Verwicklungen verhindert. Der Deutsch-Französische Krieg 1870/71 hatte den künstlerischen Austausch zwischen beiden Ländern fast zum Stillstand gebracht, was eine weitverbreitete Unkenntnis der Entwicklung in der modernen französischen Malerei zur

Folge hatte. Die Entstehung des Impressionismus und Neoimpressionismus in Frankreich zwischen 1870-1890 war daher im Rheinland auch nach der Jahrhundertwende praktisch noch nicht zur Kenntnis genommen worden.
Auf der Sonderbund-Ausstellung von 1909 wurden die französischen Impressionisten dann erstmals gemeinsam mit Bretz, Clarenbach, Deusser und Ophey einer breiteren Öffentlichkeit vorgestellt. Auf den folgenden Ausstellungen des Sonderbundes bis 1912 ist der Kreis der französischen Maler noch um Expressionisten und Fauves erweitert worden, indem erstmalig van Gogh, Gauguin, Derain, Picasso, van Dongen und andere zu sehen waren.
1911 war der Sonderbund aus kleinen Anfängen zu einer kulturellen Bewegung angewachsen, der Museumsvertreter, Journalisten, Kunsthändler und Sammler angehörten.
Die Sonderbund-Maler hatten sich als Schüler Eugen Dückers noch aus dem Umfeld der Düsseldorfer Akademie entwickelt. Ihre Malerei bricht aber zwischen 1908-1912 endgültig mit den Traditionen der Malerschule und bereitet die rheinische Moderne der Nachkriegszeit vor, die sich in Gestalt des „Jungen Rheinlands“ und des Kreises um Mutter Ey formieren sollte.
Der Ausgang des Ersten Weltkriegs 1918 bedeutete auch gleichzeitig das Ende der Düsseldorfer Malerschule, die in ihrer fast einhundert-jährigen Geschichte zu einem glanzvollen Kapitel in der Geschichte der Stadt geworden war.

Geblieben ist ein reichhaltiges Erbe, mit dem sich Journalisten und Kunsthistoriker, Sammler und Kunsthändler seither beschäftigt haben. 1979 wurde im Düsseldorfer Kunstmuseum die Malerschule erstmalig in einer breit angelegten retrospektiven Würdigung gezeigt. Einen Artikel zur Ausstellung in der FAZ (20.6.1979) überschrieb E. Beaucamp damals mit dem Titel „Das versunkene Massiv“, womit gleichzeitig das jahrzehntelange Vergessen der Düsseldorfer Malerschule wie auch die Probleme einer neueren Zeit im Umgang mit den fremden Motiven mancher Werke angesprochen waren. Für die literarischen Bildinhalte der romantischen Epoche fehlt uns auch heute oft noch der Schlüssel zum Verständnis.
Sehr viel leichter gelingt uns der Zugang zu den Bildthemen der Landschafts-, Stilleben- und Genremalerei, die seit ihrer Enstehung um 1830 im Mittelpunkt privater Sammlerinteressen gestanden hatten.
Zu den ersten Mäzenen der Düsseldorfer Maler zählte Konsul Wagener, dessen Kollektion einige der besten Frühwerke von Lehnen und Preyer umfaßte und später an die Berliner Nationalgalerie gegeben wurde.
Über Raczynski und Ravené setzt sich die Sammlerliste fort bis zu den Berliner Namen Gerson, Mühlberg und Strousberg sowie den Hamburgern Weber und Behrens, die sich mehrheitlich um die großen Maler vom Schlage Achenbachs und Knaus´ bemühten.
Die preußische Königsfamilie und die deutschen Kaiser sind ebenfalls häufig als Eigentümer bedeutender Werke der Düsseldorfer Malerschule verzeichnet.

In Amerika sind es beispielsweise die Sammlungen Boeker und Stewart in New York, Longworth (Lessing) in Cincinatti und Lankenau (Meyer v. Bremen, Salentin) in Philadelphia, die in der zweiten Hälfte des 19. Jahrhunderts entstanden.
In den ersten Jahrzehnten des 20. Jahrhunderts wurde es durch den Einzug der Moderne und der Vorliebe für französische Kunst ruhiger um die Düsseldorfer Malerschule. Erst nach dem Zweiten Weltkrieg nahmen der Schweinfurter Unternehmer Schäfer und der in Milwaukee, USA, ansässige Schleinitz die Sammlertradition im großen Stil wieder auf, und in jüngerer Zeit wachsen auch im Rheinland wieder Sammlungen mit bedeutenden Werken der Düsseldorfer Malerschule.
Ein mehrbändiges Lexikon der Düsseldorfer Malerschule wird ab 1997 neben den bekannten Größen auch die kleineren Malernamen wieder in Erinnerung bringen und vielleicht zu neuerer Forschung anregen, die noch einige Lücken zu schliessen hätte.

Adolf Schroedter
1805 Schwedt a. d. Oder – Karlsruhe 1875

„Rheinisches Wirtshausleben“ 1833
58 x 70,5 cm, Öl auf Leinwand
Bezeichnet auf dem Faß in der Mitte: Pfropfenzieher zwischen 18 und 33

Rheinisches Landesmuseum Bonn

Nach einer Ausbildung an der Berliner Akademie (seit 1820) folgt Schroedter 1829 Wilhelm von Schadow nach Düsseldorf.
Dort spezialisiert er sich auf humorvolle Darstellungen aus dem Volksleben. 1848 wird er in London ansässig, dann hält er sich für einige Jahre in Frankfurt auf. 1854–59 ist er wieder in Düsseldorf zu finden; schließlich geht er als Professor für Freihand- und Ornamentzeichnen an die Technische Hochschule in Karlsruhe. Schroedter ist bekannt für seine einfühlsame Detailwiedergabe und für seinen ungemein virtuosen Umgang mit Lichteffekten.
Das *Rheinische Wirtshausleben* gilt als ein frühes Hauptwerk von Schroedter, „bedeutsam als eine der Inkunabeln der Düsseldorfer Genremalerei“. Dargestellt sind Hof und Terrasse eines rheinischen Wirtshauses, links begrenzt von der Stadtmauer und einem Kellergewölbe, hinten durch die Außenmauer des Gasthofes. Warmes Sonnenlicht überflutet den Schauplatz, der von zahlreichen Personen belebt wird. Links, vor der Gewölbeöffnung, zwei Männer beim Verladen eines Fasses; drei weitere, um einen Bottich sitzend, in angeregtem Gespräch.
Rechts ein Karren, davor Hühner, Tauben und ein schlafender Hund. Vor der Treppe, die zur Terrasse hinaufführt, ein junger Mann, der sich galant vor einer jungen Frau verneigt. Auf den oberen Treppenstufen eine Frau mit Kindern; vor der Gasthaustür drei rauchende Studenten; unter dem schattigen Nußbaum eine Gruppe vergnügter Zecher. Links im Hintergrund der Ausblick auf zwei mittelalterliche Türme und auf den blauen Sommerhimmel.
Der warme ockergelbe Grundton und die geschickt verteilten kräftigen Buntfarben sorgen dafür, daß die Vielzahl genauer und liebevoller Beobachtungen zu einer großen Komposition zusammenwächst. Ein heiteres Licht- und Schattenspiel liegt über dem Schauplatz, ebenso heiter und angenehm wie der sorglose Sommertag bei einem Krug Wein in einem rheinischen Gasthaus.
Als Vorbild für diese Darstellung diente ein Gasthaus in Oberwesel, das Schroedter gerne aufsuchte und für das er 1834 ein Wirtshausschild mit einem ‚Goldenen Pfropfenzieher‘ (seinem eigenen Signet) malte.

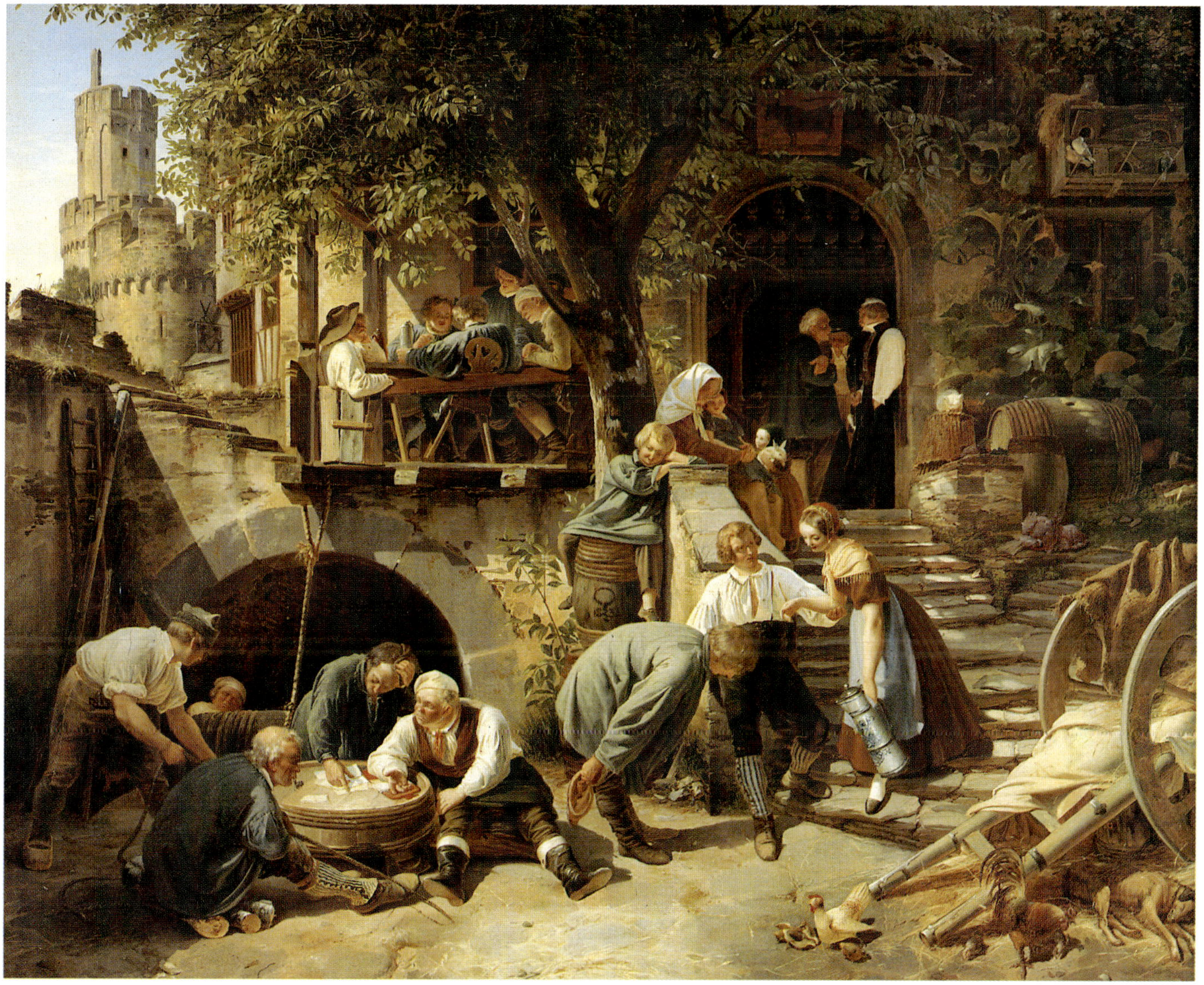

Wilhelm Nerenz

1804 – Berlin – 1871

„Die Hochzeit" 1836
82,5 x 92,5 cm, Öl auf Leinwand
Signiert unten rechts: W. Nerenz 1836

Wilhelm Nerenz war als Genre- und Historienmaler Schüler Wilhelm von Schadows, der 1826 aus Berlin kommend die Leitung der Düsseldorfer Akademie als Direktor übernahm. Schadows engster Schülerkreis setzte sich aus jungen Malern zusammen, die ihrem Lehrer von Berlin an den Rhein gefolgt waren. Dazu zählten die bekannten Größen Theodor Hildebrandt, Julius Hübner, Eduard Bendemann und Carl Sohn, aber auch heute fast vergessene Künstler wie Wilhelm Nerenz.

Von bleibender kunstgeschichtlicher und zeitgeschichtlicher Bedeutung ist ein Briefwechsel zwischen Nerenz und seinem engen Freund Adolf Schroedter, der sich über mehrere Jahrzehnte hinzieht und einzigartige Einsichten in das rheinische Künstlermilieu im 19. Jahrhundert erlaubt.

Nerenz' künstlerisches Können ist in den dreißiger Jahren auf jenem maltechnisch und kompositorisch gleichermaßen hohen Niveau, das fast alle Schadow-Schüler in der Frühzeit der Düsseldorfer Malerschule gemeinsam auszeichnet.

Die Hochzeit ist der Mittelteil eines fünfteiligen Zyklus, der Heinrich von Kleists „Käthchen von Heilbronn" in verschiedenen Szenen illustriert.

Nach mehreren Episoden, die Nerenz in vier kleineren Szenen um die Hauptdarstellung gruppiert, findet im mittelalterlichen Burghof schließlich die Hochzeit zwischen Käthchen von Heilbronn und dem Grafen Wetter vom Strahl statt.

Eingerahmt wird das Brautpaar von romanischen und gotischen Architekturelementen, hinterfangen von einem prächtigen Baldachin.

Die Hochzeitsgesellschaft ordnet sich im Halbkreis um die Bildmitte, in der das feierliche Versprechen besiegelt wird.

Mit beispielloser Sorgfalt arbeitet Nerenz jedes Detail auf der Bildfläche durch. Schimmernde Rüstungen, weiche Pelzgewänder, changierende Seide und glitzernde Edelsteine bestimmen die Kleidung. In den Gesichtern der Anwesenden erkennen wir die Reaktion auf die unstandesgemäße Eheschließung. Begeisterung und Jubel wechseln mit feierlichem Ernst und offener Empörung ab.

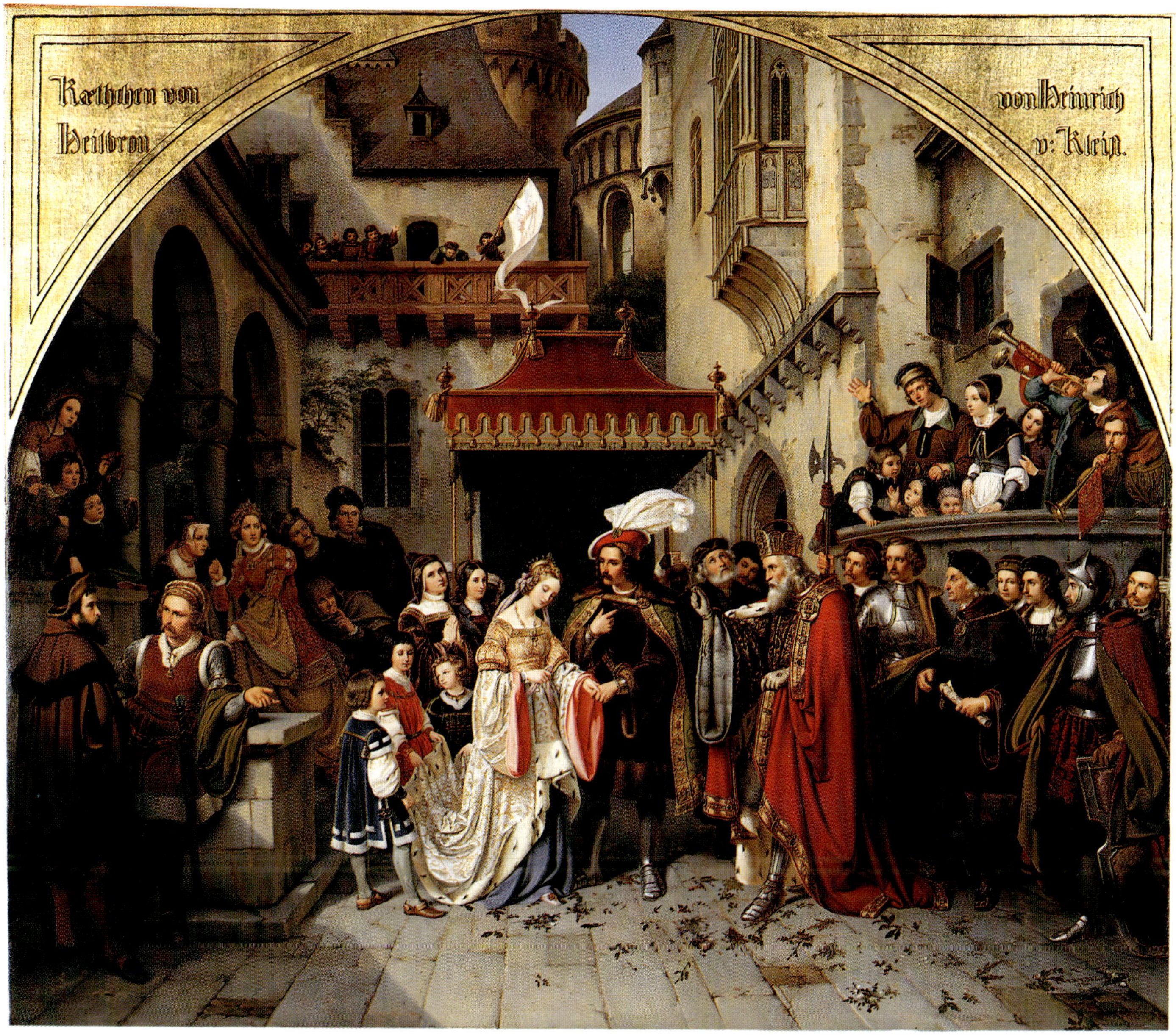
Kæthchen von
Heilbron
von Heinrich
v: Kleist.

Louis Ammy Blanc

1810 Berlin – Düsseldorf 1885

„Die Kirchgängerin" 1837
115 x 84 cm, Öl auf Leinwand
Signiert unten links: L. Blanc Feb. 37

Rheinisches Landesmuseum Bonn

Geboren wurde der Porträt- und Genremaler Louis Ammy Blanc 1810 in Berlin. Nach einer Ausbildung an den Kunstakademien seiner Heimatstadt (seit 1829) und in Düsseldorf (seit 1833) wurde er dauerhaft am Rhein ansässig. Zahlreiche Porträtaufträge führten den Maler auf Reisen ins In- und Ausland; besonders hervorzuheben ist seine Tätigkeit für den Königshof in Hannover (1840–42) und für den Darmstädter Hof.

Die *Kirchgängerin*, die im Jahre 1837 auf Bestellung der Herzogin von Cambridge entstand, zeigt die nach links gewendete Halbfigur einer jungen Frau in grünem, mit goldenem Brokatmuster reich verzierten Renaissancekleid. Über den Schultern trägt sie einen schwarzblauen Samtüberwurf, auf dem Kopf eine goldfarbene, rot gefütterte Haube. Der Blick der jungen Frau ist andächtig gesenkt; vor der Brust hält sie ein Gebetbuch. Im Hintergrund, unter hellblauem Himmel, die unfertige Fassade des Kölner Doms.

Die *Kirchgängerin* zeigt das anmutige Porträt der kurz zuvor verstorbenen Gertraud Küntzel, geb. Breitenbach (1809–1834), die, wie die kunsthistorische Forschung bemerkt, „als jung Verstorbene der unfertigen Fassade des Kölner Doms gegenübergestellt ist. Die außergewöhnliche Popularität dieser Bilderfindung – die Blanc mit keinem späteren Bild auch nur annähernd wieder erreichte – ergab sich offenbar aus der glücklichen Zusammenstellung besonders eingängiger Komponenten: mädchenhafte Lieblichkeit, Frömmigkeit und malerisches Kostüm (wobei Assoziationen an Goethes Gretchen möglich sind) zusammen mit der Ansicht des Kölner Doms, dessen Vollendung als eine Art deutsches Nationaldenkmal damals viel diskutiert wurde." (aus: Bestandskatalog Rheinisches Landesmuseum Bonn, S. 68)

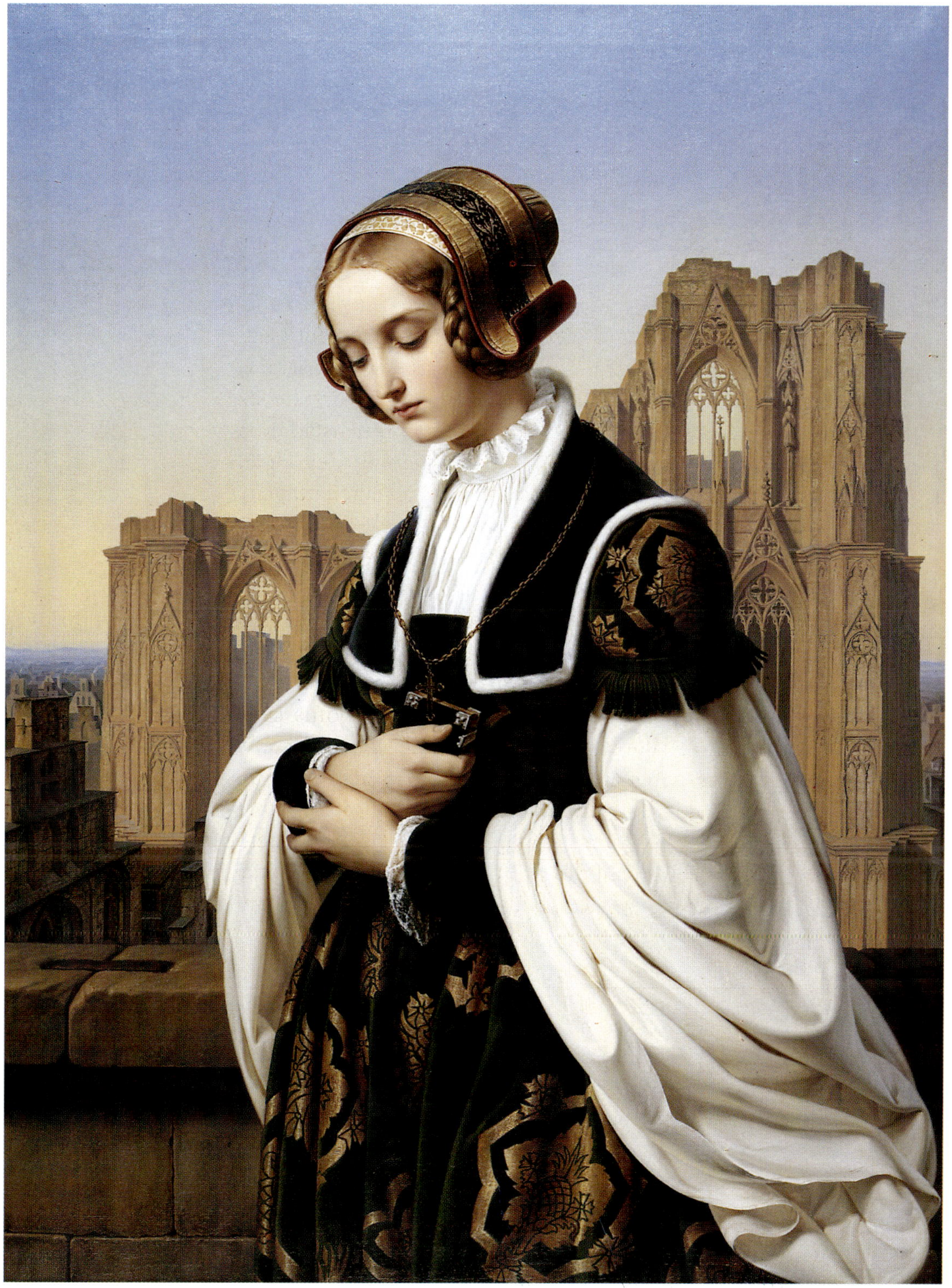

Jacob Becker von Worms
1810 Dittelsheim bei Worms – Düsseldorf 1872

„Soldaten-Abschied" 1842
91 x 73,5 cm, Öl auf Leinwand
Signiert unten links: J. Becker 1842

Rheinisches Landesmuseum Bonn

Mit Jacob Beckers Darstellungen aus dem Leben der Bauern entwickelte sich nach 1835 die Genremalerei in der Düsseldorfer Malerschule, die in der Folgezeit in Konkurrenz zu den traditionellen geschichtlichen und religiösen Themen getreten ist.
Jacob Becker studierte zwischen 1833–1840 an der Düsseldorfer Akademie, wo er bereits als „vortrefflicher Genremaler" gelobt wird. In seinen bekanntesten Hauptwerken *Das Gewitter, Heimkehrende Schnitter* oder *Der vom Blitz erschlagene Schäfer* steht die Bedrohung des Bauern durch höhere Gewalt im Mittelpunkt der Darstellung, die den Betrachter zur Anteilnahme am Schicksal der ländlichen Bevölkerung aufruft und an sein Mitgefühl appelliert.
Das gefahrenreiche Leben der Bauern wurde zu einem Leitmotiv der frühen Düsseldorfer Genremalerei, die sich mit Figuren und Ereignissen aus dem täglichen Leben bewußt von der rückwärtsgerichteten Historienmalerei unterscheiden wollte.
Mit dem *Soldatenabschied* begegnen wir einem Musterbeispiel dieser romantisch überhöhten Auffassung, die von den Zeitgenossen in Abgrenzung zu den mittelalterlichen Geschichtsthemen als realistisch – weil zeitnah – empfunden wurde.
Stille Trauer kennzeichnet die Haltung der beiden festlich gekleideten Bäuerinnen im Zentrum des Bildes. Der Abschied der einberufenen Soldaten bedeutete nicht nur das vorläufige Ende freundschaftlicher und familiärer Beziehungen, sondern vielfach auch einen tiefen Einschnitt in die wirtschaftliche Existenz der Höfe, die eine nicht zu ersetzende Arbeitskraft verloren. Noch deutlicher finden wir diese innere Spannung im *Heimkehrenden Krieger* (Rheinisches Landesmuseum Bonn), wo ein junger Soldat bei der Rückkehr in seine bäuerliche Gemeinschaft zunächst einmal an das Grab der Familie geführt wird.
Vermutlich als Gegenstücke entstanden, behandeln die beiden Gemälde die Tragik von Abschied und Heimkehr vor dem zeitgeschichtlich immer noch aktuellen Hintergrund der Befreiungskriege.

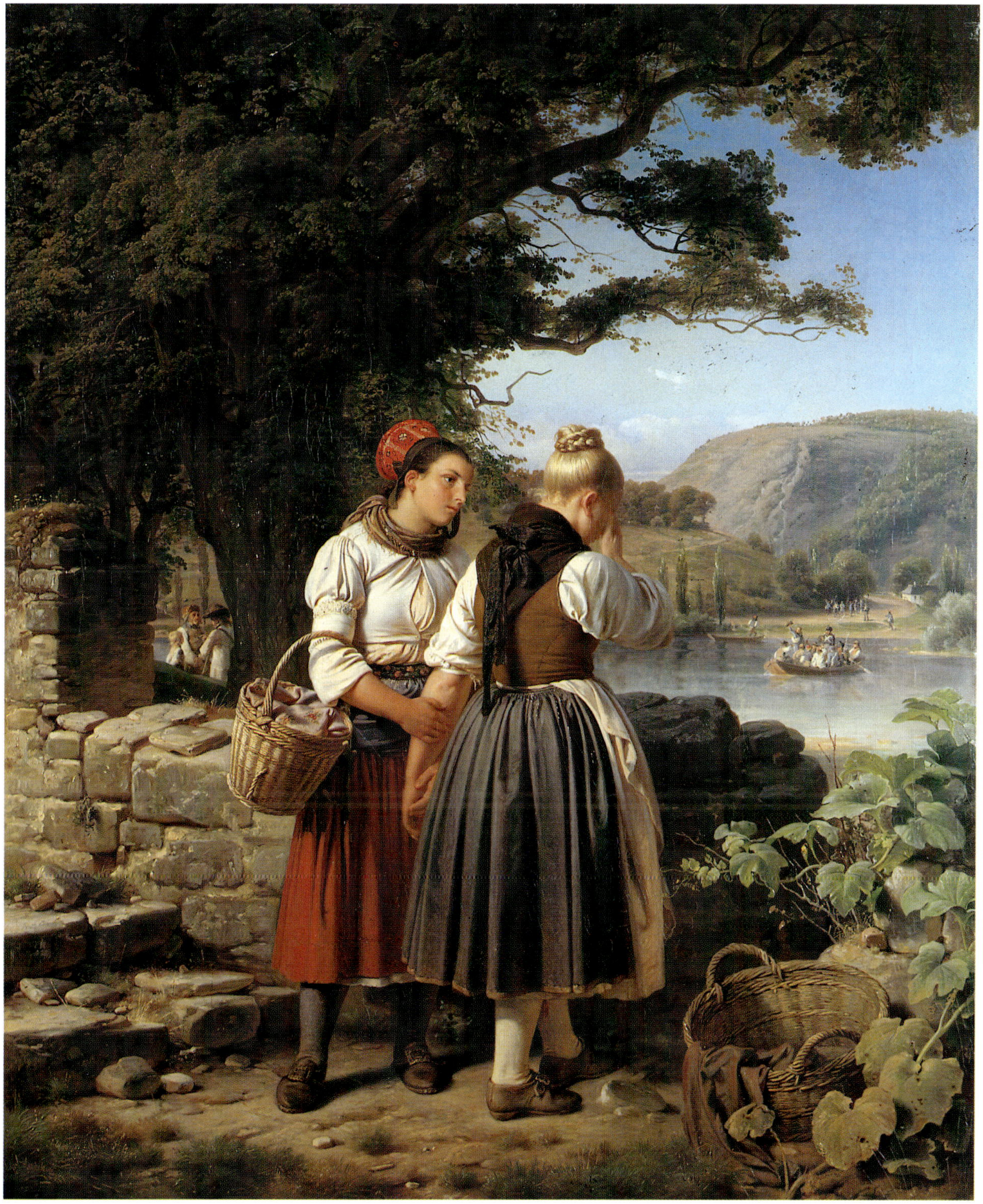

Eduard Wilhelm Pose

1812 Düsseldorf – Frankfurt 1878

„Blick auf Salzburg" um 1837
32 x 47,5 cm , Öl auf Leinwand
Monogrammiert unten rechts: EWP

Neben seinem ersten Lehrer Johann Wilhelm Schirmer und zusammen mit Andreas Achenbach darf Pose zu den bedeutendsten Landschafsmalern der frühen Düsseldorfer Malerschule gerechnet werden.

Seit 1829 besuchte er die Akademie, 1832 wurde er in Schirmers Landschafterklasse aufgenommen und beteiligte sich in den folgenden Jahren an zahlreichen Wanderungen und Studienfahrten, die immer wieder das unmittelbare Naturerlebnis neben dem akademischen Lehrbetrieb wachhalten sollten.

Gemeinsam mit Andreas Achenbach reiste Pose 1836 nach München, ein Jahr später nach Tirol. Von Graf Raczynski, einem der ersten Chronisten der Düsseldorfer Malerschule wurde Pose bereits 1836 lobend erwähnt:

„Er vollendet das Einzelne mit solcher Sorgfalt, und er giebt in dem Ganzen eine so lebhafte Theilnahme an dem dargestellten Gegenstand zu erkennen, dass seine Gemälde dadurch einen ganz besonderen Reiz erhalten."

Als Erinnerung an diese Reise dürfte der *Blick auf Salzburg* entstanden sein. Ein atemberaubendes Panorama breitet sich in kleinem Kabinettformat vor unseren Augen aus. Der verschattete Vordergrund leitet über in eine zart beleuchtete Ebene von scheinbar endloser Tiefenerstreckung, bekrönt von den Ausläufern der Salzburger Alpen.

Der erhöhte Betrachterstandpunkt und der endlos erscheinende Bildraum sind typische Merkmale der Düsseldorfer Landschaftsmalerei der dreißiger Jahre, die sich in wenigen Jahren aus kleinsten Anfängen zum führenden Fach entwickelt hatte.

Poses Werke wurden bereits im 19. Jahrhundert von einigen Museen erworben, darunter Düsseldorf, Köln, Wiesbaden, Frankfurt, Schweinfurt und Prag.

Der *Blick auf Salzburg* befand sich um 1900 in einer Wiener Privatsammlung, wurde anschließend an die amerikanische Ostküste nach Boston, Massachusetts, verkauft und gelangte schließlich in eine Sammlung nach San Francisco.

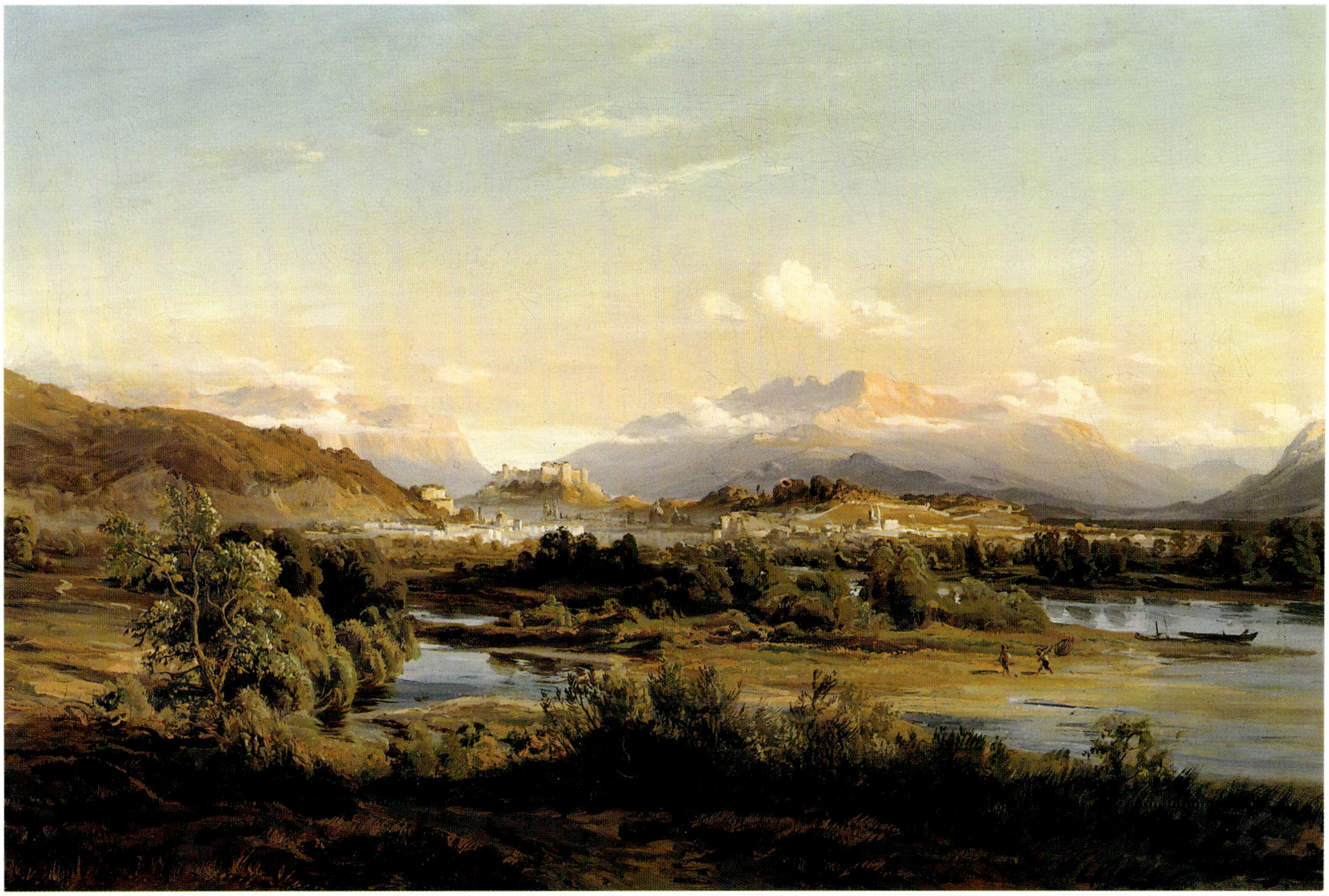

Caspar Scheuren

1810 Aachen – Düsseldorf 1887

„Rheinlandschaft" 1847
56 x 81 cm, Öl auf Leinwand
Signiert unten links: C. Scheuren 1847

Caspar Scheuren gehört zur ersten Generation der Düsseldorfer Landschaftsmalerei, deren Anfänge um 1827 zu datieren sind.
„Er bezog 1829 die Akademie Düsseldorf, wo der reich und vielseitig begabte Kunstjünger sich unter dem Einfluß Lessings und J. W. Schirmers bald zur Meisterschaft emporarbeitete", schreibt Boetticher.
Bereits mit seinen ersten selbständigen Landschaftskompositionen im Stil der Romantik konnte Scheuren auf den Ausstellungen Erfolge verbuchen:
So erwarb die Kunsthalle Hamburg sein *Schloss am Wasser* von 1829, die Prinzessin Wilh. von Preußen *Die Falkenjagd* von 1831 und das Städtische Museum in Leipzig ein *Schloss am See* von 1837.
In den folgenden Jahren gewann der Maler weitere Mitglieder des preußischen Königshauses als Käufer für seine Bilder.
Scheurens bedeutendes Œuvre der dreißiger und vierziger Jahre läßt sich in den Bildtiteln und Daten der Hauptwerke fast lückenlos rekonstruieren. Allerdings gelten zahlreiche Gemälde aus dieser Zeit heute als verloren oder verschollen.
In der *Rheinlandschaft* begegnen wir einem farblich und inhaltlich exemplarischen Werk von Caspar Scheuren. Über einen gerade ablegenden Kahn wird unser Blick auf ein im Mittelgrund liegendes Gehöft geleitet, um anschließend über eine Ebene hinweg bis weit in die Bildtiefe zu streifen. Beleuchtete Partien wie die Hausecke mit Kamin wechseln mit verschatteten Flächen und geben der Komposition Spannung und Räumlichkeit.
Die knorrigen Bäume und der Pflanzenbewuchs im Uferbereich sind sehr genau der Natur nachempfunden und bringen die zahlreichen Studienreisen in Erinnerung, die Schirmer mit seinen jungen Schülern unternommen hat. Ziel dieser Ausflüge war die Anfertigung von Zeichnungen und Ölstudien, die möglichst naturgetreu zu sein hatten und später als Versatzstücke in den Atelierbildern wiederverwendet wurden.
Aus dieser Tradition erklärt sich die Detailverliebtheit, die als Stilmerkmal über viele Jahrzehnte die Düsseldorfer Landschaftsmalerei beherrschte.

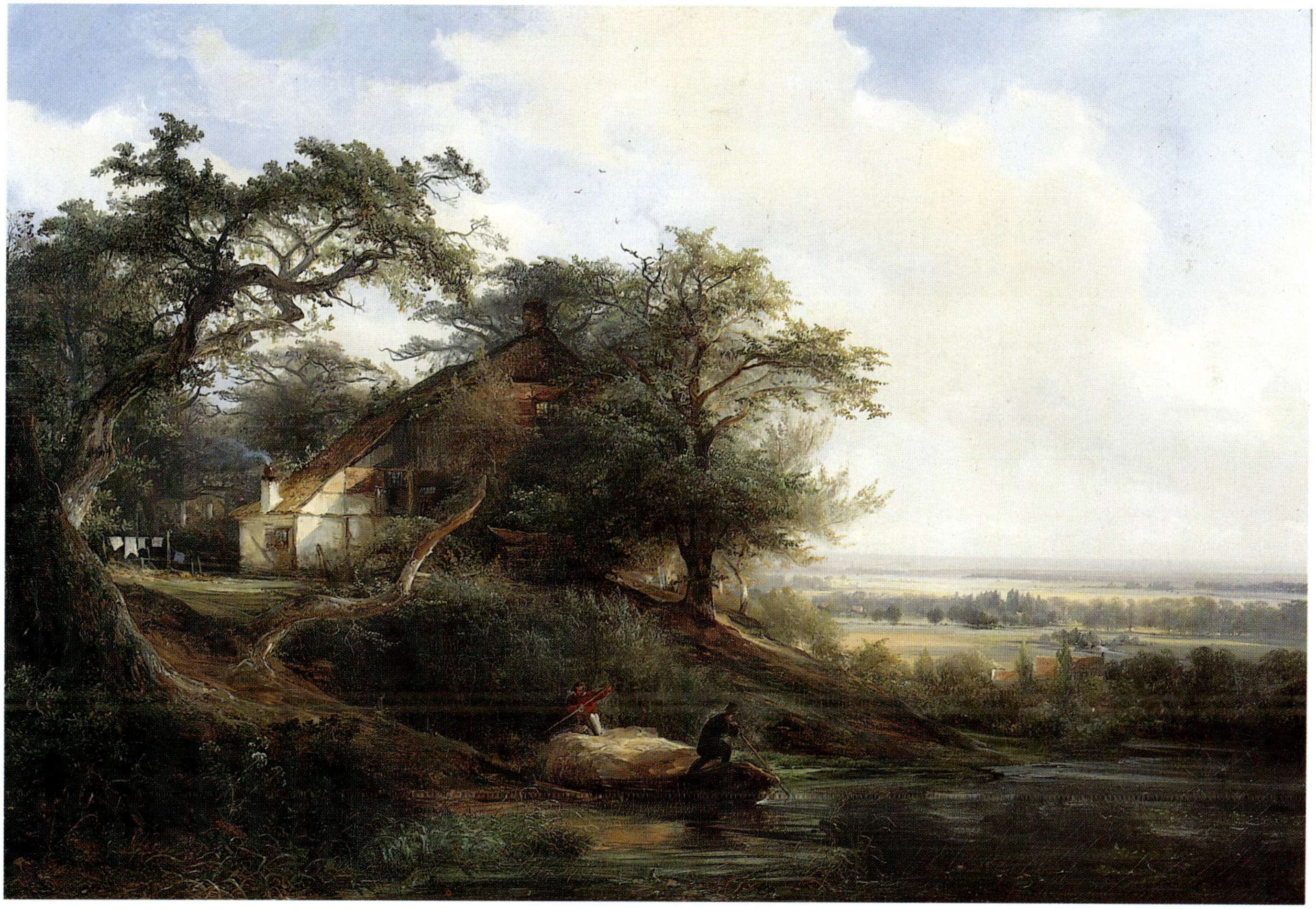

Carl Friedrich Lessing

1808 Breslau – Karlsruhe 1880

„Harzlandschaft" 1849
108 x 132 cm, Öl auf Leinwand
Monogrammiert unten links: C. F. L. 1849

Carl Friedrich Lessing, der Großneffe des Dichters Gotthold Ephraim Lessing, begann sein Studium als Vierzehnjähriger an der von Carl Friedrich Schinkel geleiteten Bauakademie in Berlin. Schon ein Jahr später beschloß er, Maler zu werden, und er wechselte an die Berliner Kunstakademie in das Atelier von Wilhelm von Schadow. Seit 1826 erste große Erfolge als Landschaftsmaler; im gleichen Jahr folgte er seinem Lehrer nach Düsseldorf. Dort gründete er den „Landschaftlichen Komponierverein"; er wird Mitglied der Akademie und vorübergehend deren stellvertretender Direktor.
1858-1880 war er Leiter der Gemäldegalerie in Karlsruhe, 1863-1866 auch Direktor der dortigen Kunstakademie. Lessing gehörte zu den bedeutendsten deutschen Landschaftsmalern des 19. Jahrhunderts, Püttmann sah in ihm um 1850 sogar den „größten Maler der Gegenwart".
Berühmt sind seine Eifel-, Spessart- und Harzlandschaften sowie seine großformatigen Historienbilder.
Als Carl Friedrich Lessing 1849 seine *Harzlandschaft* malte, konnte er auf zahlreiche Naturstudien zurückgreifen, die er auf Reisen in den Harz angefertigt hatte. Das vorliegende Bild zeigt, von einem erhöhten Standpunkt aus gesehen, den Blick auf ein zerklüftetes, von Bäumen und knorrigen Büschen bewachsenes Tal, das von einem hohen Felsmassiv umschlossen wird. Im Vordergrund, auf schmalem Pfad, ein Mönch und ein Pilger, die zu einem Kloster wandern, das am Fuße eines hoch aufragenden Felsmassivs liegt. Ein sanftes Mittagslicht nimmt der erhabenen Landschaftsdarstellung die Schwere.
In weiter Ferne ein Fluß, der, mit seinen Biegungen die kurvige Linie des Pfades aufgreifend, den Blick des Betrachters zu einem Horizont führt, der sich in der Unendlichkeit einer reinen Licht- und Farbgestalt auflöst.
Die *Harzlandschaft* gilt als ein Hauptwerk aus Lessings mittlerer Schaffensperiode.

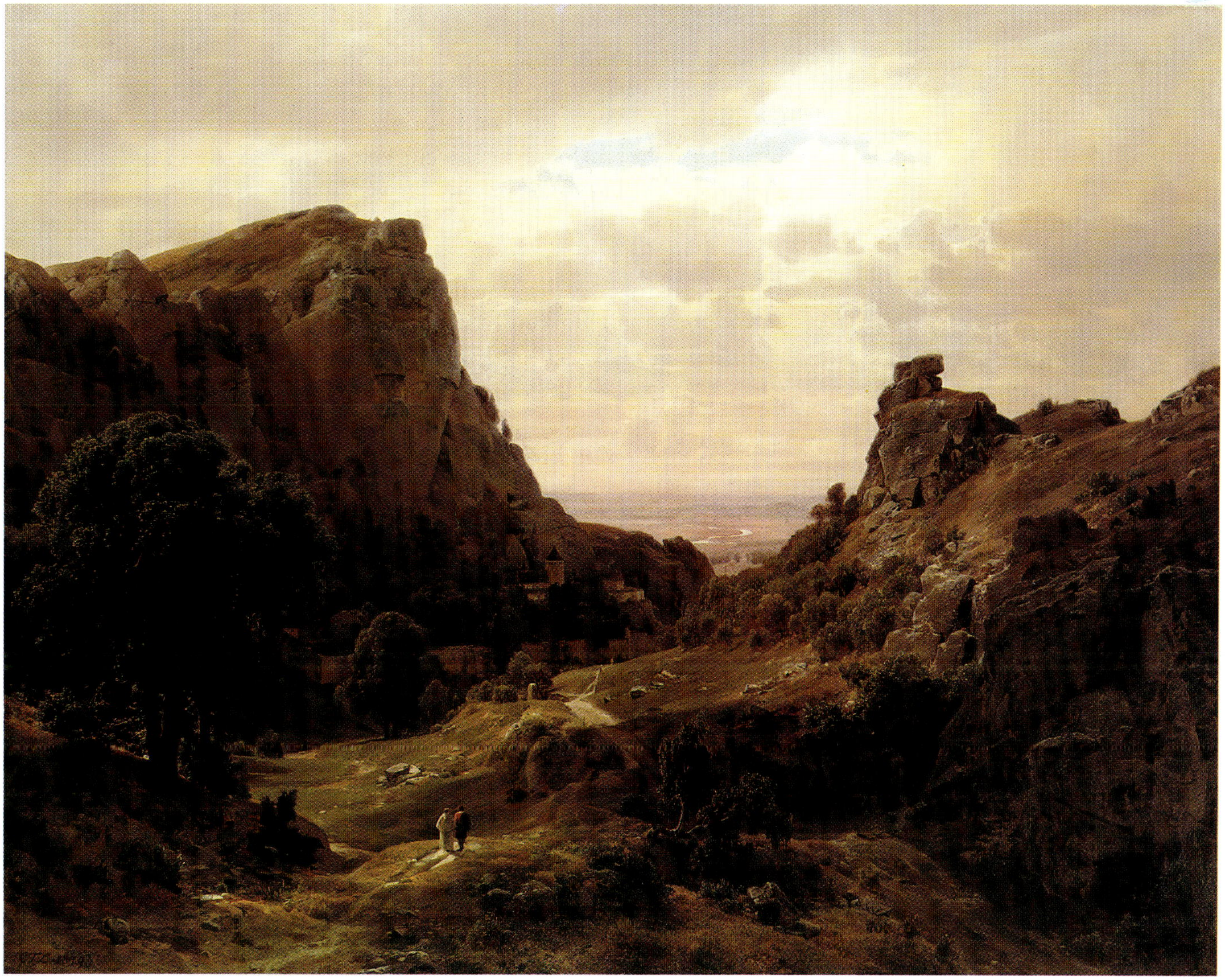

Henry Ritter

1816 Montreal – Düsseldorf 1853

„Verlobungsszene in der Normandie" 1841
29 x 39 cm, Öl auf Leinwand
Signiert unten links: H. Ritter 1841

Henry Ritter zählt zu den originellsten Persönlichkeiten der Düsseldorfer Malerschule, obwohl er durch seinen frühen Tod und einen verspäteten Studienbeginn nur ein kleines Gesamtwerk hinterlassen hat.
In Kanada geboren, wurde Henry Ritter als Vollwaise zunächst zu einem Onkel nach Hamburg geschickt und von dort 1833 nach Düsseldorf.
Seit 1836 besuchte er die Kunstakademie, ab 1840 in der Meisterklasse.
Ritters Gemälde kreisen thematisch um das Milieu der Seeleute, erzählen von witzigen und tragischen Episoden aus dem Leben der Matrosen in den Hafenstädten und dem gefahrvollen Leben der Fischer auf dem Meer.
Rudolf Jordan hatte dieses sogenannte „ethnographische Genre" in Düsseldorf eingeführt, Ferdinand Fagerlin wird der bedeutendste Interpret in der zweiten Jahrhunderthälfte.
1842 gelang Henry Ritter mit der *Verlobungsszene in der Normandie* ein vielbeachtetes Erfolgsgemälde, das vom Leipziger Museum der Bildenden Künste erworben wurde.
Bereits ein Jahr zuvor hatte Ritter die Darstellung in einer kleineren, hier vorliegenden Fassung vorbereitet. Der Vergleich der beiden Varianten zeigt geradezu exemplarisch die Spannbreite zwischen einem malerischen Ansatz in der kleinen Fassung und der detaillierten Ausarbeitung im großformatigen, für die Ausstellung vorgesehenen Prestigewerk.
Die kleinere Arbeit gerät in ihrer lichten Farbigkeit und der lockeren Pinselschrift beinahe zur Freilichtstudie, während die spätere in der bühnenhaften Beleuchtung und den Brauntönen sich eindeutig als Atelierwerk zu erkennen gibt.
Das Nebeneinander von weitgehend ausgeführten Ausstellungsbildern im großen Format und kleineren, eher „privaten" Arbeiten ist ein typisches Phänomen in der Frühzeit der Düsseldorfer Malerschule. Bei Henry Ritter kommt als weiteres Element seine umfangreiche graphische Kunst hinzu, die sich in ihrem originellen und oft skizzenhaften Wesen auch aus vielen seiner Gemälde herauslesen läßt.

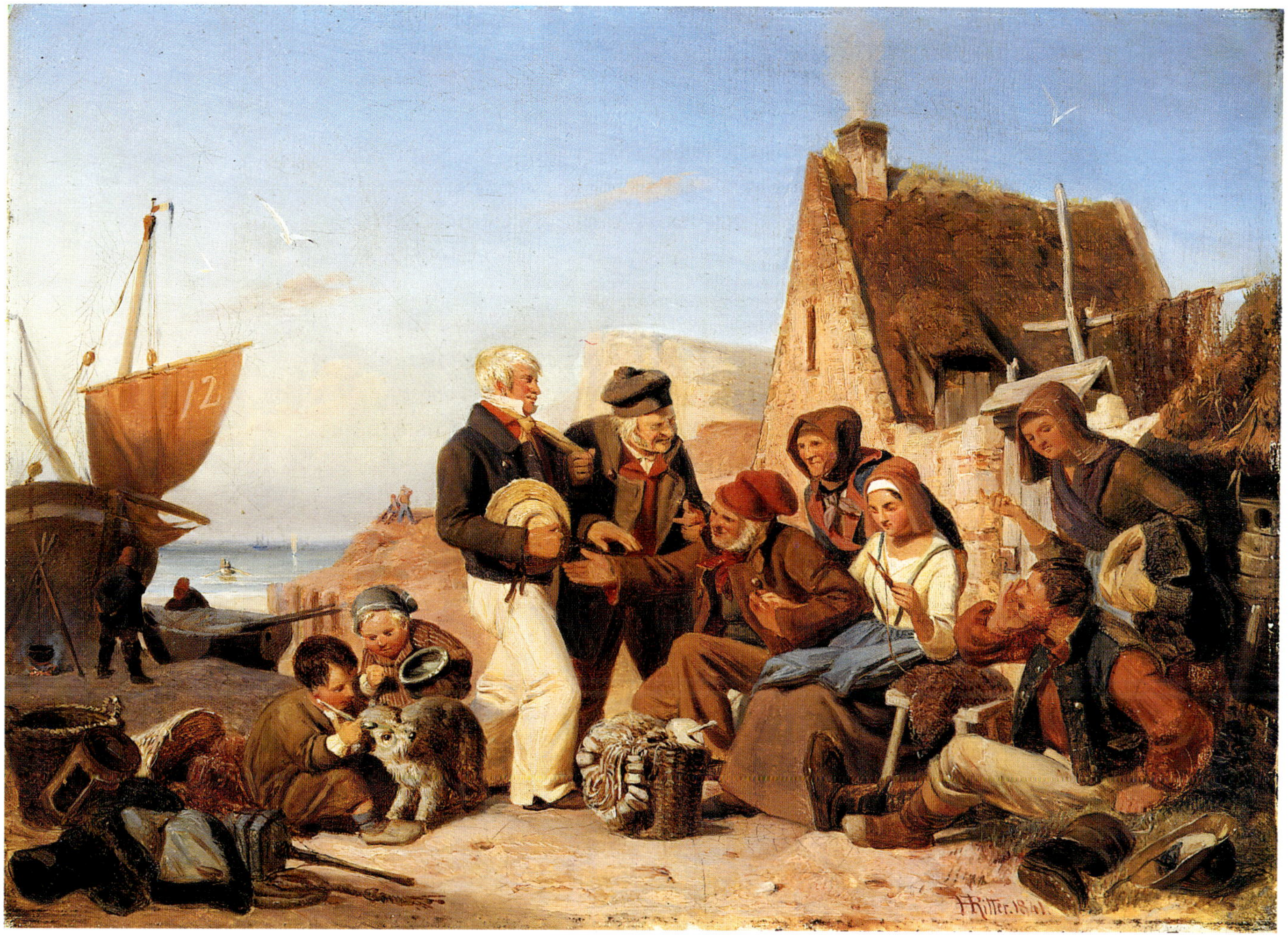
12

Henry Ritter

1816 Montreal – Düsseldorf 1853

„Im Atelier" 1845
26 x 32 cm, Öl auf Leinwand
Monogrammiert unten rechts: H. R. 1845

Ölgemälde des frühverstorbenen Henry Ritter gehören zu den Raritäten der Düsseldorfer Malerschule. Der künstlerische Rang Ritters basiert auf seiner Pionierstellung im ethnographischen Genre ebenso wie auf seiner Grafik, die humoristisch, karikierend, aber auch bissig politisch sein konnte.

Boetticher verzeichnet 19 Ölgemälde, fast ausschließlich Themen aus dem Fischergenre: *Der Aufschneider in der Matrosenschenke, Der ertrunkene Fischersohn* und *Middy's Predigt* sind Hauptwerke.

Um so überraschender ist das Auftauchen einer wohl graphisch angelegten, dann aber in Öl ausgeführten Komposition *Im Atelier* von 1845.

Das Gemälde dürfte in engem Zusammenhang stehen mit der lithographischen Folge von Ansichten der „Schattenseiten der Düsseldorfer Künstler" aus dem gleichen Jahr.

Ähnlich wie in Hasenclevers *Atelierszene* von 1836 will auch bei Ritter jedes Detail in seiner erzählerischen Bedeutung ermessen und interpretiert werden.

In einer bescheidenen Dachstube haben drei Maler unerwarteten Besuch bekommen. Mit dem Zylinder in der Hand hat sich der erste Besucher bereits wieder zur Tür gewendet, während der zweite in bedeutsamer Haltung die Bildmitte einnimmt, gefolgt vom Dritten, der mehrere Stiefel in Händen hält. Jeder der Besucher präsentiert eine offene Rechnung, was im Falle des schwarz gekleideten Vermieters schon wiederholt passiert sein dürfte, denn ihn haben die Maler bereits an der Rückwand karikiert.

Die Aussicht auf Bezahlung der Rechnung scheint gering, da die Atelierkasse bereits durch den Kauf von Bohnenkaffee, Tabak und diversen Flaschen Alkohol dezimiert sein dürfte. Offensichtlich ereignet sich die tragikomische Szene am Tag der „Heiligen drei Könige", da die Maler ihre Kostüme als Caspar, Melchior und Balthasar im ganzen Atelier verteilt haben. Von unerhörter malerischer Delikatesse sind Kolorit und Zeichnung, vor allem in der Darstellung der durchgefrorenen Gäste und in den feinen Farbabstufungen der zahllos verteilten Gegenstände.

Ritter vermittelt uns mit diesem kleinen Gemälde einen humoristischen Einblick in das „Milieu" der Düsseldorfer Maler. Deren wirtschaftliche Lage hatte sich zu Beginn der vierziger Jahre teilweise erheblich verschlechtert, was einige Künstler mit den Demokraten und auch mit den Kommunisten sympathisieren ließ. In der Grafik und in einigen Ölgemälden dieser Zeit registrieren wir die Unzufriedenheit über die schwierige Lage der Maler, die in vielen Fällen zu existentiellen Nöten führte und sich erst in den fünfziger Jahren zu bessern begann.

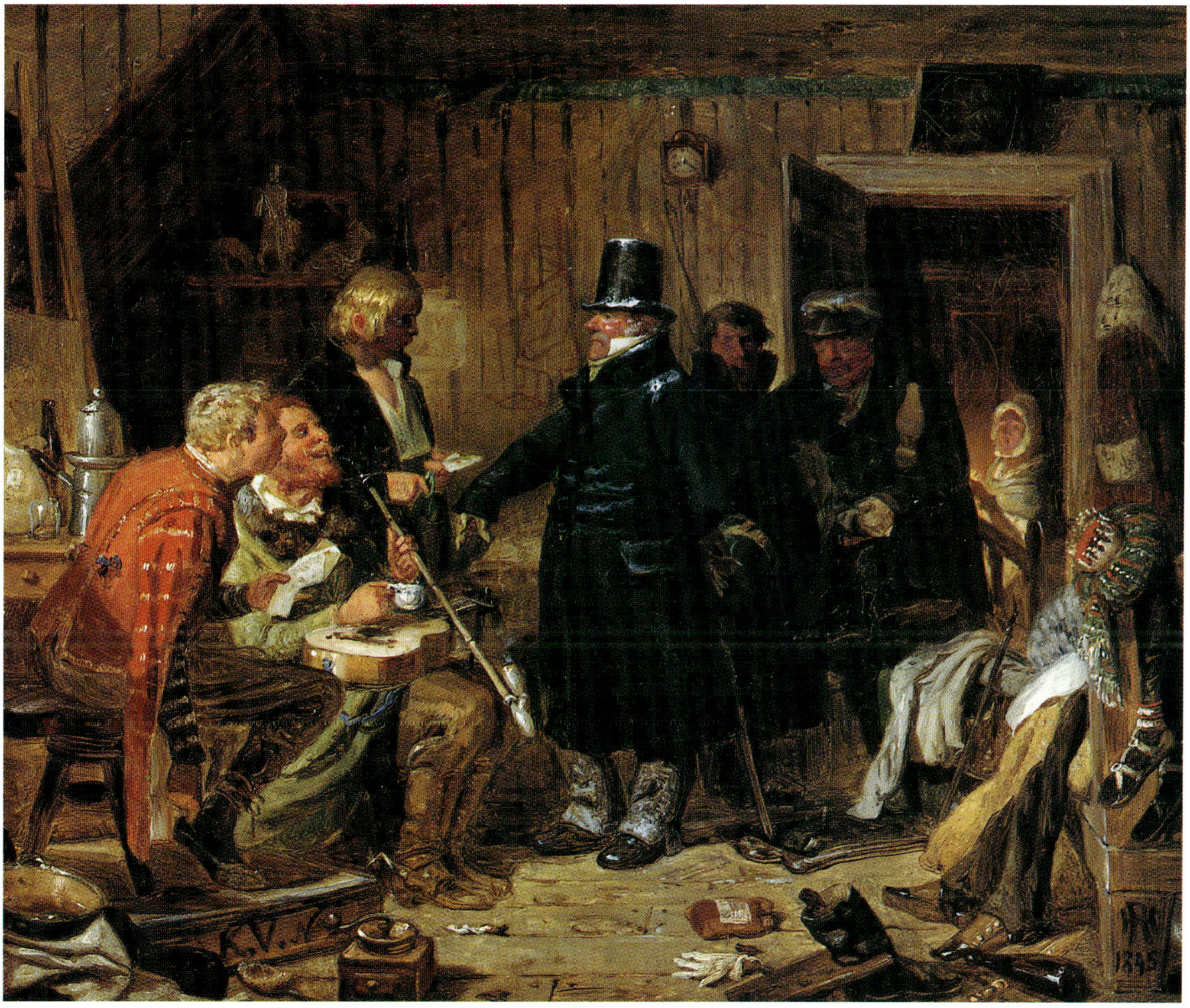

Carl Wilhelm Hübner
1814 Königsberg – Düsseldorf 1879

„Die drei Temperamente" 1845
47 x 59 cm, Öl auf Leinwand
Signiert unten Mitte: Carl Hübner Königsberg Düsseldorf 1845

Carl Wilhelm Hübner gehört neben Johann Peter Hasenclever, Peter Schwingen und Wilhelm Kleinenbroich zu den Düsseldorfer Genremalern, die soziale Probleme in der Gesellschaft vor 1848 in einigen Gemälden thematisiert haben. *Die schlesischen Weber* von 1844 waren sein bekanntestes Hauptwerk dieser vorrevolutionären Zeit.
Ersten Unterricht erhielt Hübner in seiner Heimatstadt Königsberg, bevor er 1838 ein Studium an der Düsseldorfer Akademie bei Wilhelm von Schadow und Carl Ferdinand Sohn begann.
In seinen *Drei Temperamenten* zeigt Hübner drei Männer bei Wein, Bier und Wasser an einem Stubentisch. Eng beieinander sitzend, nehmen sie eigentümlicherweise keinerlei Notiz voneinander. Der links sitzende Herr schaut lächelnd auf ein Weinglas in seiner erhobenen rechten Hand. Er trägt derbe Kniebundhosen, eine offene braune Jacke und ein weißes Hemd, das über dem fülligen Bauch breite Falten wirft. Ihm zugeordnet steht auf dem Tisch eine Weinflasche und eine Schnupftabakdose. Neben ihm, in grauer Arbeiterbluse und schäbigem weißen Halstuch, ein Mann, der einen tönernen Humpen zum Munde geführt hat und einen kräftigen Schluck Bier daraus nimmt. Die dritte, am rechten Tischende plazierte Person, trägt ein schwarzes Gewand. Ihre Gesichtsfarbe ist fahl, die braunen Haare nahezu schulterlang; der ernste, nachdenkliche Blick geht in eine unbestimmte Leere. Das Papier und die Schreibfeder, die er in Händen hält, sowie das Buch auf seinem Schoß kennzeichnen ihn zweifellos als Gelehrten. Vor ihm auf dem Tisch Zeitungsblätter und ein großes, mit Wasser gefülltes Glas.
Es sind tatsächlich „drei Temperamente", die Hübner in seinem Gemälde charakterisiert. Den genießenden Weintrinker setzt er neben den gierigen Biertrinker und den asketischen Denker, der nichts als Wasser zu sich nimmt. Die kunsthistorische Forschung deutet diese drei „Typen" sicherlich zu Recht als wohlhabenden Bauern, als werktätigen Arbeiter und als intellektuellen Stadtbürger.

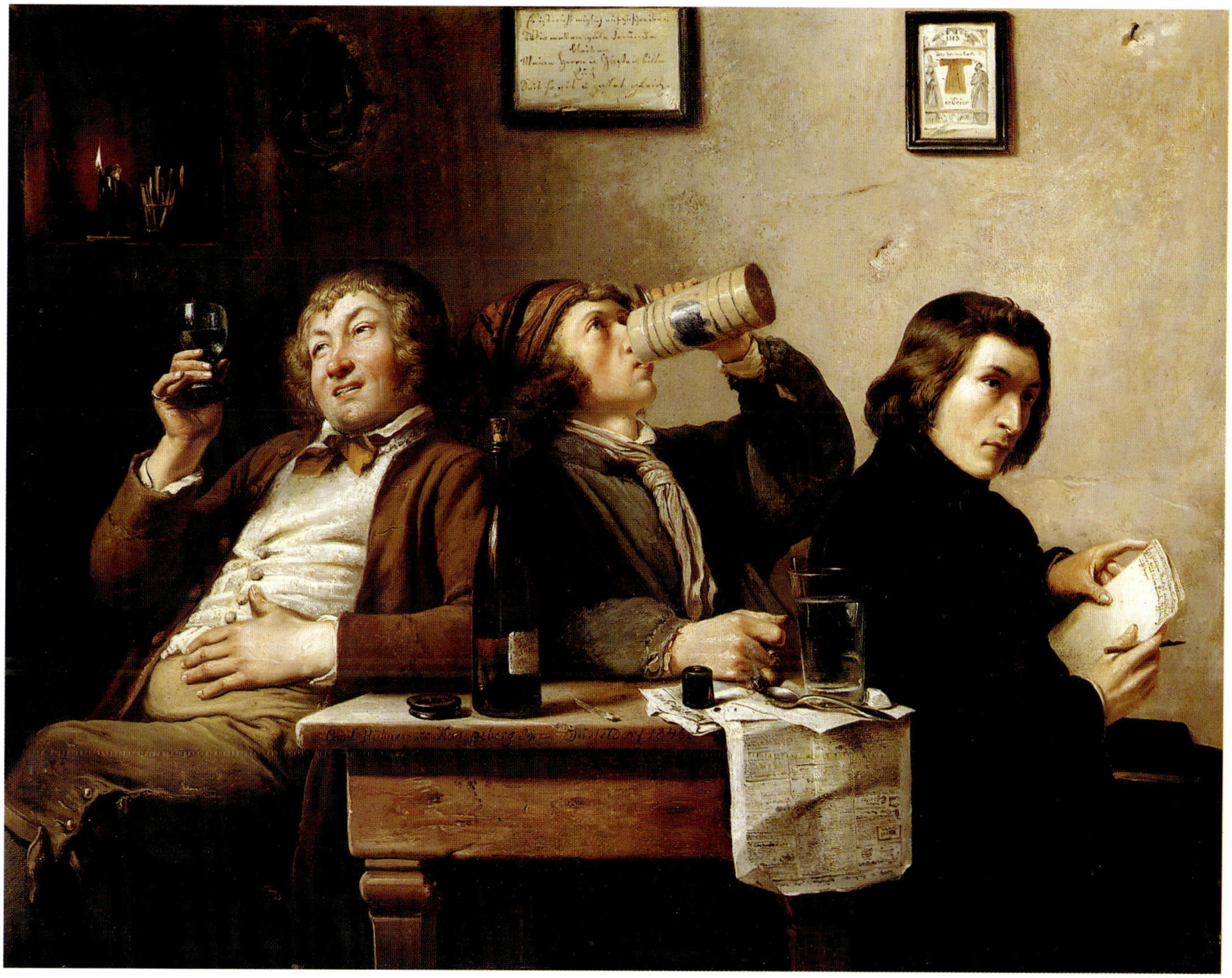

Peter Schwingen

1813 Muffendorf – Düsseldorf 1863

„Die Pfändung" um 1846
96,5 x 113 cm, Öl auf Leinwand
Signiert unten links: P. Schwingen

Kunstmuseum Düsseldorf

Peter Schwingens Bedeutung für die Düsseldorfer Malerschule gründet vor allem in seinen frühen Porträts des Wuppertaler Bürgertums und den sozialkritischen Werken aus der Zeit vor der Revolution von 1848.
Von 1832–1844 hatte der bei Bonn geborene Rheinländer an der Düsseldorfer Akademie bei Theodor Hildebrandt und Wilhelm von Schadow studiert und in dieser Zeit neben Porträts bereits kleinere Genrebilder aus dem Volksleben seiner Heimat wie die *Martinsfeier* von 1837 und die *Weinprobe* von 1842 gemalt.
1846 bis 1847 entstehen mit den Gemälden *Das unversteuerte Brot* und *Die Pfändung* zwei Bildthemen, die Schwingens Malerei aus dem Umfeld harmloser Genremalerei herausbringen und ihn in die Nähe der sozialen Tendenzmalerei von Heine, Hasenclever, Hübner und Kleinenbroich rücken.
In der *Pfändung* konfrontiert Schwingen einen reichen Bürger mit einer verarmten Handwerkerfamilie, die sich bei ihm verschulden mußte.
Die bestimmende Geste des Gläubigers und die Verzweiflung der Handwerkerfamilie lassen keinen Zweifel, daß ihr gesamter Hausrat gepfändet werden wird, was selbst dem schreibenden Juristen am Tisch als überzogene Härte erscheint. Die Hoffnungslosigkeit der Situation findet ihren Ausdruck auch in der engen Räumlichkeit und der demaskierenden Beleuchtung, die die Sympathien so eindeutig verteilt, daß das Gemälde in seiner Zeit als Protestsignal und als Aufruf zu mehr sozialer Gerechtigkeit verstanden werden konnte. Charakteristisch für die Düsseldorfer Genremalerei ist auch die exakte Rollenzuteilung, die in Gesichtern und Körperhaltungen der Familie das ganze Spektrum seelischer Zustände von Angst und Verzweiflung sammelt und der Hartherzigkeit des Wohlhabenden gegenüberstellt. Was uns heute etwas theatralisch erscheint, wurde vom Kunstpublikum der ausgehenden Romantik als engagierter Realismus verstanden.

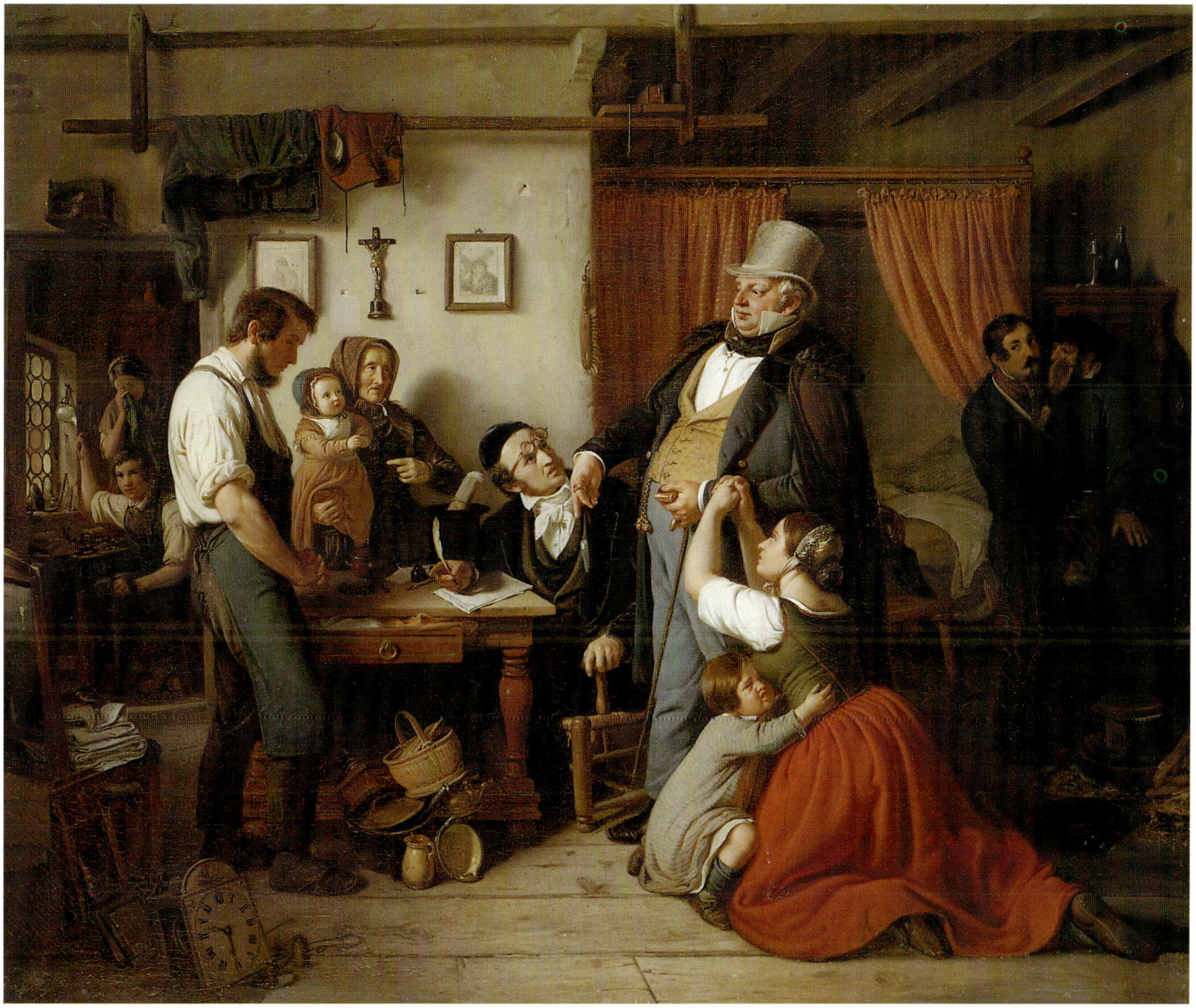

Johann Peter Hasenclever
1810 Remscheid – Düsseldorf 1853

„Der achtzigste Geburtstag", 1849
114 x 158,5 cm, Öl auf Leinwand
Signiert unten links: J. P. Hasenclever 1849

Johann Peter Hasenclever gehört zu den bedeutendsten Künstlern der deutschen Biedermeierära, deren kleinbürgerliches Weltbild er in seinen Gemälden kritisiert und nicht selten verspottet.
1827 begann er seine Ausbildung an der Düsseldorfer Akademie, bildete sich anschließend in Remscheid autodidaktisch weiter und setzte sein Studium erst 1832 bei Theodor von Hildebrandt fort.
Mit der berühmten *Atelierszene* (1836) im Düsseldorfer Kunstmuseum äußerte Hasenclever erstmalig Kritik an der Akademie, die zur Basis der Historienmaler wurde, die Genremalerei aber kaum zur Geltung kommen ließ.
Der achtzigste Geburtstag ist ein wiederentdecktes Hauptwerk aus Hasenclevers späterem Oeuvre. Vordergründig betrachtet wird hier mit dem Geburtstag ein bürgerliches, im Biedermeier sehr geläufiges Thema behandelt, das scheinbar in keinem Zusammenhang mit Hasenclevers Revolutionsbild *Arbeiter vor dem Magistrat* von 1848 steht.
Der Jubilar, im Mittelpunkt des turbulenten Geschehens, wird von den Frauen und Kindern des Hauses mit Aufmerksamkeiten und Geschenken überhäuft, während sich die Herrenrunde am linken Bildrand schon den Getränken zuwendet. Eingerahmt von Geschenken, viele davon in mehrfacher Auflage, bekränzt mit Blumen und beschwert mit einer überdimensionalen Torte, wird der Großvater zur Karikatur, gerät das ganze Ereignis zur Farce, wie Hildegard Westhoff-Krummacher und Knut Soiné in kenntnisreichen Beiträgen beschrieben haben.
Hasenclevers Kritik und sein nicht zu übersehender Spott richten sich also gegen das passive Bürgertum, das sich selbstgefällig übertriebenen Feierlichkeiten hingibt und seine Biedermeiermentalität noch ungehemmter als vor 1848 auslebt.
In einer wesentlich kleineren, etwas früher entstandenen Fassung in der Sammlung Schäfer in Schweinfurt hatte Hasenclever das Thema *Der achtzigste Geburtstag* erstmalig konzipiert, um später in der Großfassung zwar einige Details zurückzunehmen, durch die Bildgröße aber die Wirkung insgesamt noch wesentlich zu verstärken.

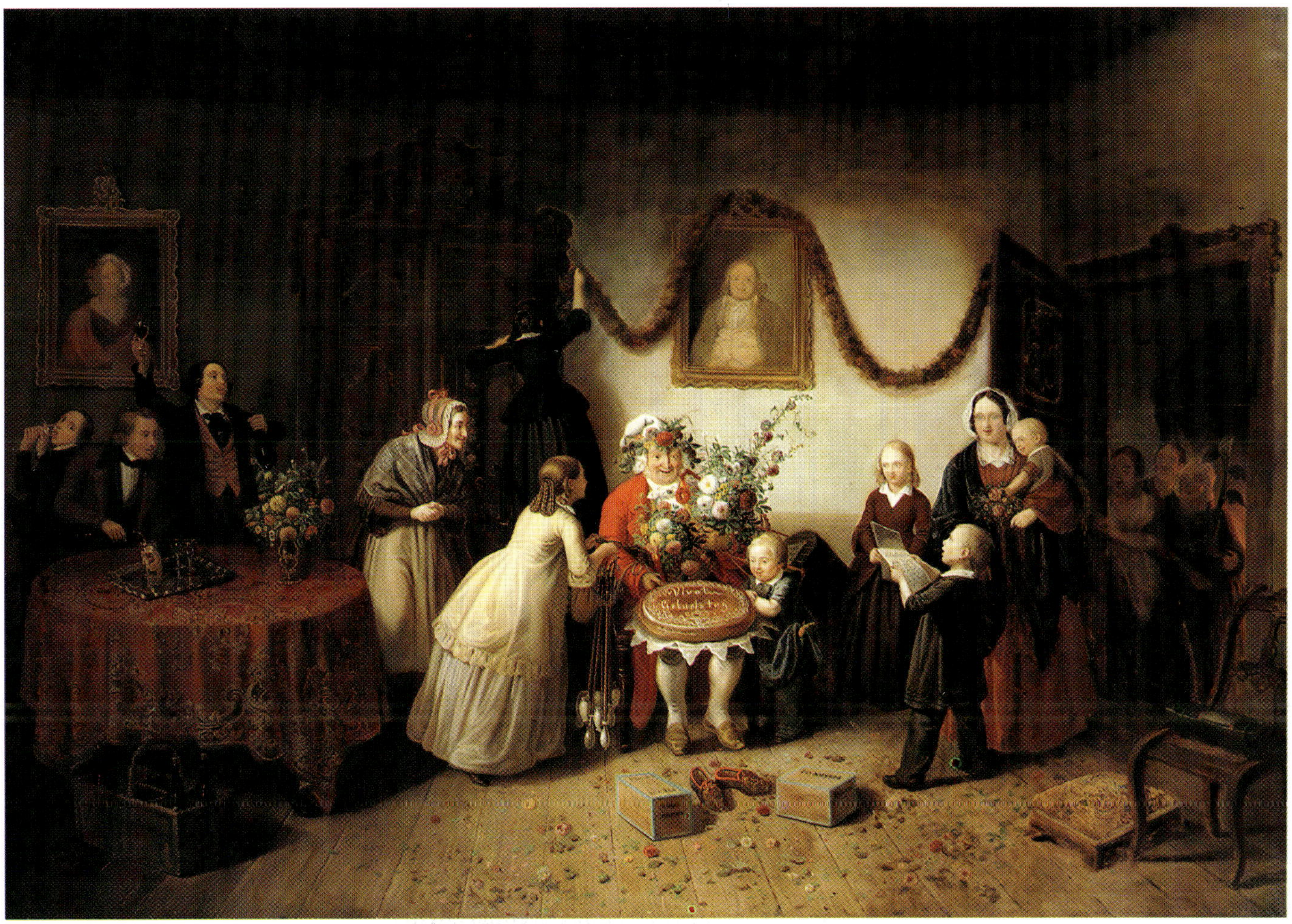

Adolf Richter von Thorn

1812 Thorn – Düsseldorf 1852

„Die Weinlese" 1842
59,5 x 86 cm, Öl auf Leinwand
Signiert unten links: Richter von Thorn 1842

Obwohl Adolf Richter von Thorn zu den Pionieren der Düsseldorfer Genremalerei gehört, ist sein Name heute nur noch wenigen geläufig.
Auch Richters biographische Daten sind nicht gesichert: Nach Thieme-Becker studierte er zwischen 1830 bis 1836 an der Düsseldorfer Akademie bei Wilhelm von Schadow. Boetticher nennt mit 1816 ein abweichendes Geburtsjahr und eine Studienzeit von 1835 bis 1842.
„Er wählte seine Stoffe aus dem Bürger- und Landleben des westlichen Deutschlands, das er von seiner ernsten u. heiteren Seite in vielen Bildern darstellt", kommentiert Boetticher die Motivwahl Richters.
Bildtitel wie *Hessische Auswanderer, Erinnerung an den Kölner Karneval, Die Wassersnot* und *Die unermüdliche Hausfrau* bezeugen das Themenspektrum Richters, das ihn in der Düsseldorfer Malerschule zu einem der geistreichsten Interpreten von Ereignissen aus dem Volksleben macht.
Mit der Weinlese hat sich Richter in mehreren Gemälden seiner frühen Schaffenszeit beschäftigt. *Winzerinnen an der Ahr, Weinernte an der Ahr* und *Weinlese am Rhein* sind für 1839 und 1840 als Bildtitel überliefert.
Auch in der vorliegenden *Weinlese* von 1842 beschäftigt sich Richter mit dem gesamten Repertoire seines Lieblinsmotivs. In einem Weinberg, hoch über dem idyllischen Rheintal gelegen, sind zahlreiche Männer und Frauen damit beschäftigt, die Weintrauben von den Reben zu schneiden, sie in Bastkörbe zu lagern und hinunter ins Tal zu transportieren. Es ist eine mühsame Tätigkeit, der die Winzer an diesem sonnigen Herbsttag nachgehen; sie verrichten ihre Arbeit mit Ernsthaftigkeit, vor allem aber mit Freude. Jeder hat seinen Platz in dieser Welt; Männer und Frauen sind einander behilflich, und selbst Kinder, die vergnügt auf dem Erdboden lagern und den Saft der Trauben genießen, bleiben nicht ausgeschlossen aus diesem Kosmos, in dem sich alles um die Gaben des Weines dreht.
Aus der Sicht des städtischen Kunstpublikums vermittelten Gemälde wie Richters *Weinlese* ein Idealbild der ländlichen Bevölkerung, die mit fleißiger Arbeit in schönen Trachten jahrhundertealte Traditionen bewahrte. Die Realität sah natürlich anders aus, aber das war nicht Thema der romantischen Malerei in der Frühzeit der Düsseldorfer Malerschule.

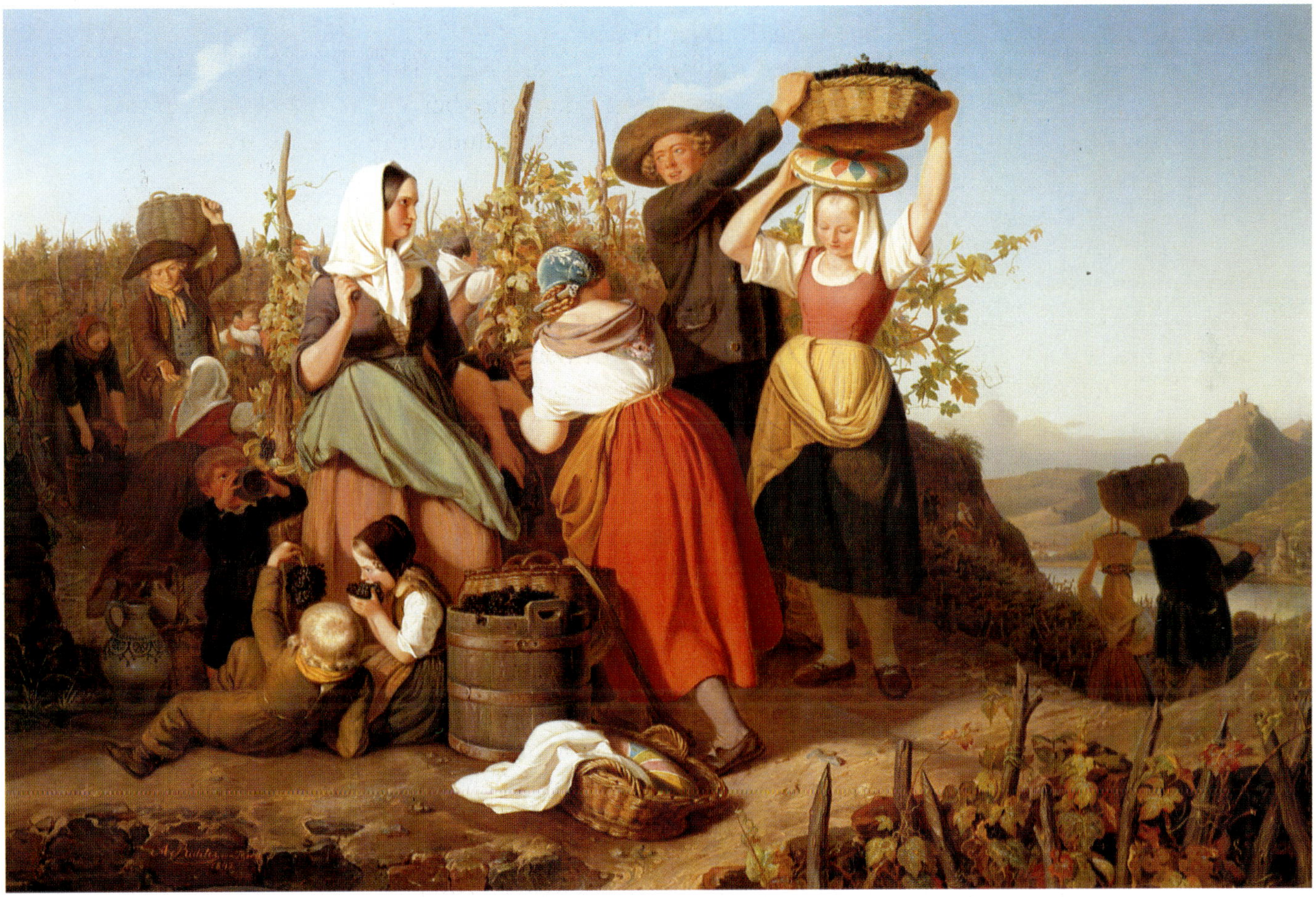

Friedrich Boser

1809 Halbau – Düsseldorf 1881

„Die kleinen Blumenverkäuferinnen" 1850
71,5 x 56,5 cm, Öl auf Leinwand
Signiert unten rechts: F. Boser 1850

Friedrich Boser war Genre- und Porträtmaler in Düsseldorf, wo er sich auf Kinderdarstellungen spezialisierte, die er spätestens seit 1845 national und international ausgestellt hat.
Der gebürtige Schlesier hatte zunächst von 1826 bis 1832 in Dresden studiert und lebte anschließend in Düsseldorf. In den vierziger Jahren fiel Boser durch einen Porträtzyklus auf, der Bildnisse von 25 Düsseldorfer Malern umfaßte und mit dem figurenreichen Gemälde *Das Vogelschießen der Düsseldorfer Künstler am Grafenberge* abschloß.
Die figurenreiche Darstellung machte Boser schlagartig berühmt. Sie wurde in Hanfstaengl-Lithographien tausendfach in Umlauf gebracht und war Bestandteil der legendären Sammlung Konsul Bökers in New York, die als „Düsseldorf Gallery" seit 1849 am Broadway ständig ausgestellt war.
Etwa gleichzeitig entstanden die frühesten Fassungen der *kleinen Blumenverkäuferinnen,* mit denen Boser die Wirkung des einfachen, aber sehr eindringlichen Bildmotives beim Ausstellungspublikum auf die Probe stellen konnte.
In ihren sauberen Kleidern und sorgfältig gesteckten Frisuren machen die beiden Mädchen keinen ärmlichen Eindruck. Unterhalb eines Briefkastens präsentieren sie einem unsichtbaren Gegenüber ihre kunstvoll arrangierten Sträuße aus frisch gepflückten Blumen. Der direkte Blickkontakt aus den feinen Gesichtern macht die Wahrnehmung des Angebotes unausweichlich, die kleine Szene vermittelt geschickt zwischen Betrachter und Bildraum, der uns durch das angebotene Gesteck in der Hand des kleinen Mädchens zum Greifen nahe scheint. Die ältere Schwester im Halbschatten schaut eher prüfend und abwartend, ob das Angebot wohl zum erhofften Verkaufserfolg führen wird.

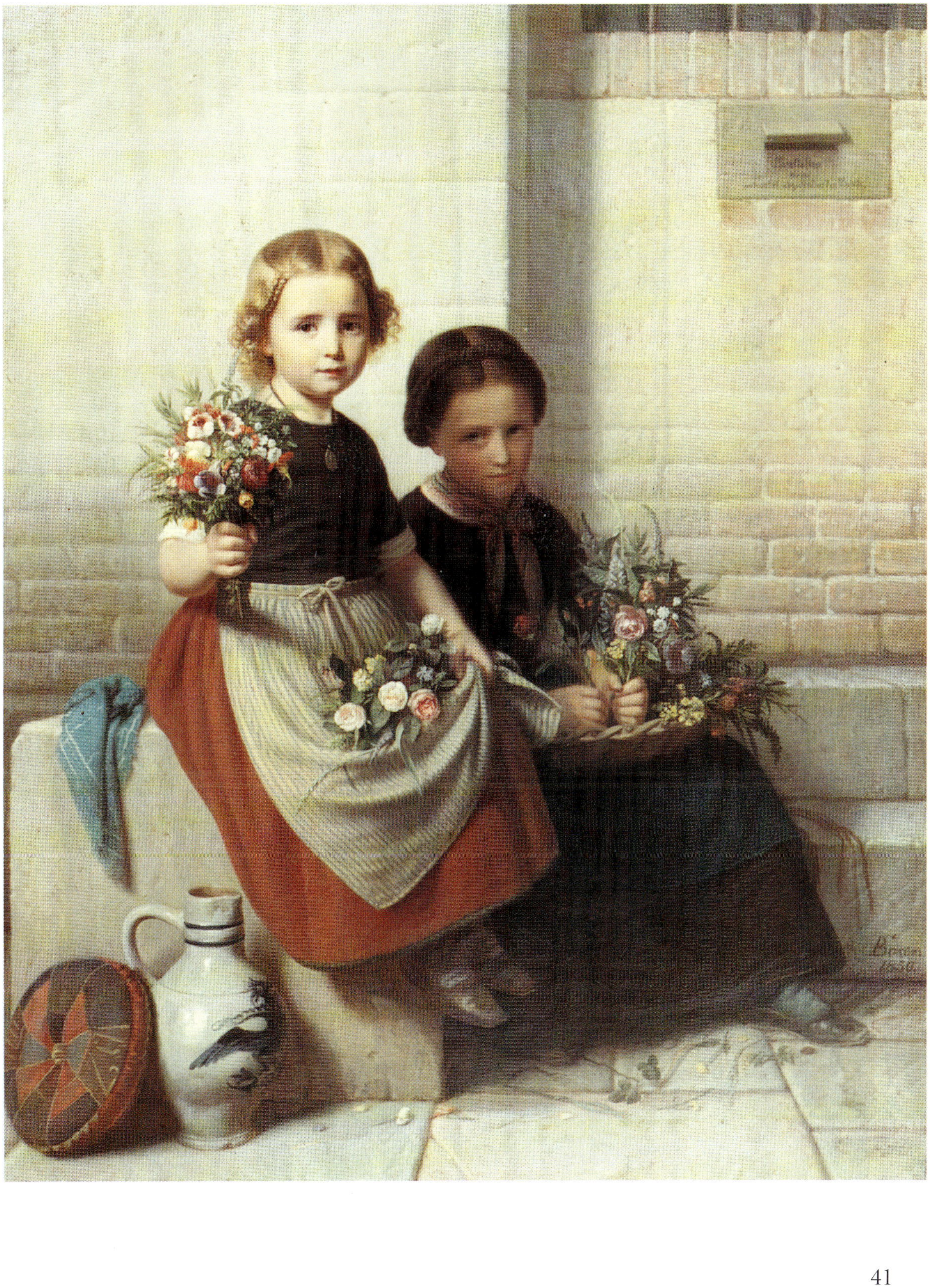

Luise von Martens

1828 – Stuttgart – 1897

„Blumenkinder“ 1854
83 x 64 cm, Öl auf Leinwand
Signiert unten rechts: Luise v. Martens 1854

Luise von Martens besuchte als Schülerin von Carl Sohn zwischen 1849 und 1852 die Düsseldorfer Akademie. Anschließend bildete sie sich auf Studienreisen in Holland, Belgien und Italien weiter, bevor sie sich in Stuttgart als Genre- und Porträtmalerin niederließ.
Obwohl ihre Studienzeit in Düsseldorf auf drei Jahre begrenzt war, läßt der prägende Einfluß der Ausbildung bei Sohn eine Zuordnung ihrer Werke zur Düsseldorfer Malerschule sinnvoll erscheinen.
Carl Sohn hatte 1838 eine Professur an der Düsseldorfer Malerschule übernommen, die er mit kleineren Unterbrechungen über drei Jahrzehnte ausübte. Sein schulbildender Einfluß auf die Genre- und Porträtmalerei der Düsseldorfer Malerschule war immens groß, zumal es noch keinen eigenen Lehrstuhl für Genremalerei an der Akademie gab.
Luise von Martens zeigt sich in den *Blumenkindern* von 1854 der Auffassung ihres Düsseldorfer Lehrers in Zeichnung und Kolorit eng verpflichtet.
Das vorliegende Bild zeigt das Porträt zweier Schwestern, die mit kindlichem Ernst, zugleich aber mit keckem Selbstbewußtsein dem Betrachter aus großen Augen entgegenblicken. Das ältere, etwa zehnjährige Mädchen trägt ein feines weißes Kleid, das an den Hüften von einem eleganten silbrigen Band gegürtet wird. Auf seinen Knien hält es einen Bastkorb mit bunten Blumen, unter denen Rosen, Nelken und Stiefmütterchen zu erkennen sind. Neben ihr, in ockerfarbenem, mit weißen Spitzen besetztem Kleid, die kleine Schwester, die in der rechten Hand eine langstielige rote Nelke hält und mit der anderen liebevoll den Arm der Älteren umgreift.
Liebevolles Einverständnis und geschwisterliche Liebe zeichnet die Darstellung der beiden *Blumenkinder* aus, deren ikonographische Wurzeln in die Tradition der Freundschafts- und Familienbildnisse in der frühen Düsseldorfer Malerschule zurückreichen.

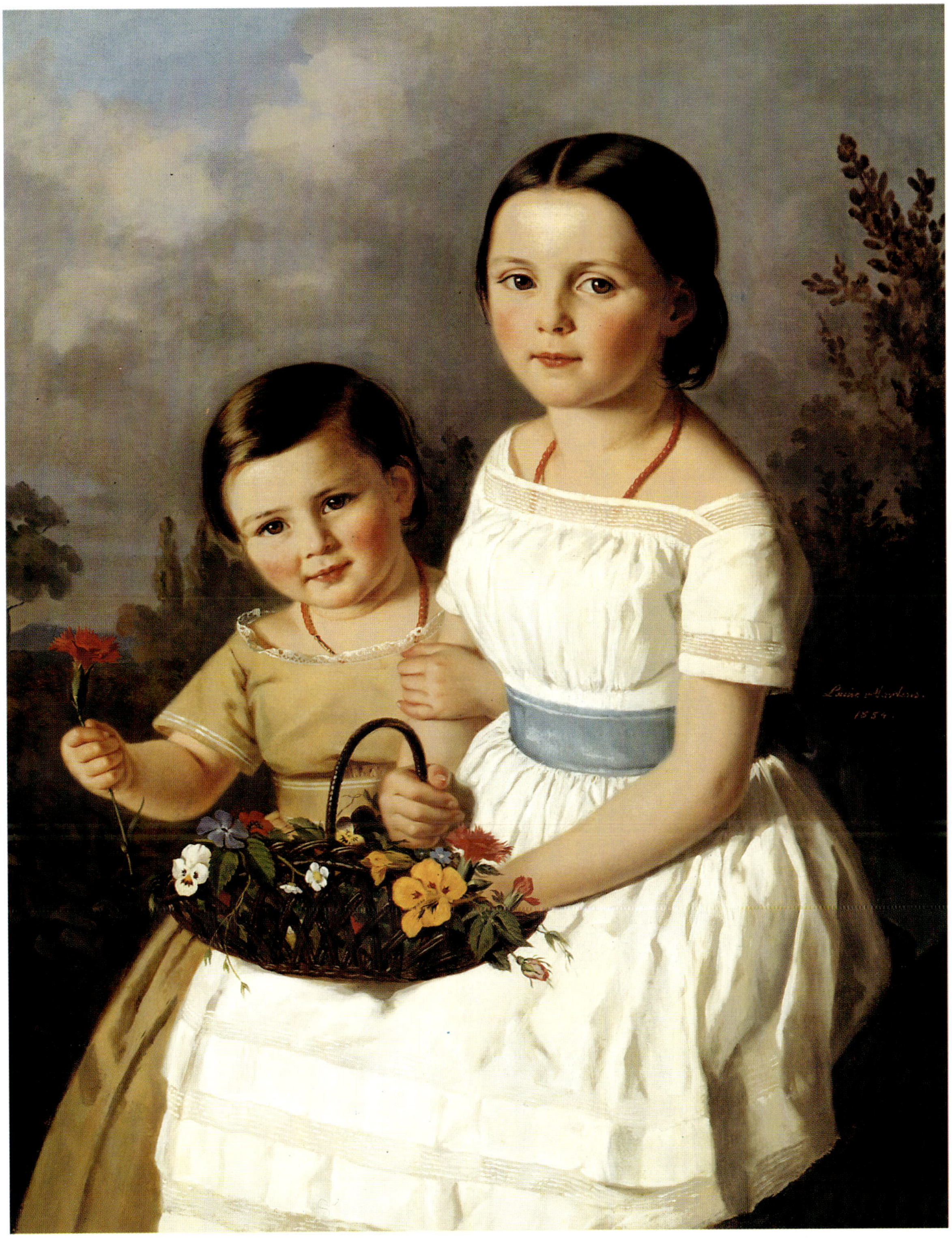
1854.

Theodor Schüz

1830 Thumlingen – Düsseldorf 1900

„Ostermorgenspaziergang" 1859
122 x 162 cm, Öl auf Leinwand
Monogrammiert Mitte rechts: TS 1859

Schwäbischer Museumsbesitz

Theodor Schüz kam erst 1866 nach Düsseldorf, wo ein Großteil seines Gesamtwerkes mit Motiven aus der schwäbischen Heimat entstand.
Seit 1848 hatte der Sohn eines Pfarrers mehrere Semester an der Stuttgarter Kunstschule studiert und dort über den aus Düsseldorf zugezogenen Professor Heinrich von Rustige in Farbe und Zeichnung Stilelemente der Düsseldorfer Malerschule übernommen.
1854 wagte Schüz einen Wechsel an die Münchner Akademie, kehrte aber nach kurzer Zeit enttäuscht zurück, um 1856 einen zweiten Anlauf im Atelier von Theodor von Piloty zu versuchen. Diesmal verläuft der Aufenthalt erfolgreicher und Schüz wird in den engsten Kreis der Meisterschüler Pilotys aufgenommen und entsprechend gefördert.
Die beiden bekanntesten Hauptwerke entstanden 1859 und 1861 als Meisterschüler in München. Zunächst der *Ostermorgenspaziergang* und zwei Jahre später die *Mittagsrast bei der Ernte,* heute in der Stuttgarter Staatsgalerie.
Der *Ostermorgenspaziergang* vereint eine Gruppe von Schulkindern, die in Begleitung ihres Lehrers am Ostersonntag spazieren gehen. In einem Brief äußert sich Theodor Schüz in allen Einzelheiten zum Inhalt des Bildes und zu den verschiedenen Bedeutungsebenen: „Es kommt in Schwaben vor, daß der Schullehrer an diesem Tage (Ostern) morgens vor dem Gottesdienst mit der Schuljugend singend auszieht... Ob nun das, was ich alles dabei dachte, auch nur einer kleinen Zahl der Beschauer verständlich wird, und manchem nicht als mystisch oder auch pietistisch vorkommt, lasse ich dahingestellt sein." Im weiteren Text erläutert der Maler die Gemütsverfassung der Kinder und die Bedeutung der erwachenden Natur.
Der Inhalt des Briefes, den Schüz in bescheidener Widerwilligkeit an den neuen Besitzer des Bildes zu Papier bringt, ist ein im 19. Jahrhundert sehr seltenes Selbstbekenntnis eines Malers zu seinem Werk. Einen festen Glauben in pietistischer Ausprägung und ein tiefes Naturverständnis glaubt man aus den Textzeilen, vor allem aber aus den Details und der Gesamtstimmung des Bildes herauszulesen.
Ein wechselvolles Schicksal brachte den *Ostermorgenspaziergang* zunächst in eine englische Privatsammlung und einige Jahrzehnte später nach Belgien. Dort lagerte das verloren geglaubte Bild an einem unbekannten Standort bis 1993, als es in Versailles zum Verkauf angeboten wurde und von dort den Weg zurück nach Deutschland fand.

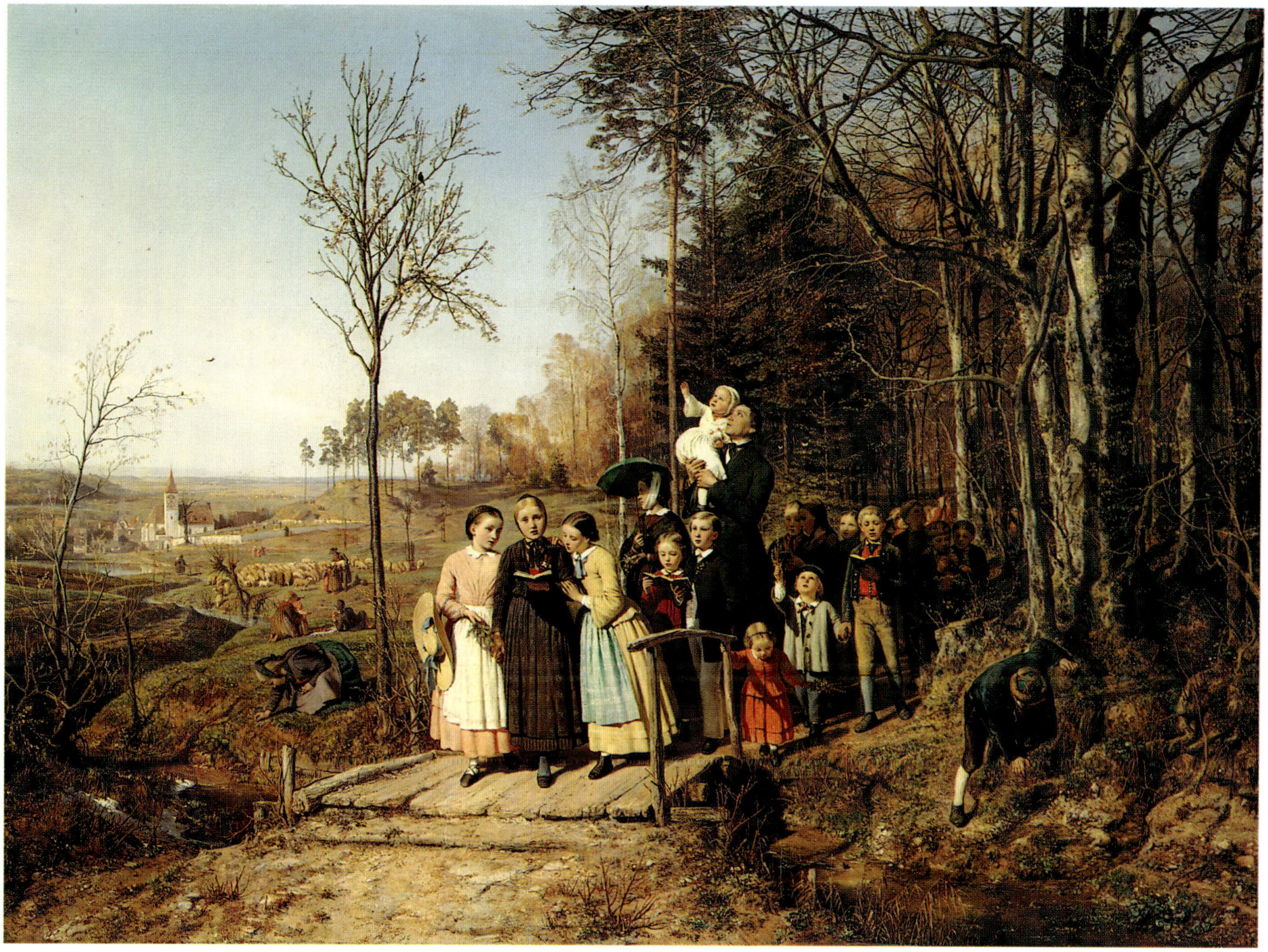

Jacob Lehnen

1803 Hinterweiler – Koblenz 1847

„Stilleben mit Römer“ 1832
52,2 x 46,5 cm, Öl auf Leinwand
Signiert unten rechts: J. Lehnen 1832

In den 20er Jahren des vorigen Jahrhunderts gab es an der Düsseldorfer Kunstakademie drei Malerschüler, die als Zwerge auf die Welt gekommen waren: die Brüder Johann Wilhelm Preyer und Gustav Preyer aus Rheydt, die später nach Eschweiler übersiedelten, und der 2,5 Fuß große Jacob Lehnen aus Hinterweiler im Kreise Daun.
Es muß für die Düsseldorfer ein seltsamer Anblick gewesen sein, wenn die drei Liliputaner in Gesellschaft ihrer größeren Malerkollegen in der Düsseldorfer Altstadt auftauchten, zu denen als markante Figuren der baumlange, dürre Carl Friedrich Lessing aus Breslau und der dicke Johann Wilhelm Schirmer aus Jülich gehörten.
Zwerge haben es naturgemäß schwerer, sich im Lebenskampf zu behaupten, als andere Menschen, denen das Schicksal gnädiger gesinnt ist. Dies sollte Jacob Lehnen an einem Montag des Jahres 1826 erfahren, als im Akademiesaal die Plätze vor dem Modell eingenommen wurden. Wie üblich entspann sich bei solchen Gelegenheiten ein heftiger Streit. Der kleine Lehnen hatte bereits einen günstigen Platz erobert, als ihm Wilhelm Kaulbach, der damals mit seinem Bruder in Düsseldorf studierte, zurief: „Fort da, Kleiner, den Platz brauche ich.“ Als Lehnen sich mit der Bemerkung zur Wehr setzte: „Sie haben ja schon Ihre Plätze eingenommen“, und selbstbewußt darauf verwies, daß sie hier alle gleich wären, ergriff der starke Kaulbach den hilflosen Mitschüler und trug ihn, indem er ihm gewaltsam den Mund verschloß und auf ihn einhieb, aus dem Saal.
Aus den Aussagen Lehnens ging hervor, daß Kaulbach ihn unter heftigen Drohungen in den Rheinflügel des Schlosses, in dem sich damals die Akademie befand, geschleppt hatte und Lehnen befürchten mußte, von Kaulbach in den Rhein geworfen zu werden, wäre ihm nicht im letzten Augenblick der Bildhauer Götting zu Hilfe gekommen. Dieser brachte den Kleinen im Triumph wieder in den Zeichensaal zurück. Kaulbach ging nach München, wo er im Jahre 1849 Direktor der Akademie wurde.
Text von: H. Appel „J. Lehnen. Der Malerzwerg aus Hinterweiler“, 1965

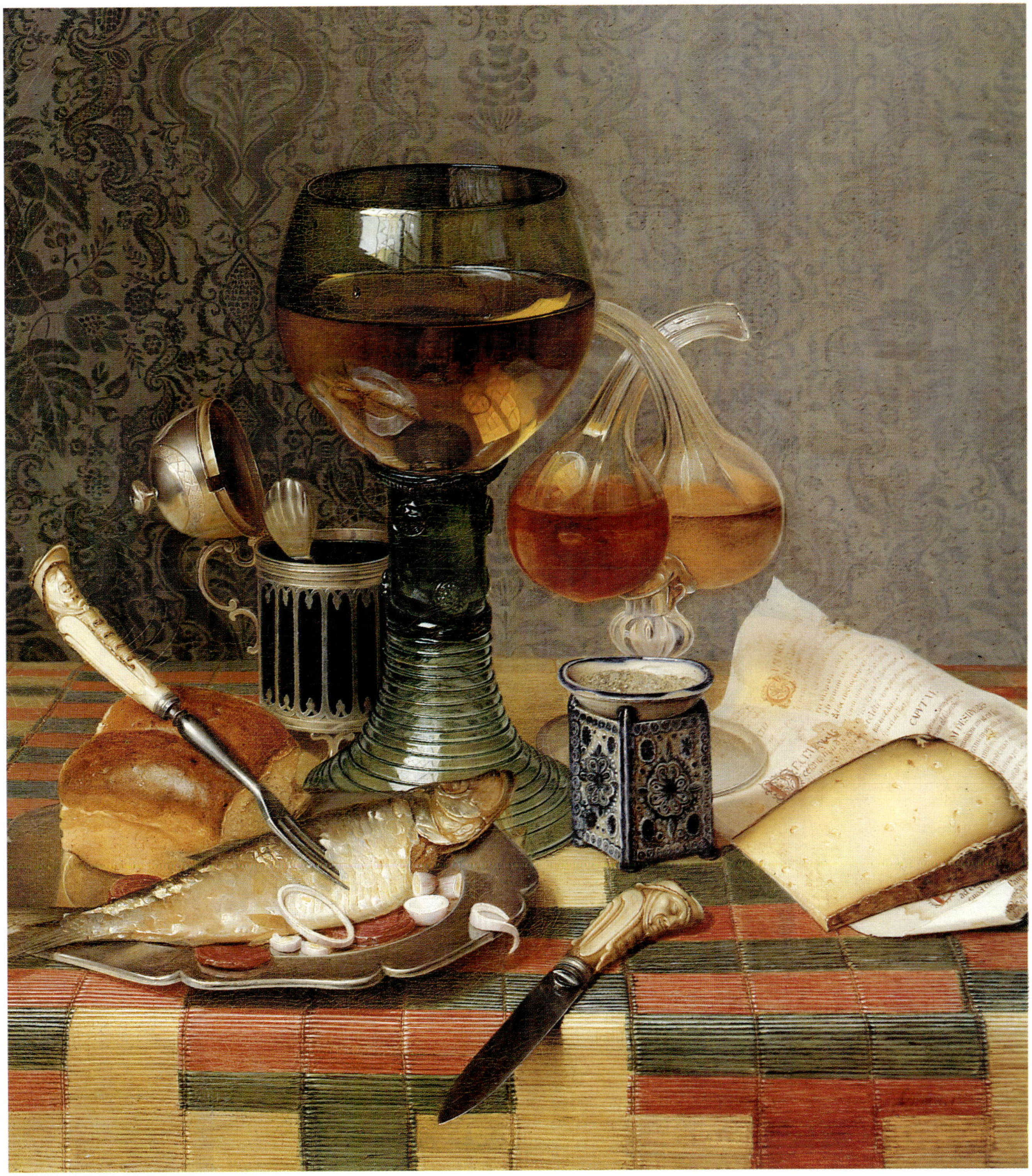

Jacob Lehnen

1803 Hinterweiler – Koblenz 1847

„Stilleben mit Römer, Früchten und Krebs" 1830
27,5 x 25 cm, Öl auf Leinwand
Signiert unten rechts: Lehnen 1830

Jacob Lehnen ist neben Johann Wilhelm Preyer einer der bedeutendsten deutschen Stillebenmaler und galt wie dieser als hervorragender Maltechniker.
Infolge seines frühen Todes ist sein Gesamtwerk sehr klein geblieben und dürfte nur Kennern der Düsseldorfer Malerschule in Ausschnitten geläufig sein.
An der von Wilhelm von Schadow seit 1826 reformierten Kunstakademie mußte sich Lehnen, genau wie Preyer, mit größten Vorbehalten gegen seine Kunstrichtung auseinandersetzen, da Historienmalerei als vornehmste Gattung galt, und Stilleben erst am hintersten Ende der Rangskala erschien.
Vor dieser Perspektive ist die Entstehung der Stillebenmalerei in Düsseldorf um 1830 eine Pioniertat, die der Düsseldorfer Malerschule gemeinsam mit der „Gründung" der Landschaftsmalerei und den ersten Genregemälden ihre bürgerliche Prägung durch die Vielfalt der neuen Bildthemen gab.
Mit Jacob Lehnens *Stilleben mit Römer, Früchten und Krebs* befinden wir uns zeitlich sehr nahe an der Geburtsstunde der Düsseldorfer Stillebenmalerei. Vor der Wiederentdeckung von Johann Wilhelm Preyers *Blumenstilleben auf Marmorplatte* von 1828 war Lehnens Gemälde das früheste, im Original erhaltene und nachweisbare Stilleben.
Aus Lehnens frühesten Jahren sind drei weitere Stilleben bekannt, die seine Bandbreite und sein originelles Kompositionsvermögen unterstreichen: Ein *Frühstück mit Wurst, Schinken und Caviarfässchen* von 1830, ein *Stilleben mit Austern, Weinkanne und Raucherutensilien* von 1831 und ein *Küchenvorrat mit Fischen, Wild, Käse und Konserven* von 1834. Diese drei Werke wurden vom frühesten Mäzen der Düsseldorfer Stillebenmaler, Konsul Wagener, erworben und gelangten später in die Berliner Nationalgalerie. Weitere Werke Lehnens kamen in das Stadtmuseum in Königsberg, das Museum in Lüttich, das Kunstmuseum und das Stadtmuseum in Düsseldorf.

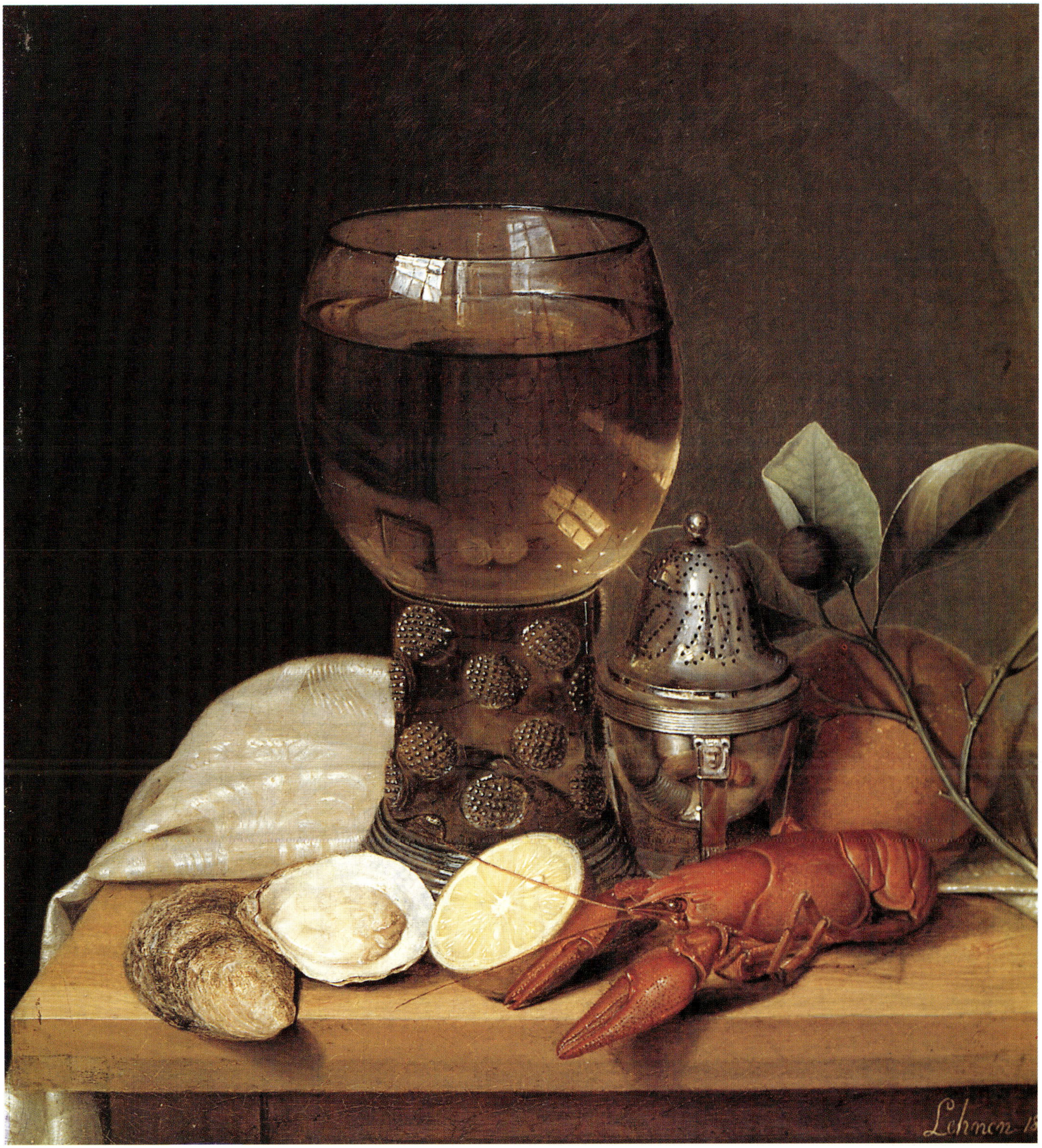
Lehnen 18

Johann Wilhelm Preyer
1803 Rheydt – Düsseldorf 1889

„Blumenstilleben auf Marmorplatte" 1828
51 x 39 cm, Öl auf Leinwand
Signiert unten rechts: JWPreyer 1828

Mit Johann Wilhelm Preyers *Blumenstilleben auf Marmorplatte* aus dem Jahr 1828 befinden wir uns an der Schwelle der ersten selbständigen Stilleben in der Düsseldorfer Malerschule. Wilhelm von Schadow hatte mit seinem Amtsantritt erst zwei Jahre zuvor die Akademie reformiert und die Historienmalerei zur vornehmsten Aufgabe bestimmt.
Landschafts- und Genremalerei wurden bestenfalls geduldet, Stilleben standen am untersten Ende der Gattungshierarchie.
Preyer absolvierte sein Akademiestudium zwischen 1822–1831, zunächst unter Peter von Cornelius und später bei Wilhelm von Schadow.
Trotz seines Zwergenwuchses – „Ich wuchs nur langsam heran... als ich später unter die Erwachsenen zählen durfte, hatte ich drei Fuß sieben Zoll erreicht (etwa 1 Meter)", – reifte Preyer zu einer selbstbewußten Persönlichkeit. Seinen fortgesetzten Hang zur Stillebenmalerei quittierte Schadow resignierend mit den Worten: „Malen Sie, was Sie wollen."
Selbständige Stilleben malte Preyer seit 1828. Die frühesten dieser Werke schienen verloren oder verschollen, da erst für 1831 Gemälde mit ihren heutigen Standorten nachzuweisen waren.
Das *Blumenstilleben auf Marmorplatte* von 1828 übernimmt somit für die Stillebenmalerei eine ähnliche Pilotfunktion wie die ersten Landschaften von Lessing und Schirmer oder die frühesten Genrebilder von Jordan und Schroedter.
Die brillanten technischen Fähigkeiten Preyers, die in diesem Erstlingswerk fast schon in Vollendung vorhanden sind, blieben nicht lange unentdeckt. Von den frühesten, bei Boetticher verzeichneten Gemälden Preyers wurden nicht weniger als sechs für die Sammlung Konsul Wageners erworben, die später der Berliner Nationalgalerie zufiel. Johann Wilhelm Preyer stand am Beginn einer glanzvollen Malerkarriere, die für mehrere Jahrzehnte den Maßstab für Stillebenmalerei in Deutschland wie in Europa setzen sollte und folgerichtig auch in englischen und amerikanischen Sammlungen begeistert aufgenommen wurde.

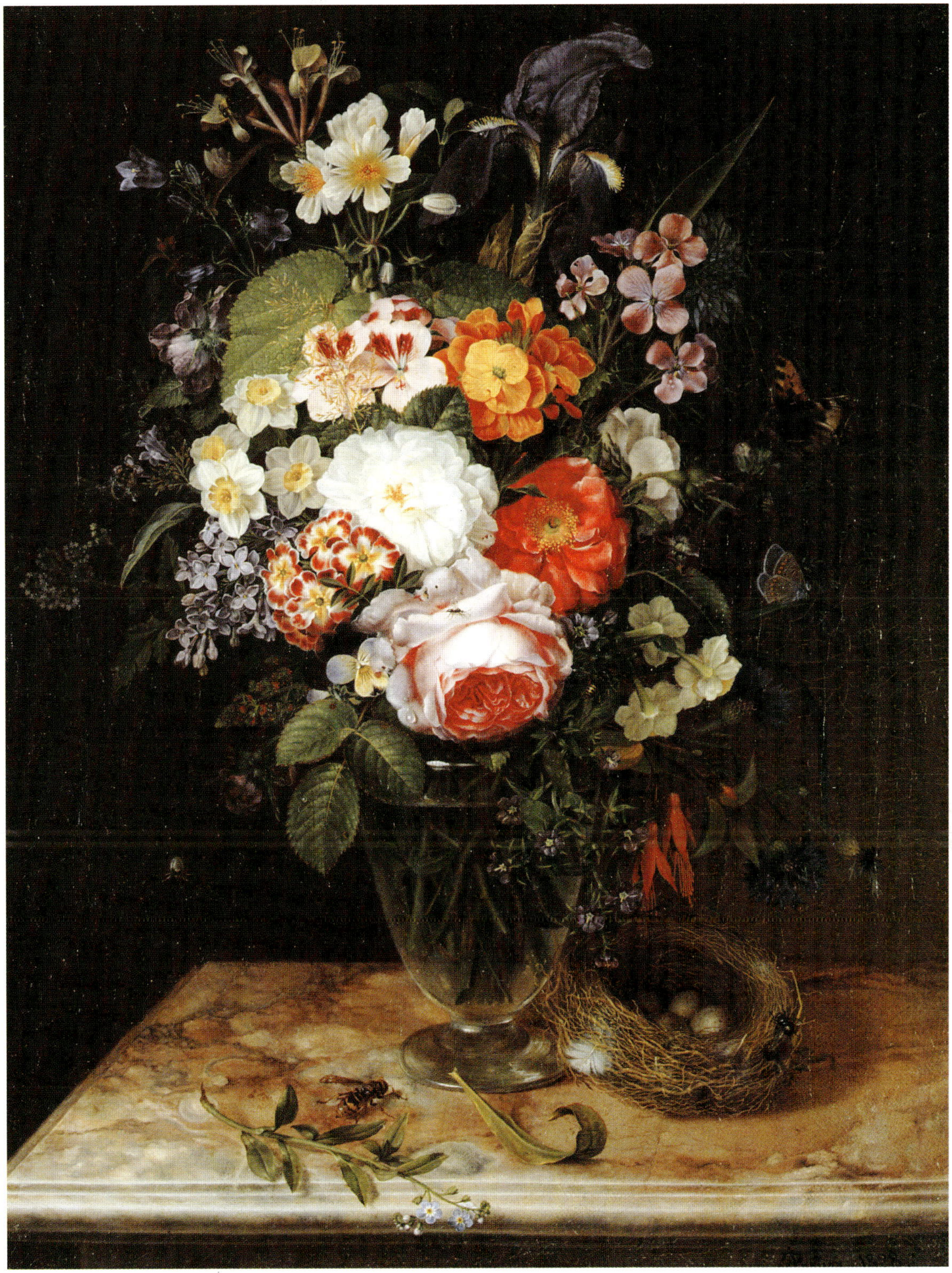

Johann Wilhelm Preyer

1803 Rheydt – Düsseldorf 1889

„Stilleben mit Römer auf Barocktisch" 1841
57,5 x 73 cm , Öl auf Leinwand
Signiert unten rechts: JWPreyer 1841

Nach den aufsehenerregenden Verkäufen seiner Stilleben aus der ersten Werkphase 1828–34 drängte es den jungen Stillebenmaler Johann Wilhelm Preyer hinaus aus der engen Stadt und weg von der Düsseldorfer Kunstakademie, wo Direktor von Schadow seiner Malerei immer noch keine Beachtung schenkte.

1835 reiste Preyer nach Holland, um in den Museen die niederländische Stillebenmalerei des Goldenen Zeitalters zu studieren.

1837 zog es ihn zusammen mit seinem Bruder nach München. Das dort entstandene „Bockbierstilleben" von 1839 ist nicht nur Ausdruck seiner Phantasie in der Umsetzung bayerischen Brauchtums, sondern findet in König Ludwig I. auch einen prominenten Käufer.

1840 bricht Preyer zu einer Italienreise auf, in deren Verlauf zahlreiche Zeichnungen und Studien südländischer Früchte entstehen. Nach München zurückgekehrt, beginnt er die Arbeit an unserem *Stilleben mit Römer auf Barocktisch*, dem größten Format bis dahin.

Preyer hat jetzt zu einer klaren Formensprache und technischen Meisterschaft gefunden, die ihn scheinbar spielerisch die aufwendigsten Kompositionen bewältigen lassen. In einem kaum sichtbaren, aber durch Vorzeichnungen genauestens berechneten Gleichgewicht, ordnet er die Früchte auf dem Tisch, setzt Akzente mit seiner feinen Lichtregie, deutet in der Biene, den frischen Tautropfen und der Spiegelung des Atelierfensters das Motiv der vergehenden Zeit an und schiebt den Zinnteller mit Römer und Bisquit in Trompe l'oeil-Manier über den Tischrand hinaus auf den Betrachter zu.

Preyer ist auf dem Höhepunkt seines künstlerischen Vermögens angekommen, seine Gemälde treten maltechnisch in Konkurrenz zu den holländischen Vorbildern der Barockzeit. Über die New Yorker Kunsthandlung Knoedler werden einige seiner besten Werke nach Amerika verkauft.

Zeitgenössische Kunstkritiker waren wiederholt bemüht, das Phänomen der Preyerschen Stilleben mit Worten zu fassen. „Seine Werke sind unübertroffen", schreibt Friedrich von Boetticher Ende des 19. Jahrhunderts, und diese Einschätzung hat bis heute Bestand.

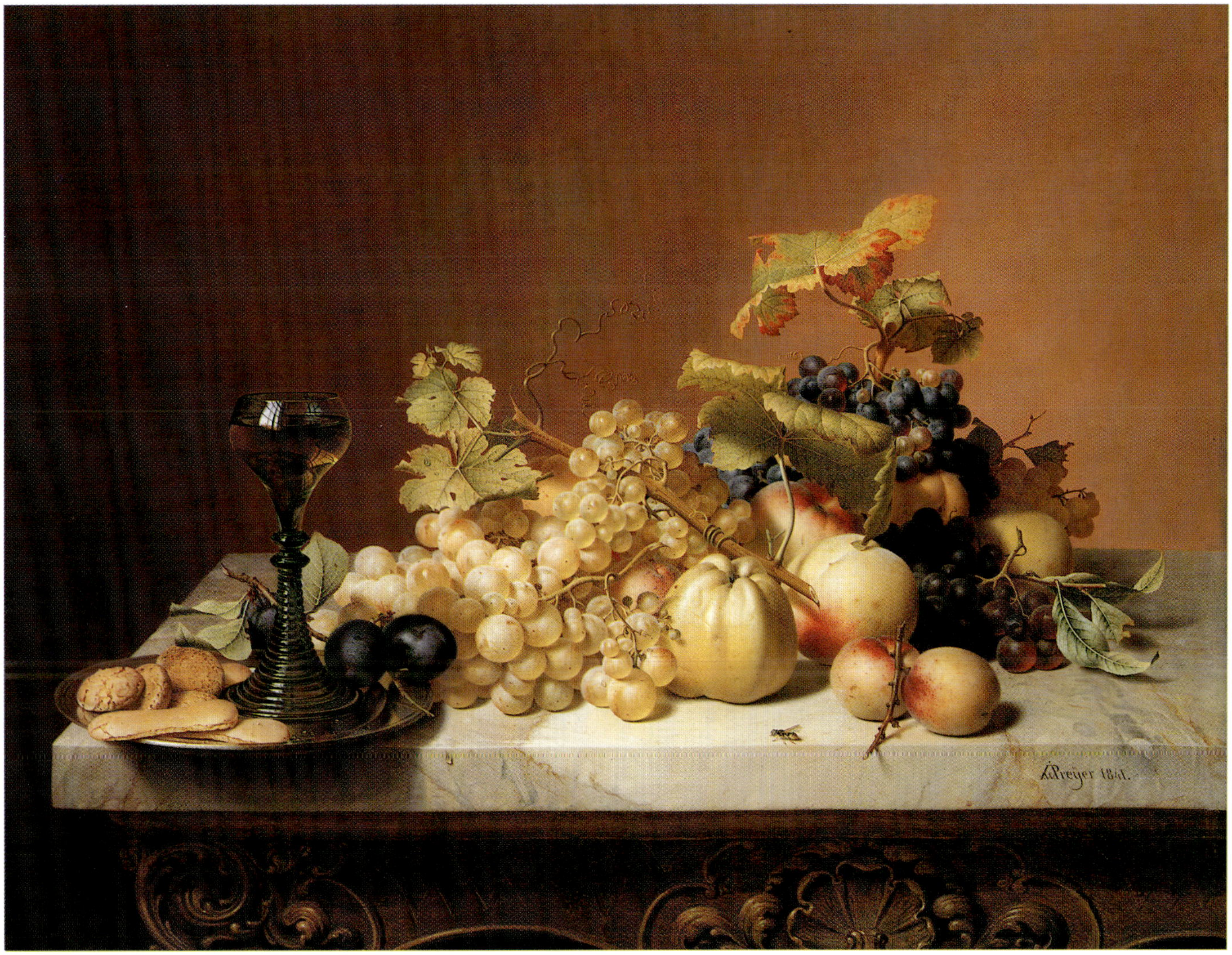

Johann Wilhelm Preyer

1803 Rheydt – Düsseldorf 1889

„Zedernfrüchte" 1857
26,8 x 35,5 cm, Öl auf Leinwand
Monogrammiert unten rechts: 18 JWP 57

Johann Wilhelm Preyer gilt heute als bedeutendster deutscher Stillebenmaler und bester Maltechniker der Düsseldorfer Schule.
Eine neunjährige Ausbildung an der Düsseldorfer Akademie war die Basis für seine brillante Malkultur. Sie läßt jedoch die Frage offen, wie Preyer scheinbar voraussetzungslos überhaupt zur Stillebenmalerei finden konnte, die im Rheinland um 1820 als Bildthema nicht existierte.
Die Ikonographie der untergegangenen holländischen Stillebentradition des 17. und 18. Jahrhunderts kannte Preyer sicherlich aus Abbildungen und aus Museumsbesuchen.
In seinen eigenen Werken übernahm er zwangsläufig Elemente seiner Vorgänger, übersetzt aber deren barocke Inszenierung in die Bildsprache seiner eigenen Zeit. Auf die komplizierten Gedankenspiele der Barockzeit, wie den allegorischen Sinn in der Darstellung von Vergänglichkeits- und Jenseitssymbolen, verzichtete Preyer zugunsten der unverfänglichen Freude am malerischen Bravourstück.
Sein zeichnerischer Stil und der räumliche Aufbau der Kompositionen bei bühnenhafter Beleuchtung machen ihn trotz seiner Sonderstellung zu einem typischen Vertreter der Düsseldorfer Malerschule.
Sparsam und sehr zurückhaltend wirkt die Darstellung der beiden *Zedernfrüchte* auf der obligatorischen Marmorplatte. Nach einer rückseitigen alten Beschriftung soll es sich um die ersten Früchte aus dem Jacobigarten am Düsseldorfer Künstlerverein „Malkasten" handeln.
Eine quadrierte, vom Maler in allen Einzelheiten übernommene Vorzeichnung aus dem Städtischen Museum Schloß Rheydt dokumentiert die akribische Sorgfalt in der Vorbereitung, die auch in scheinbar spontanen Gemälden nicht auf genaueste Planung verzichtete.
Der unterschiedliche Reifegrad der beiden Früchte läßt die Gleichzeitigkeit des Fundes zumindestens fraglich erscheinen. Vielmehr bleibt Preyer einem Leitmotiv seiner Stilleben treu, das sich im Nebeneinander von frischen und bereits vergehenden Früchten wie ein roter Faden durch sein Werk zieht.

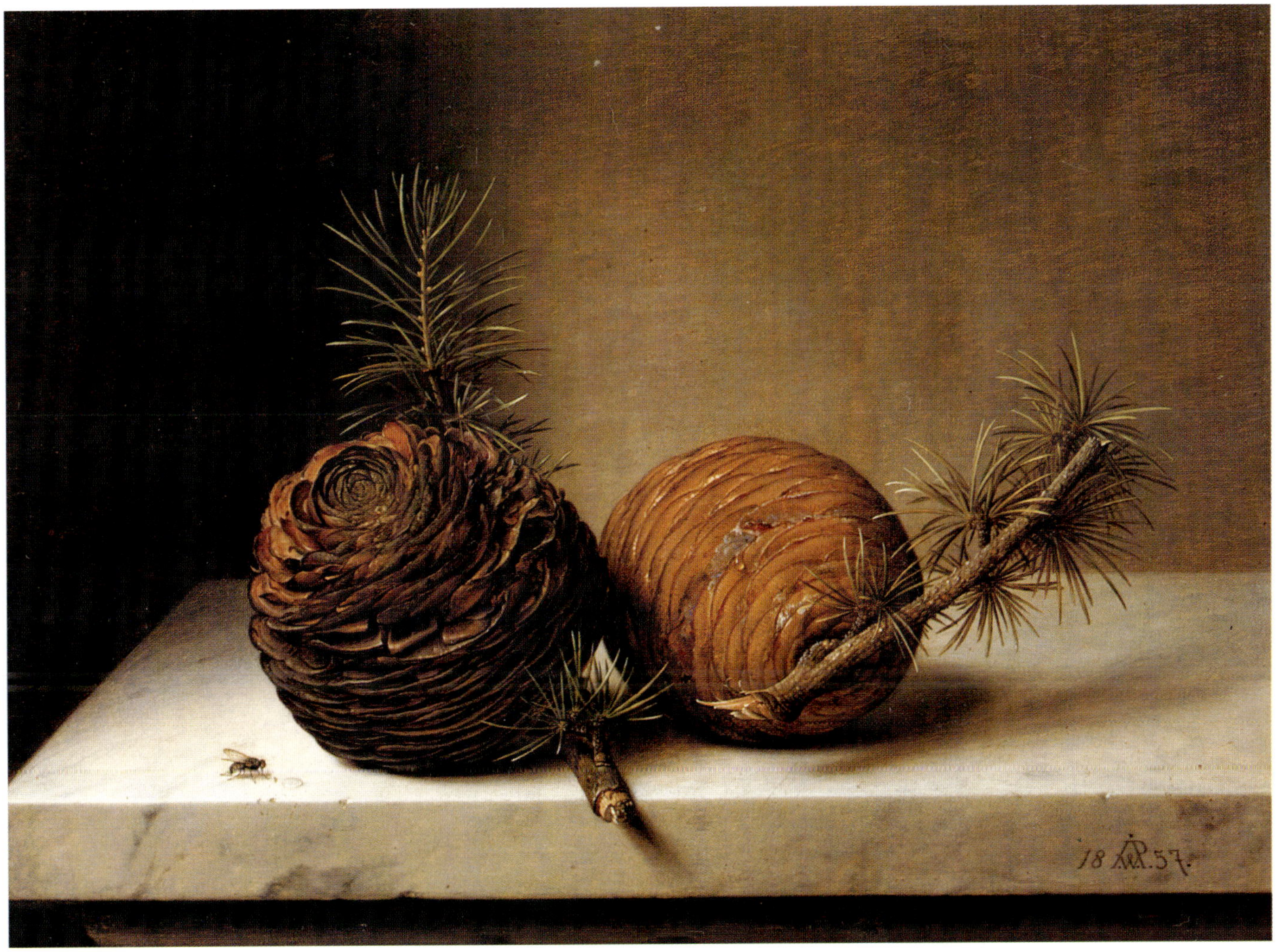

Emilie Preyer

1849 – Düsseldorf – 1930

„Früchtestilleben“
17 x 23 cm, Öl auf Leinwand
Signiert unten rechts: Emilie Preyer

Emilie Preyer setzte in Düsseldorf die traditionelle Stillebenmalerei ihres Vaters auf einem sehr hohen maltechnischen Niveau fort.
In einem kleinen Heft aus Johann Wilhelm Preyers Nachlaß hat der Vater die künstlerischen Anfänge seiner Tochter stolz zu Papier gebracht: „Emilie Preyer am Dienstag 7. August 1866 angefangen mit Ölfarben Studien zu malen. Am 15. November 1866 das erste Bildchen angefangen zu malen, Samstag den 26. Januar 1867 fertig geworden.“
Unter der Anleitung und dem Vorbild ihres Vaters hat Emilie Preyer ihre Privatausbildung zur Malerin im Eiltempo absolviert. Während ihre ersten Stilleben um 1866/67 noch kleine malerische Schwächen aufweisen, ist ihre angeborene Veranlagung spätestens zwei Jahre später vollkommen ausgereift.
Obwohl sich Emilies Blumen- und Früchtestilleben in Motivwahl und Komposition wenig von den Gemälden ihres Vaters unterscheiden, gibt es kleine, aber nicht zu übersehende Unterschiede im Werk der beiden.
In den Stilleben der Tochter wirken die dargestellten Früchte malerisch etwas weicher, das seitlich einfallende Licht betont das Volumen der Gegenstände etwas weniger, die Arrangements sind häufiger auf fein gemusterten Tischdecken drapiert, während der Vater fast ausschließlich gemaserte Marmorplatten als Untergrund verwendet.
In der internationalen Bekanntheit knüpfte Emilie beinahe nahtlos an den Ruf ihres Vaters an. Das New Yorker Metropolitan Museum und die Picture Gallery in Philadelphia erwarben Stilleben der Preyer-Tochter. Da weder Deutschland noch die Malschulen der europäischen Nachbarländer über technisch vergleichbare Stillebenmaler verfügten, fanden Gemälde Emilie Preyers auch in englischen und amerikanischen Privatsammlungen ihren Platz. Dort dürfte sich auch heute noch die Mehrzahl der 250 Gemälde befinden, die von Emilie Preyer nach Thieme-Becker gemalt worden sind.

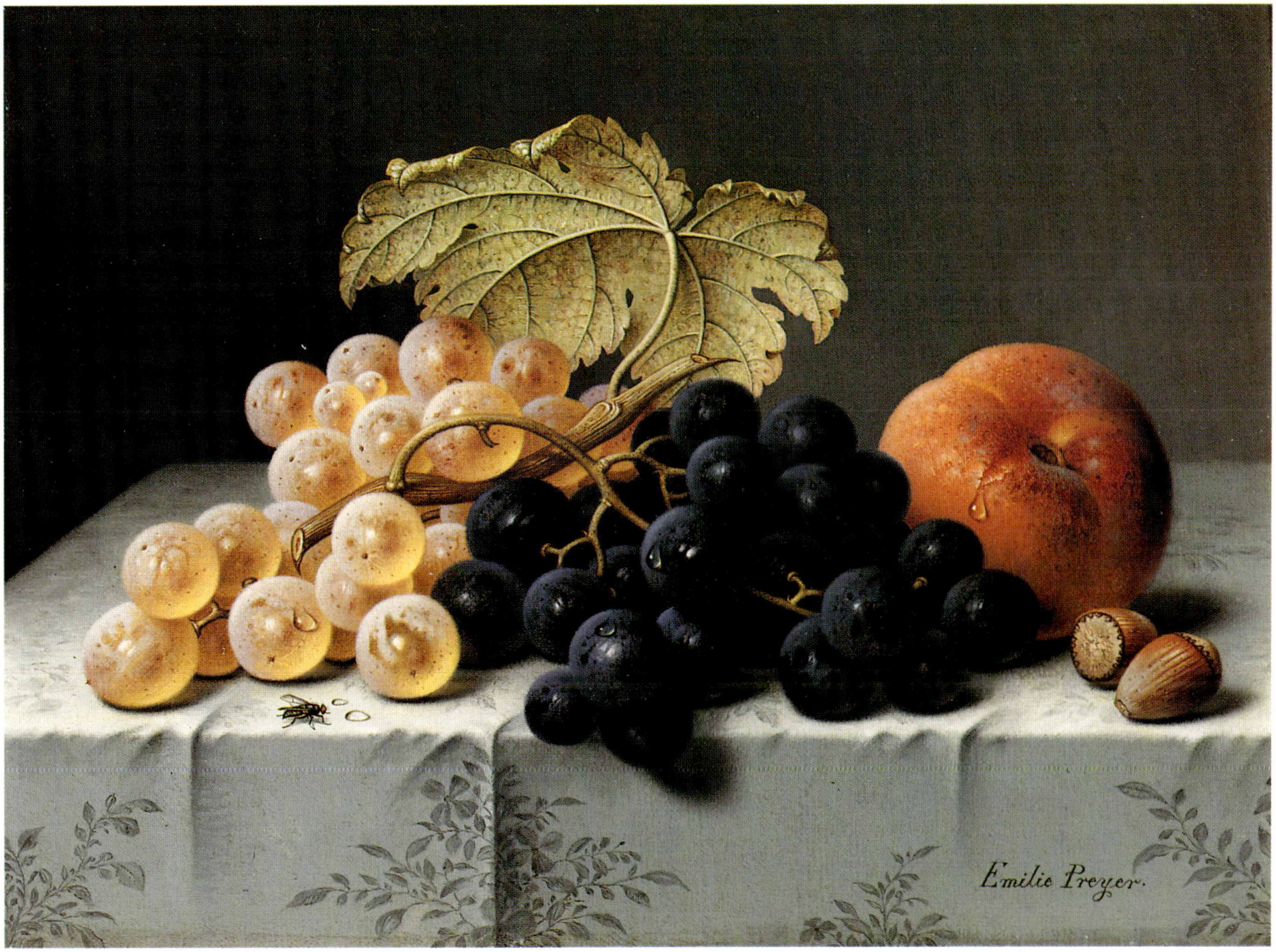
Emilie Preyer.

Emilie Preyer

1849 – Düsseldorf – 1930

„Früchtestilleben mit Blumen und Sektschale" um 1875
31 x 40 cm, Öl auf Leinwand
Signiert unten rechts: Emilie Preyer

In ihren aufwendigsten Kompositionen hat Emilie Preyer mit kleinen Blumenarrangements und Sekt- oder Weingläsern Elemente aus den Gemälden ihres Vaters Johann Wilhelm Preyer übernommen.
Auf einer fein gemaserten und diagonal gestellten Marmorplatte ordnet die Malerin ursprünglich nicht unbedingt zusammenhängende Motive zu einer künstlerischen und dekorativen Einheit. Das seitlich einfallende Licht überzieht die Früchte mit reflektierenden Glanzlichtern, gibt ihnen Plastizität und Volumen. Die taufrischen Weintrauben kontrastieren farblich mit dem schimmernden Blau der Pflaumen und der samtweichen Oberfläche der Pfirsiche. Während diese Zusammenstellung von Früchten zum Standardrepertoire der Malerin gehört, sind die Blumen und die Sektschale Ausdruck einer luxuriöseren Geschmackskultur, die sich gegen Ende des 19. Jahrhunderts in reichhaltigeren Kompositionen niederschlug.
Der perlende Champagner im dünnwandigen Glas, das die Spiegelung des Atelierfensters aufnimmt, bringt dem Betrachter die Vergänglichkeit des Augenblicks zu Bewußtsein, jenes immer wiederkehrende Thema der Stillebenmalerei: die Begegnung des Zeitlosen mit der Zeit.
Das *Früchtestilleben mit Blumen und Sektschale* dürfte in den siebziger Jahren entstanden sein und wurde nach Amerika verkauft, wo Emilie Preyer die Popularität ihres Vaters nutzen und seinen Stil bis zur Jahrhundertwende fortsetzen konnte.
Einer Eintragung aus Johann Wilhelm Preyers Auftragsbuch entnehmen wir, daß er im Jahre 1877 ein *Stilleben mit silbernem Teller, Champagnerglas und Früchten etc.* in der Größe 31 x 40 cm an die New Yorker Kunsthandlung Knoedler verkauft hat.
Die Beschreibung des Bildes und die technischen Daten sind fast identisch mit Emilie Preyers vorliegendem Stilleben, was die Vermutung bestätigt, daß sich die Werke von Vater und Tochter in den siebziger Jahren zum Verwechseln ähnlich sahen.

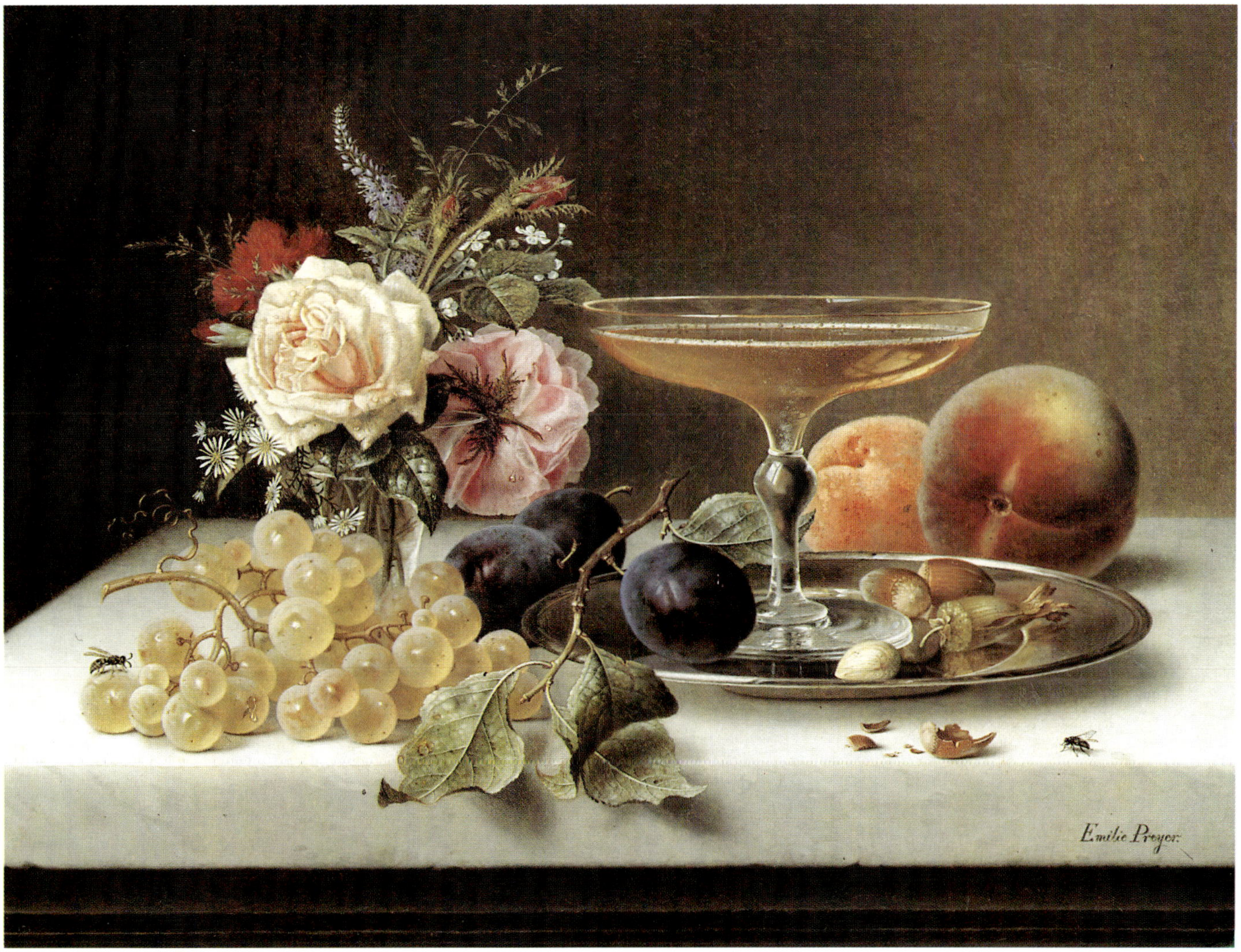
Emilie Preyer

Joseph Wilms
1814 Bilk – Düsseldorf 1892

„Stilleben mit Austern“ 1846/47
55 x 63,2 cm, Öl auf Leinwand
Signiert unten rechts: J. Wilms 1846/7

Joseph Wilms darf neben Jakob Lehnen und Johann Wilhelm Preyer zu den besten Stillebenmalern in der Frühzeit der Düsseldorfer Malerschule gerechnet werden.
Im 14. Lebensjahr begann er sein Studium an der Düsseldorfer Kunstakademie bei Theodor Hildebrandt und Wilhelm von Schadow.
„Obgleich infolge des Nervenfiebers schon als neunjähriges Kind der Sprache und des Gehörs beraubt, entwickelte sich der junge Künstler, dank seiner Neigung für das von ihm gewählte Kunstfach mit solchem Erfolge, daß seine Arbeiten bald Aufsehen erregten und er gegenwärtig den bedeutendsten Stillebenmalern beigezählt wird“, schreibt Boetticher gegen Ende des 19. Jahrhunderts.
Die heute oft nur noch im Bildtitel überlieferten Stilleben von Joseph Wilms scheinen inhaltlich ähnlich abwechslungsreich wie Jacob Lehnens Werke zu sein. Gelegentlich hat er auch Tier- und Genrebilder gemalt.
Ein *Bauernstilleben* von 1834 gelangte aus der Sammlung Konsul Wageners in die Berliner Nationalgalerie. Zwischen 1840–1850 entstehen Stilleben mit originellen Motiven wie *Der Doctorschmaus, Punschservice in Lampenbeleuchtung, Familienfeststilleben* und ein *Erdbeerfrühstück,* wovon letzteres nach New York verkauft wurde.
1986 tauchte aus Privatbesitz ein 1879 datiertes Stilleben auf, das sich nach Abnahme zahlreicher Übermalungen als das abgebildete *Stilleben mit Austern* von 1846/47 entpuppte. Die abgenommenen Übermalungen stellten sich als spätere „Zutaten“ im gründerzeitlichen Geschmack heraus, die den biedermeierlichen Charakter des ursprünglichen Gemäldes mit Blumen, Früchten und weiteren Gläsern überfrachtet hatten.
Erst nach der Restaurierung gewann die Komposition wieder ihre ursprüngliche Spannung. Auch die Brillanz der mutigen Farbwahl, die im Kontrast der Apfelsinen vor rotem Hintergrund ihren Höhepunkt erreicht, trat wieder hervor.

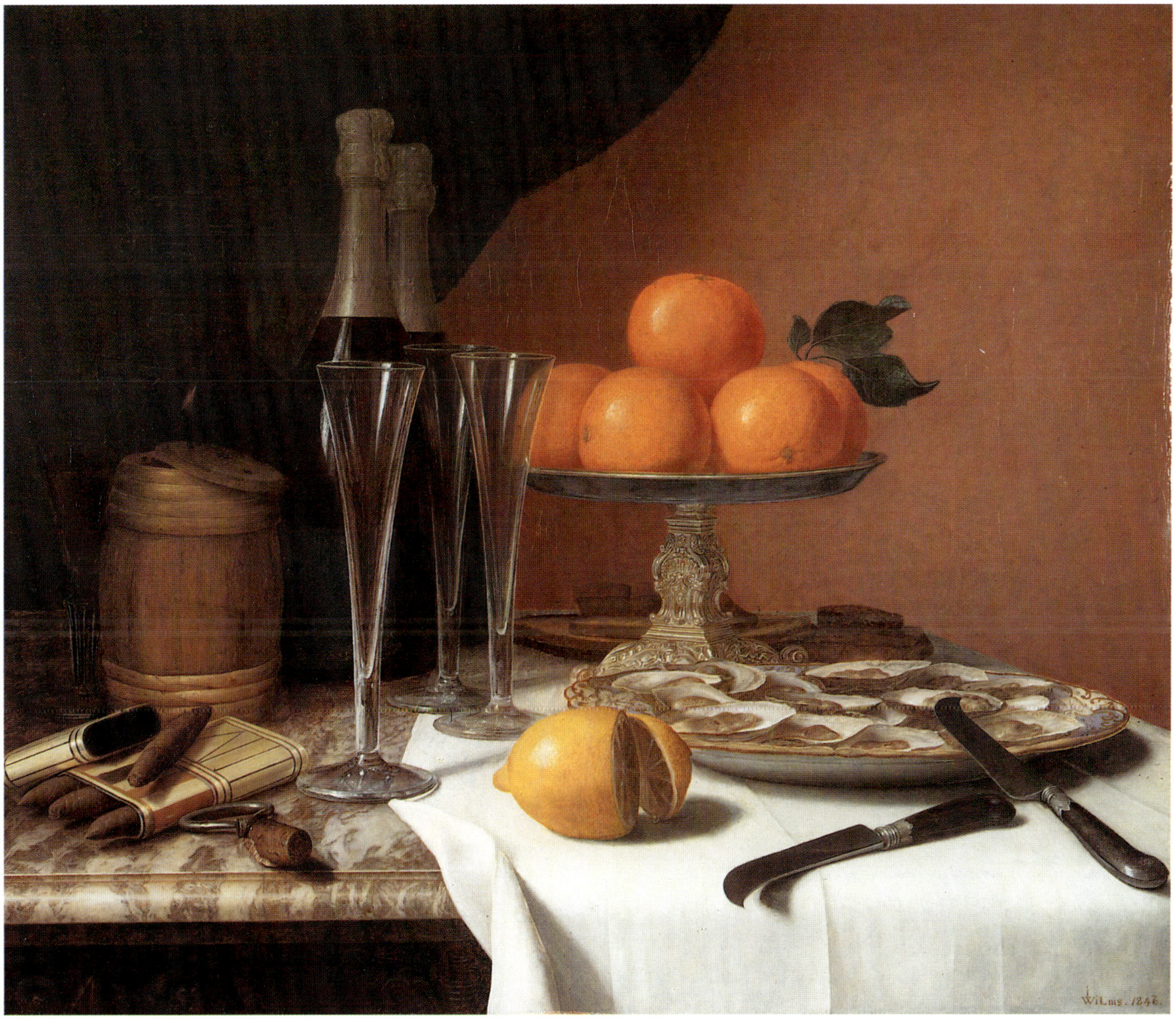
Wilms. 1847.

Helen Searle

„Früchtestilleben mit Römer" 1873
36 x 44 cm, Öl auf Holz
Signiert unten rechts: Helen Searle Düss'df 1873

Über die Biographie der gebürtigen Amerikanerin Helen Searle gibt es bis heute keine verläßlichen Daten, ihre Stilleben sind aber ein wichtiges Dokument für die Wirkungsgeschichte der Düsseldorfer Stillebenmalerei in den Vereinigten Staaten.
Die amerikanische Kunstgeschichte gibt ihr Geburtsjahr mit 1823 an.
Über ihren weiteren Werdegang kann nur spekuliert werden: Möglicherweise gehörte sie zwischen 1850 und 1860 zu den zahlreichen amerikanischen Künstlern, die den Atlantik in langen und keineswegs ungefährlichen Seereisen überquerten, um in Düsseldorf an der Akademie oder in einem Privatatelier zu studieren.
Die Düsseldorfer Stillebenmalerei besaß in den Vereinigten Staaten einen hervorragenden Ruf. Johann Wilhelm Preyers Kompositionen waren durch Chromlithographien einem größeren Publikum zugänglich, vermögende amerikanische Sammler kauften Originale des genialen Maltechnikers.
Preyers weltweite Reputation und positive Nachrichten der amerikanischen Künstlergemeinde in Düsseldorf könnten Helen Searles mutige Idee befördert haben, die Reise nach Europa zu unternehmen, um Malunterricht bei Johann Wilhelm Preyer zu erhalten.
Ihre Ausbildung im Privatatelier Preyers führte natürlich zu einer engen stilistischen Verwandtschaft zu ihrem Lehrer, dessen Kompositionsmuster im *Früchtestilleben mit Römer* mühelos wiederzuerkennen sind.
Ein reichhaltiges Früchtearrangement ordnet die Malerin ringförmig um einen mit Wein gefüllten Römer. Als Basis dienen ein Holztisch und eine fein gemusterte Tischdecke, die wir sehr ähnlich in verschiedenen Preyer-Stilleben wiederfinden. Mit einer hochentwickelten Maltechnik setzt Searle ihr Motiv in Form und Farbe um, erfaßt den Schimmer auf den Trauben so sicher wie die Lichtreflexe auf dem Weinglas oder die feine Maserung der Haselnüsse.

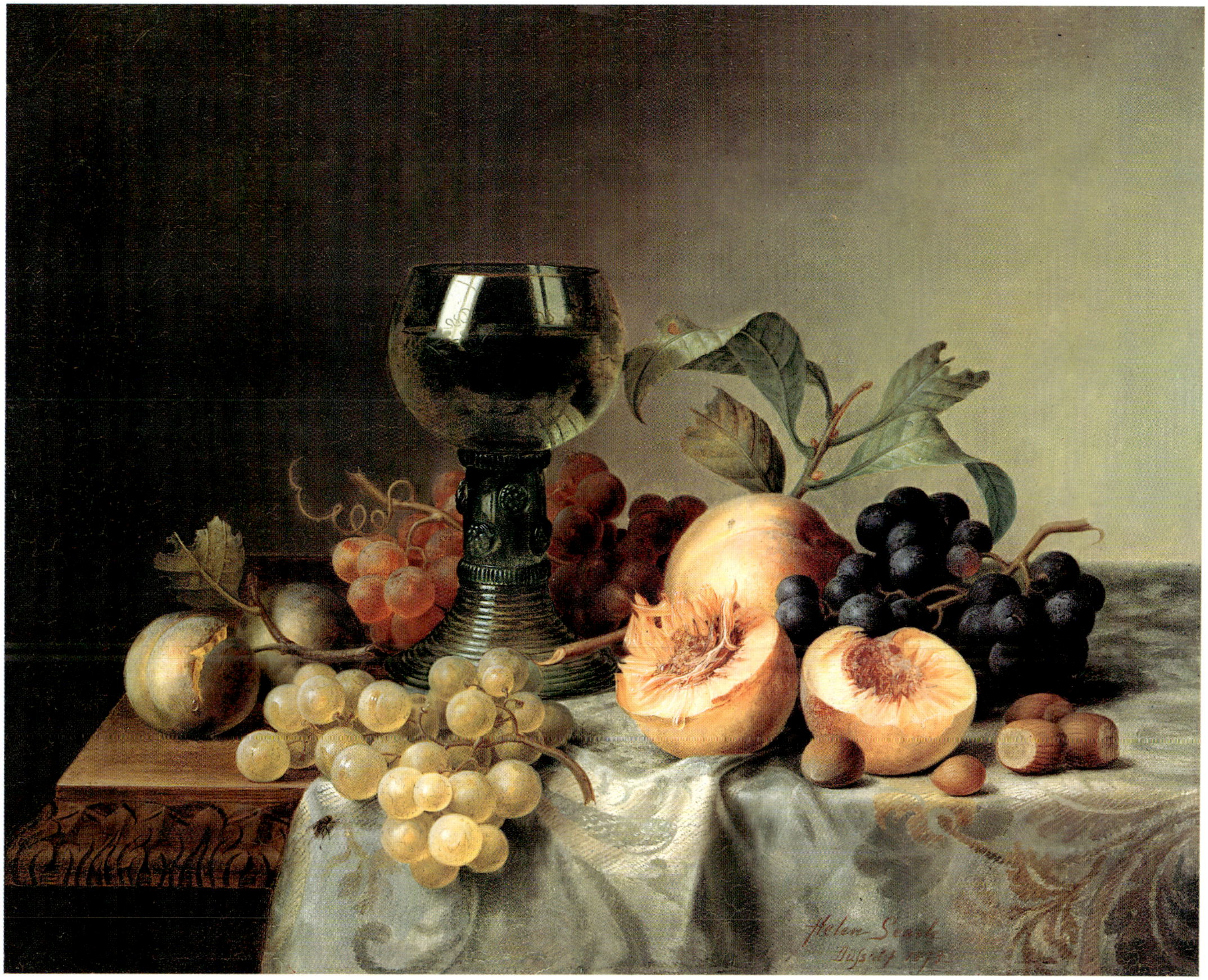

Ludwig Hugo Becker

1833 Wesel – Düsseldorf 1868

„Schäfer auf der Trift" 1861
92 x 131 cm, Öl auf Leinwand
Signiert unten rechts: Louis Hugo Becker Düdf 1861

Ludwig Hugo Beckers herausragende Bedeutung innerhalb der rheinischen Landschaftsmalerei wurde erst auf der Ausstellung „Düsseldorfer Malerschule" in Düsseldorf 1979 wiederentdeckt.

Zwischen 1852 und 1860 erhielt der hochbegabte junge Maler Unterricht an der Kunstakademie bei Johann Wilhelm Schirmer und Hans Frederik Gude, deren Lehrtätigkeit neben den deutschen Schülern mehr als 100 ausländische Kunststudenten aus vielen Teilen der Welt nach Düsseldorf lockte.

Zur Ausbildung in der Landschafterklasse der Akademie gehörten seit den Anfängen Studienreisen in die Natur unter freiem Himmel (Eifel, Westfalen etc.), die von den Malern vor Ort in Ölskizzen festgehalten wurde.

Ludwig Hugo Beckers Studien haben sich teilweise bis heute im Besitz des Düsseldorfer Kunstmuseums erhalten und geben einen Eindruck von der „privaten" Seite der Düsseldorfer Landschaftsmalerei und ihrem Abstand zu den offiziellen Werken zu Ausstellungszwecken. Letztere waren immer das Ergebnis aus der Kombination verschiedenster Einzelstudien, die erst im Atelier zu einem großformatigen Gemälde „komponiert" wurden.

Dadurch enthalten Hauptwerke wie der *Schäfer auf der Trift* zahlreiche Merkmale der Ölstudien in weiterentwickelter Form. Aus erhöhter Betrachterperspektive entwickelt der Maler das Landschaftspanorama als einen Tiefenraum, der sich aus einer endlosen Folge hintereinander gestaffelter Teilabschnitte ergibt und sich erst am dunstigen Horizont für das Betrachterauge in der Weite der Hügelketten verliert.

Begleitet wird unser Blick in die Bildtiefe von zahlreichen erzählerischen Elementen, die das Tal als bäuerlichen Lebensraum ausweisen.

Zum Trocknen ausgelegte Wäsche, eine Heuernte oder ein kleines Gehöft sind Einzelbeobachtungen des Malers, die vermutlich aus seinem reichhaltigen Fundus an Ölstudien stammen. In der Gesamtschau fügt sich dennoch jedes dieser Details in eine Landschaft, deren perspektivische Entwicklung und Harmonie uns stimmig erscheinen.

Beckers Gemälde vermitteln zwischen der romantischen Auffassung seines Lehrers Johann Wilhelm Schirmer und den neueren Tendenzen der Freilichtmalerei aus der Schule von Barbizon.

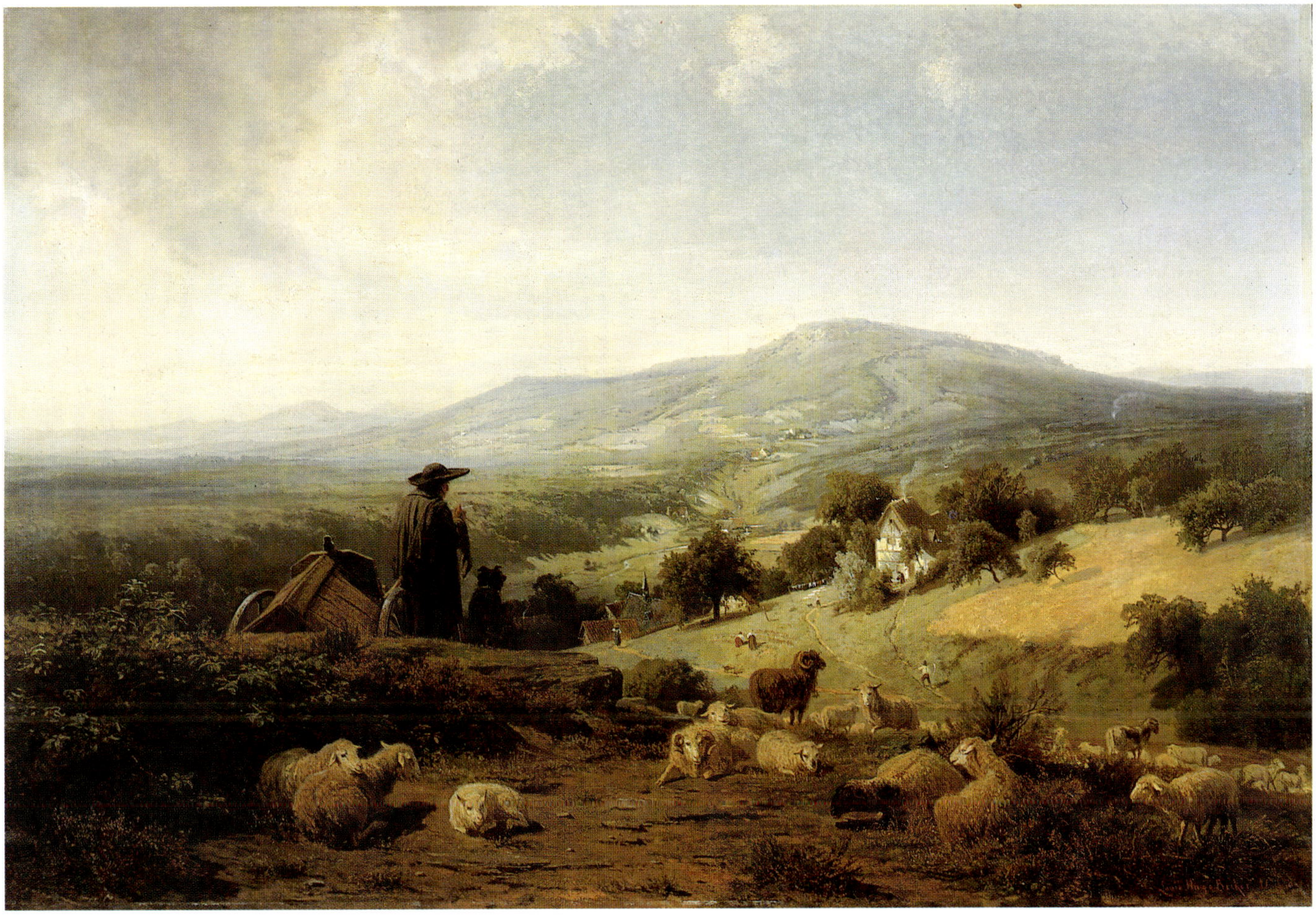

Ludwig Hugo Becker

1833 Wesel – Düsseldorf 1868

„Auf der Höhe. Kapelle mit Kirchgängern“ 1867
108 x 158 cm , Öl auf Leinwand
Signiert unten rechts: L. H. Becker 1867

Auf den Pariser Weltausstellungen von 1861 und 1867 wurde Ludwig Hugo Becker noch mit Auszeichnungen versehen, anschließend aber infolge seines zu frühen Todes vergessen und erst vor wenigen Jahren in seiner Bedeutung für die Düsseldorfer Landschaftsmalerei wiederentdeckt.

Bis 1868 entstanden immerhin noch 17 Hauptwerke Beckers, die heute in der Mehrzahl als verschollen gelten. Einige Gemälde wurden nach England und Amerika verkauft, ohne seitdem wieder aufgetaucht zu sein.

Aus New Yorker Privatbesitz stammt das ebenfalls verloren geglaubte Gemälde *Auf der Höhe. Kapelle mit Kirchgängern,* das vor seiner Reise nach Übersee noch auf mehreren deutschen Ausstellungen zu sehen war.

Von einem erhöhten Standpunkt geht unser Blick über das eindrucksvolle Panorama einer hügeligen und bewaldeten Landschaft. Die Mittelzone wird von einer alten Kapelle eingenommen, auf die eine kleine Gruppe sonntäglicher Kirchgänger zugeht.

Der gemeinsame Kirchgang gehörte in den dörflichen Gemeinden des 19. Jahrhunderts noch selbstverständlich zum sonntäglichen Tagesablauf. Die Kirche war nicht nur Hort des Glaubens, sie bildete den Mittelpunkt des Brauchtums, diente als Versammlungsort und stand im Zentrum der dörflichen Gemeinschaft.

Neuartig für die Düsseldorfer Landschaftsmalerei, so wurde es zu Lebzeiten Beckers wie auch in der jüngeren Kunstgeschichte gesehen, ist das weite Panorama in Verbindung mit einem atmosphärisch bedingten und dadurch natürlich wirkenden Bildlicht.

Auch die ausschließliche Thematisierung der deutschen Landschaft in Beckers kleinem Œuvre war ein neues Element der rheinischen Kunst. Italienische, holländische und skandinavische Ansichten hatten bis 1860 in der Düsseldorfer Malerei eine dominierende Rolle gespielt. In den folgenden Jahren bildete sich ein Trend zur Darstellung deutscher Landschaft aus, der zwischen 1860 und 1870 auch in den westfälischen Landschaften Andreas Achenbachs und den rheinischen Landschaften Oswald Achenbachs mitgetragen wurde.

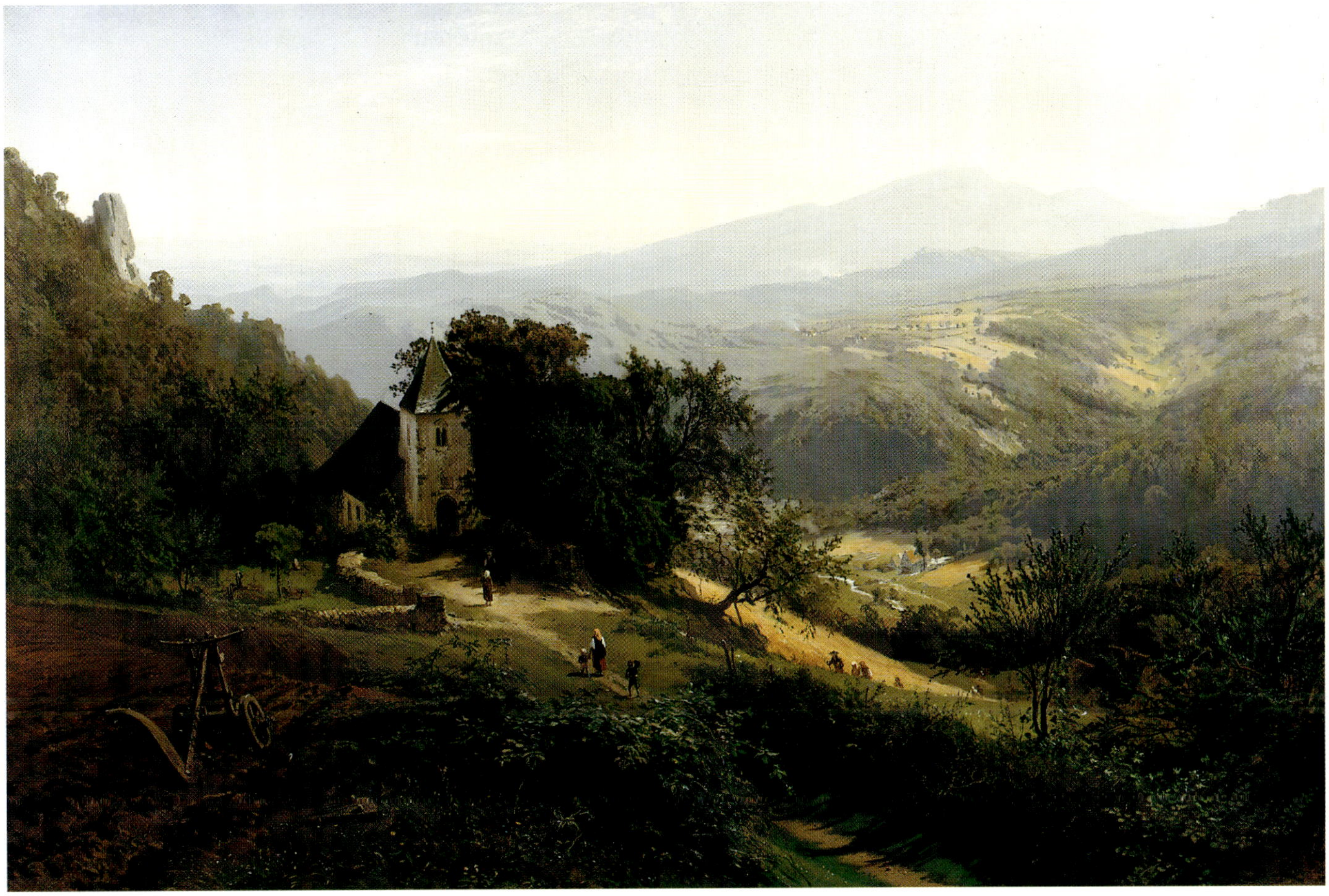

Johannes B. Duntze

1823 Rablinghausen – Düsseldorf 1895

„Winterfreuden" 1869
64 x 96,5 cm, Öl auf Leinwand
Signiert unten rechts: J. Duntze 1869

Johannes Duntze gehört zu den wenigen Künstlern der Düsseldorfer Malerschule, deren Gesamtwerk überwiegend aus Winterlandschaften besteht und Parallelen zur holländischen Romantik aufweist.
1838 begann Duntze sein Studium an den Akademien in München und später in Berlin, gefolgt von Auslandsaufenthalten in Genf und Paris. Auf Studienreisen lernte er Holland, Norwegen und die Schweiz kennen.
Seit 1856 lebte Duntze in Düsseldorf. Von dort aus beschickte er die deutschen und internationalen Kunstausstellungen in England, der Schweiz und Dänemark. Vor allem deutsche und englische Sammler, aber auch die Museen von Hannover, Stuttgart, Mainz, Bern und Genf haben seine Landschaften erworben.
Die *Winterfreuden* von 1869 sind exemplarisch für jene stimmungsvollen Landschaften Duntzes, die sich aus den „Eisvergnügen" der holländischen Romantik des 19. Jahrhunderts ableiten lassen. Rotgoldenes Sonnenlicht hat sich wie ein Schleier über der verträumten Landschaftskulisse ausgebreitet und vermittelt ein Gefühl atmosphärischer Wärme trotz winterlicher Jahreszeit.
Die Schlittschuhläufer und die spielenden Kinder betonen den Eindruck sonntäglichen Landfriedens, der dem städtischen Kunstpublikum gegen Ende des 19. Jahrhunderts mit fortschreitender Industrialisierung immer fremder und damit gleichzeitig begehrlicher erscheinen mußte.
In der präzisen Erfassung der Details erweist sich Duntze trotz inhaltlicher Parallelen zur holländischen Romantik als Repräsentant der Düsseldorfer Malerschule. Architekturelemente sind bis in die Schichtung einzelner Backsteinlagen durchgearbeitet, die Kleidung der Figuren ist sorgfältig in Material und Farbe differenziert. In klaren zeichnerischen Formen heben sich die Türme der Dorfkulisse vom Abendhimmel ab und betonen zugleich die romantische Stimmung, die der winterlichen Landschaft zugrunde liegt.

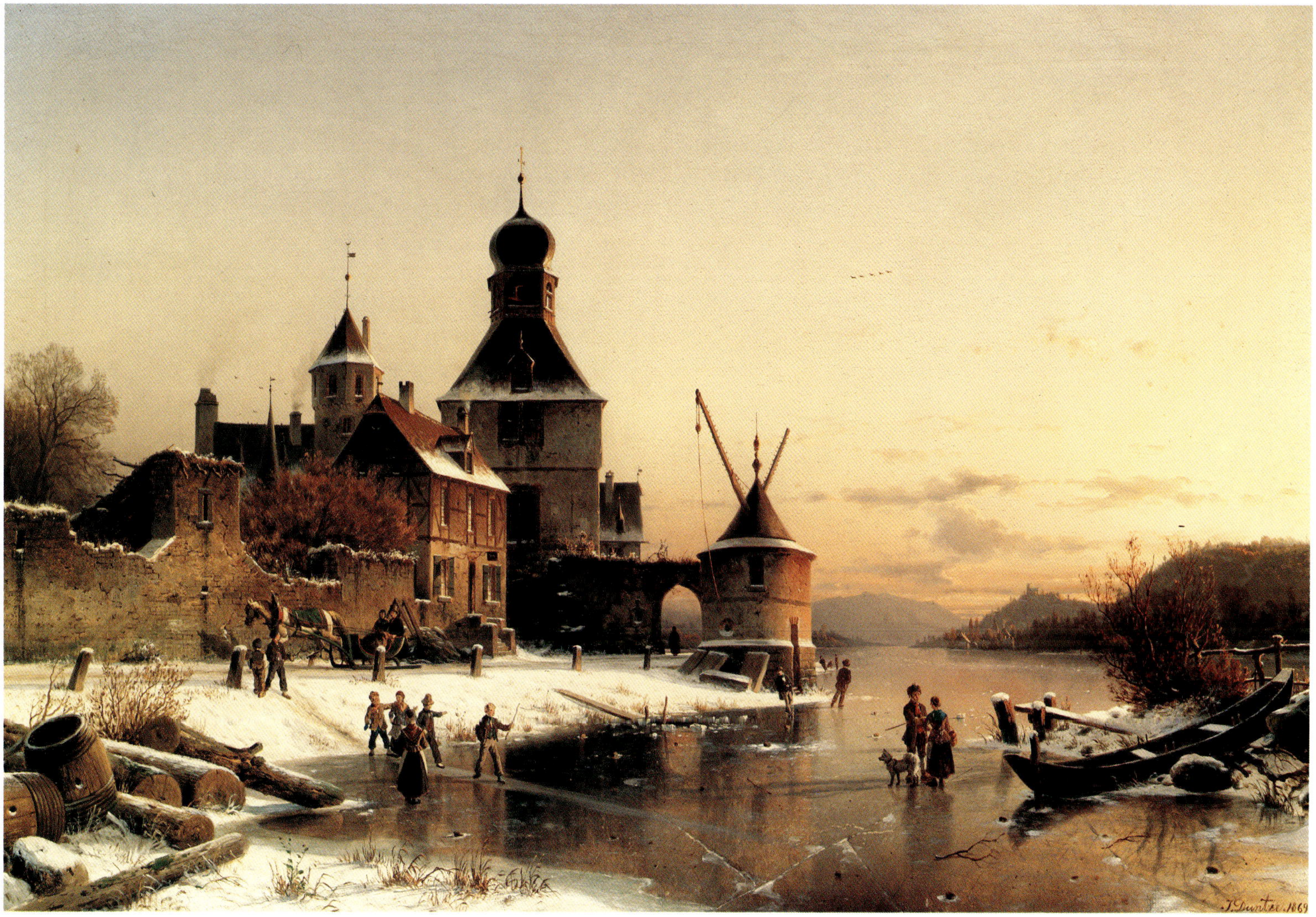

Wilhelm Steuerwaldt
1815 – Quedlinburg – 1871

„Blick auf Quedlinburg vom Schloßberg" 1856
52 x 82 cm, Öl auf Leinwand
Monogrammiert unten rechts: WST 56

Wilhelm Steuerwaldt war neben Carl Hasenpflug der bedeutendste Landschaftsmaler der Burgen- und Schlösserromantik.
Zwischen 1833 und 1836 studierte Steuerwaldt an der Düsseldorfer Akademie bei Johann Wilhelm Schirmer, anschließend lebte er in seiner Heimatstadt, die nach seinem Tod den künstlerischen Nachlaß übernommen hat.
Im *Blick auf Quedlinburg vom Schloßberg* hat er nicht nur eines seiner Hauptwerke geschaffen, sondern auch ein historisches Stadtbild überliefert, das sich bis heute in ganzen Straßenzügen erhalten hat.
Steuerwaldt hat seinen Standort auf dem Schloßberg bezogen, über dessen steinerne Brüstung hinaus er das mittelalterliche Stadtbild Quedlinburgs panoramaartig entwickelt. In unendlicher Liebe zum Detail schildert der Maler die architektonische Vielfalt an windschiefen Fachwerkhäusern und die regelmäßig angelegten Blumenbeete, Bäume und Parkanlagen.
Bei genauerem Hinsehen entdecken wir auch zahlreiche Bewohner der Stadt, die trotz des miniaturhaften Maßstabes in ihren Tätigkeiten und Bekleidungen genauestens auszumachen sind: Als Liebespaar in einer Laube, aus dem offenen Fenster gelehnt, Wäsche waschend oder in den Beeten arbeitend vermitteln sie ein Bild romantischen Stadtfriedens im vergangenen Jahrhundert.
Zentral im Bild und von besonderer malerischer Feinheit sind die in parallelen Bahnen angelegten Beete, die wichtigster Bestandteil der für Quedlinburg so bedeutenden Samenzucht sind.
Unterhalb der Beete erkennt man Gewächshäuser; die umliegenden Bauten dienten als Scheunen oder als Wohnhäuser der Samenzüchter und Samenhändler.
Im rechten Bildteil schließen sich Häusergruppen an, die nur einen kleinen Teil der 1200 erhaltenen Fachwerkhäuser aus 6 Jahrhunderten ausmachen, die sich im heutigen Stadtbild erhalten haben und die Quedlinburg zu einem der interessantesten Architekturdenkmäler einer mittelalterlichen Stadt in Europa machen. Unlängst wurde Quedlinburg von der Unesco in die „Liste des Weltkulturerbes der Menschheit" aufgenommen.

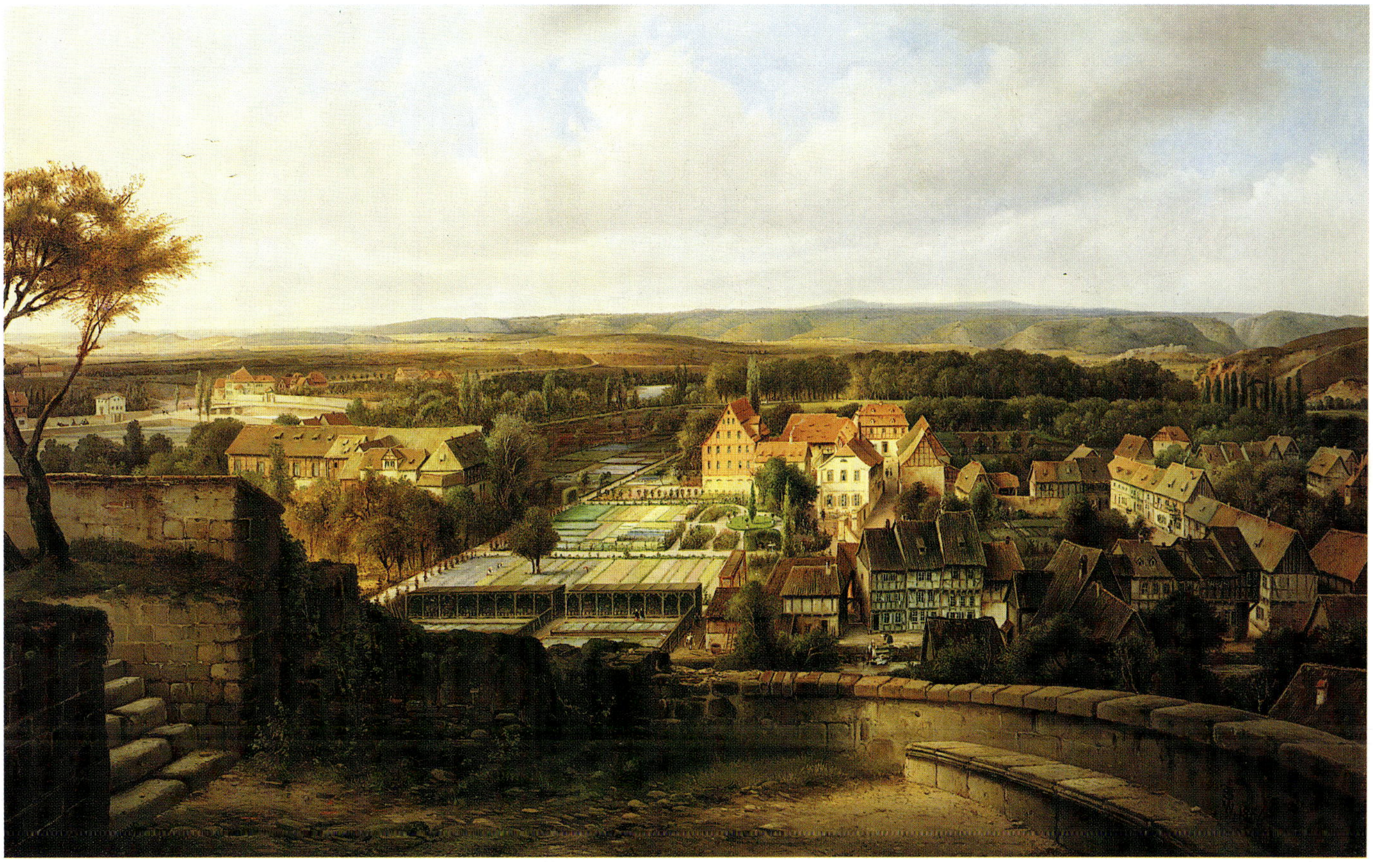

Carl Hilgers
1818 – Düsseldorf – 1890

„Die Wassermühle" 1876
49,5 x 72 cm, Öl auf Leinwand
Signiert unten links: C. Hilgers 76

Carl Hilgers gehört zur ersten Generation der Düsseldorfer Schirmer-Schule, die den weltweiten Ruf der Akademie als Ausbildungsstätte für Landschaftsmaler begründet hat.
Bereits als Elfjähriger wird er in den Akten der Akademie verzeichnet, von 1834 bis 1843 durchläuft er die klassische Ausbildung zwischen Elementar- und Meisterklasse.
Der junge Maler galt bereits in der Studienzeit als hochbegabt und ausgestattet mit einer Leichtigkeit der Maltechnik, die in vielen kunstgeschichtlichen Kommentaren des 19. Jahrhunderts Erwähnung findet. Seine Gemälde sind in zügigen Pinselstrichen angelegt und deshalb weniger dem Detailrealismus verpflichtet, der für die Schirmer-Schule und die gesamte Düsseldorfer Malerei so charakteristisch war.
Der überwiegende Teil seines Gesamtwerkes besteht aus holländischen oder rheinischen Winterlandschaften mit Schlössern, Burgen und heimkehrenden Jägern, die bereits im 19. Jahrhundert von den Museen in Breslau, Düsseldorf, Danzig, Gotha und Schwerin erworben wurden.
Hilgers romantische Motive sind schnell und sicher gemalt, was zu einer dynamischen Bewegung im Landschaftsgefüge führt und kaum noch statische Details zuläßt.
Die *Wassermühle* in einer weiten Ebene erinnert an das gleichnamige, in der Romantik sehr beliebte Bildmotiv Andreas Achenbachs und ist doch vollkommen anders aufgefaßt. Den technisch und kompositorisch höchst anspruchsvollen westfälischen Wassermühlen von Achenbach setzt Hilgers eine leichtere Variante entgegen, die den Blick nur kurz am Fachwerk der Mühle festhält, um ihn dann in die Ebene freizugeben.
Der zügige Pinselstrich des Malers scheint das Landschaftsgefüge in Bewegung zu bringen und erreicht eine innere Spannung, die wir in der Düsseldorfer Landschaftsmalerei aus Gemälden Caspar Scheurens kennen.

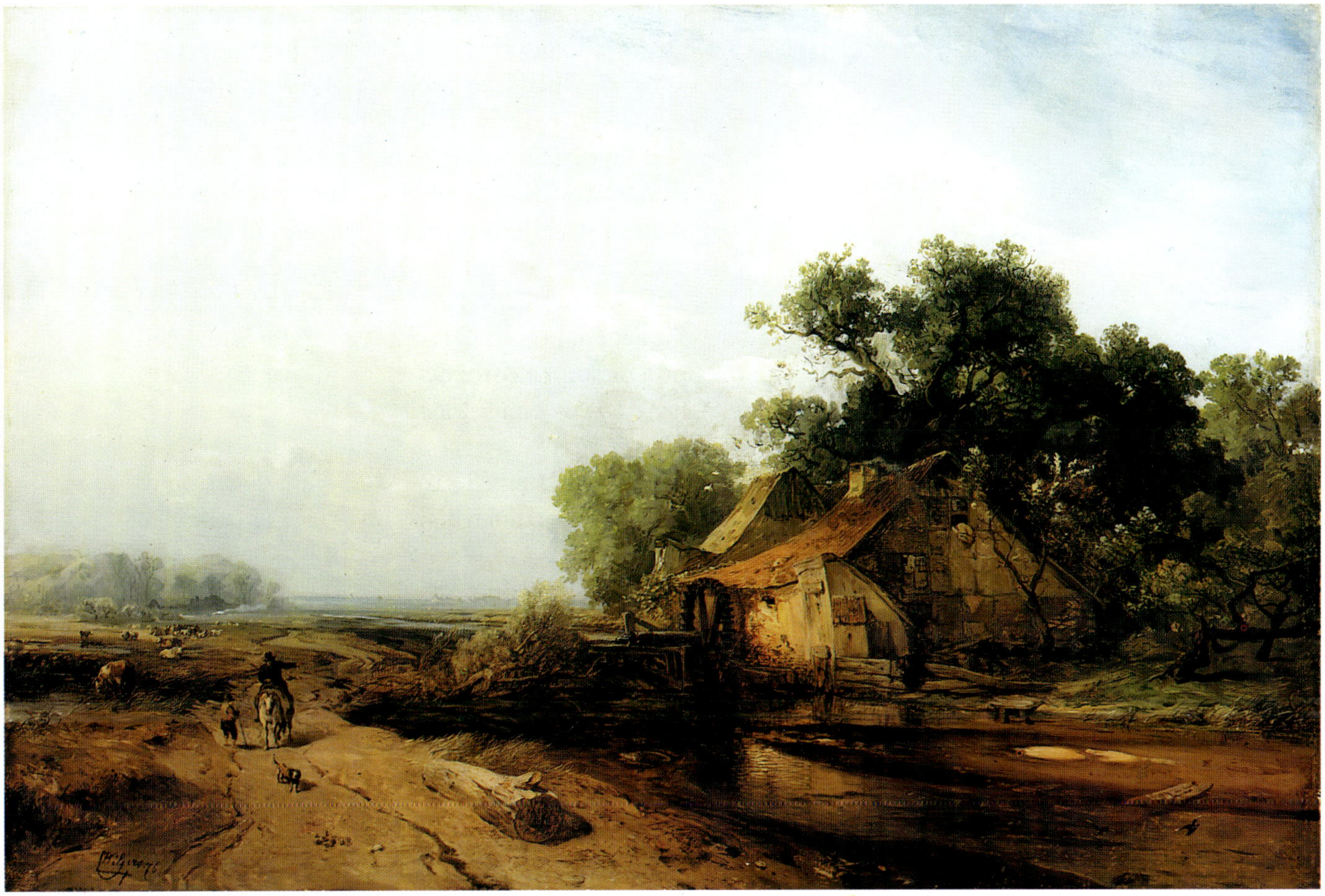

Andreas Achenbach

1815 Kassel – Düsseldorf 1910

„Westfälische Landschaft“ 1863
49 x 67,5 cm, Öl auf Holz
Signiert unten rechts: A. Achenbach 1863

Andreas Achenbach zählt gemeinsam mit seinem jüngeren Bruder Oswald zu den herausragenden Erscheinungen in der europäischen Landschaftsmalerei des 19. Jahrhunderts. Bereits im Alter von 12 Jahren wurde er Schüler der Düsseldorfer Kunstakademie. Nur vier Jahre später gelang ihm mit einer *Ansicht des alten Akademiegebäudes* ein aufsehenerregendes Frühwerk, mit dem er sich den Ruf einer genialen Begabung erwarb.
Dieses unbekümmerte Erstlingswerk steht damit am Anfang eines sieben Jahrzehnte andauernden Schaffensprozesses, der mit norwegischen Landschaften begann und sich in den berühmten Marinethemen und Westfälischen Landschaften fortsetzte.
Die technische und kompositorische Vollendung seiner Werke riefen zum Vergleich mit den berühmtesten Landschaftsmalern der Kunstgeschichte auf: „Er ist in einem Sinne, wie es kaum jemals ein Maler war, auch Claude Lorrain und Ruysdael nicht, der Herrscher über Land und Meer“, bemerkte die Zeitschrift „Dioskuren“ 1861.
Die holländischen Maler des 17. Jahrhunderts, die Achenbach bereits auf seinen ersten mit dem Vater unternommenen Reisen in den Museen kennengelernt hatte, dienten dem jungen Maler also nicht nur als Vorbild, sie wurden sehr bald auch als Maßstab für Achenbachs Malerei herangezogen.
In der *Westfälischen Landschaft* erinnern die satten Grüntöne, die dramatische Bewölkung und das ausgeprägte Spiel von Licht- und Schattenzonen an Gemälde von Jacob van Ruysdael und Meindert Hobbema.
Im Vergleich mit den beiden Holländern setzt Achenbach einen stärkeren Akzent auf erzählerische Beobachtung. Eingebettet zwischen knorrigen Bäumen und wildwachsenden Büschen zeigt er in der rechten Bildhälfte detailliert die verwinkelte Holz- und Backsteinarchitektur eines moosbewachsenen Hauses. Zum Trocknen ausgelegte Wäschestücke deuten auf die dort lebenden Menschen. Auch in dieser Landschaft entwickelt Achenbach sein großes Thema: Er setzt die ungezügelte Natur gegen das menschliche Anwesen; er bannt den sprudelnden Wildbach, die Baumriesen und den unendlichen Himmel in eine wohlgeordnete Komposition, die das Ursprüngliche zugänglich, das Natürliche bewohnbar macht.
Die Topographie des Ortes bleibt unbestimmt, lediglich der Charakter der Landschaft deutet auf Westfalen. In der Verbindung zahlreicher realistisch gesehener Details zu einer idealen Komposition enthält Achenbachs Gemälde eine typische Charakteristik der Düsseldorfer Malerschule.

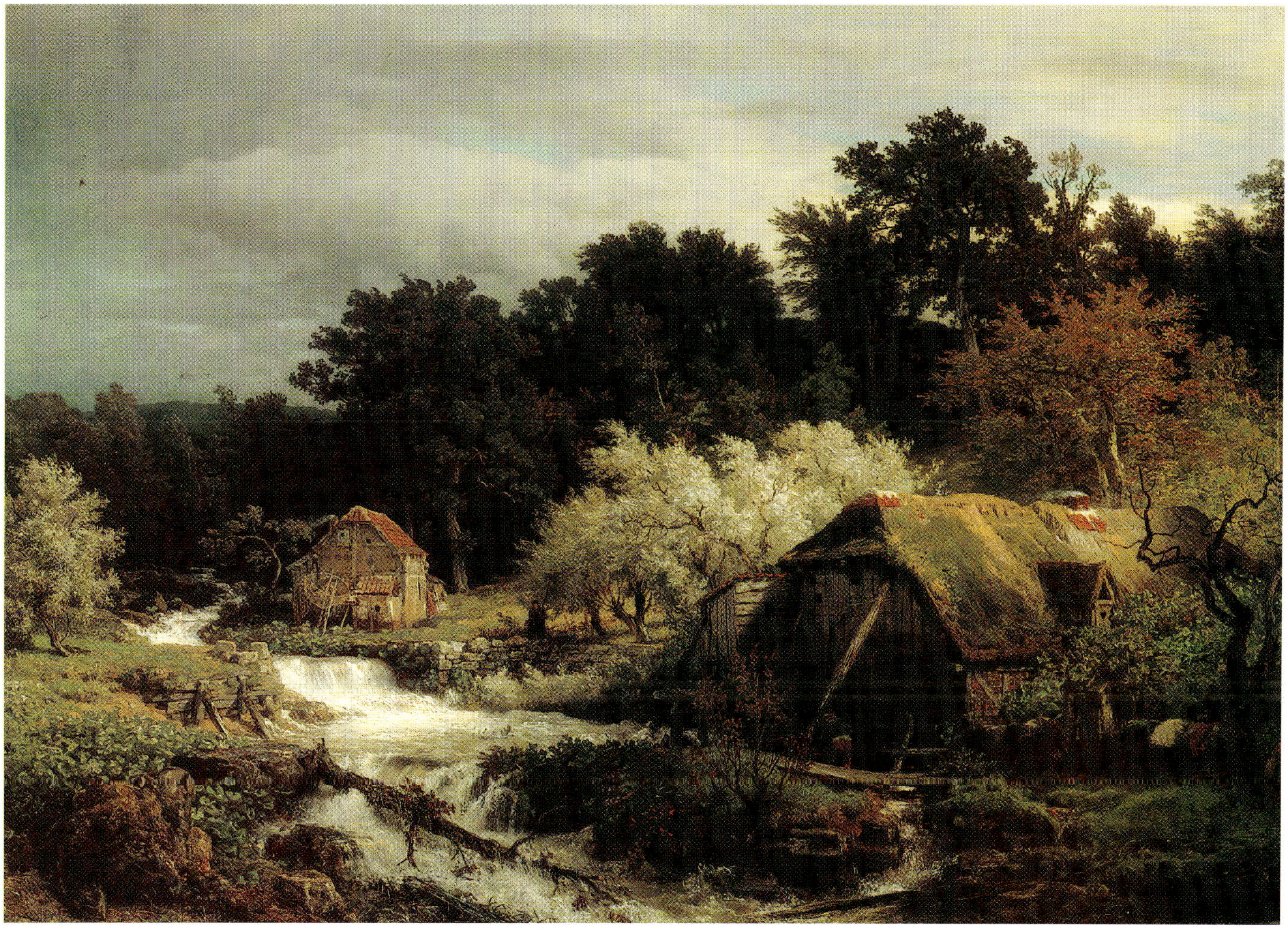

Andreas Achenbach
1815 Kassel – Düsseldorf 1910

„Strand bei Scheveningen" 1868
70,6 x 101,2 cm, Öl auf Leinwand
Signiert unten links: A. Achenbach 68

Einer der ersten Malversuche Andreas Achenbachs – noch im Kindesalter – war eine Kopie nach dem Seestück eines niederländischen Malers des 17. Jahrhunderts. Das Marinebild wurde zum zentralen Thema seines Schaffens. Die Begegnung mit der niederländischen Küstenlandschaft auf der frühen Reise mit dem Vater 1832–33 und bei wiederholten Aufenthalten in den vierziger und fünfziger Jahren war die eine Quelle, die niederländische Malerei des 17. Jahrhunderts die andere, aus denen seine Arbeit ständige Anregungen empfing. 1834–37 entstanden die hellen Dünenbilder von Scheveningen mit Booten und farbiger figürlicher Staffage. In den wenig späteren See- und Küstenbildern überwiegen von nun an die Darstellungen der mit den entfesselten Naturkräften kämpfenden Menschen und strandenden Schiffe.
Weitaus verhaltener in Komposition, Farbe und Lichtbehandlung ist die hier gezeigte Küstenlandschaft von Scheveningen aus der fruchtbaren Schaffensperiode der sechziger Jahre. Artifizielles ist vermieden, auf dramatische Akzente wird verzichtet. Die See erscheint fast ruhig und ist belebt von Fischkuttern, die wie die wartenden und arbeitenden Menschen am Strand der Landschaft zugehören. Am linken Bildrand reißt der Wolkenhimmel über dem Kirchturm Scheveningens, der Raumtiefe bezeichnet, auf. Licht fällt hier auf die hellen Dünen vor fernen dunklen Wolken und zieht in flacher Diagonale auf das Wasser, in dem es sich verliert. In der Gegendiagonale strömen die Wellen gegen den Strand, liegen die Schiffe und steigen die Wolken auf. Diese im Werk Achenbachs geläufige Kompositionsweise ist hier einer beherrschenden Strenge des flachen geraden Horizonts, der nur wenig in den Dünen ansteigt, untergeordnet. Sie geht überein mit einer differenzierten, zurückhaltenden Farbigkeit und feinen graphischen Mitteln, welche Segelmasten, Leinen und Netze bezeichnen, und sie wie ein feines Filigran vom Grunde abheben. In der disziplinierten Behandlung, in Komposition und malerischen Mitteln verrät dieses Bild Achenbachs eine unabhängig vom niederländischen Vorbild gewonnene Meisterschaft überlegter Bildgestaltung, zu der er in den sechziger Jahren fand.
Text : I. Markowitz , Düsseldorf 1992.

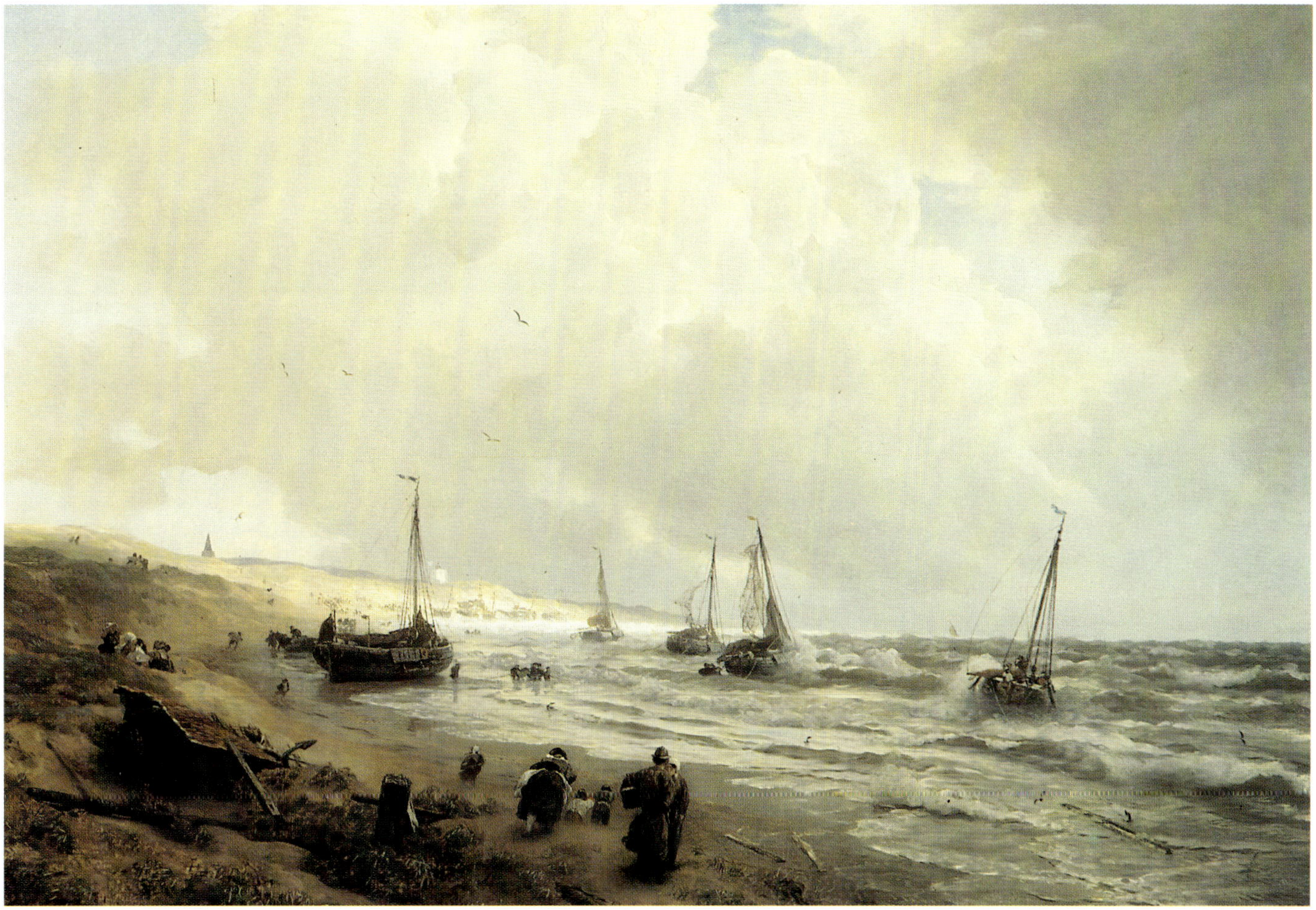

Andreas Achenbach

1815 Kassel – Düsseldorf 1910

„Das Kohlentor am Düsseldorfer Rheinufer" 1879
67 x 100 cm, Öl auf Leinwand
Signiert unten links: A. Achenbach 79

Obwohl Andreas Achenbach zwischen 1823 und 1910 beinahe ununterbrochen in Düsseldorf gelebt hatte, gibt es von ihm nur sehr wenige Ansichten der Stadt.
Das früheste und bekannteste Werk dieser Thematik dürfte die *Ansicht des alten Düsseldorfer Akademiegebäudes* sein, die der 16jährige Schüler zum Erstaunen seiner Umgebung in zwei Monaten fertigstellt.
Andreas Achenbachs Verhältnis zu seiner neuen Wahlheimat war schon zu dieser frühen Zeit belastet durch die Ansprüche des jungen Malers an sich und seine Lehrer, mit denen er in ständigem Konflikt stand.
In seinen Lebenserinnerungen beschrieb der angehende Malerfürst sich selbst als renitent, aufsässig und selbstherrlich: „Ich war sehr vorlaut, machte gerne schlechte Witze, verfeindete mich mit meinen Kollegen und stand allein."
1835 verließ er, verärgert über den Lehrbetrieb, die Akademie und zog 1836 nach München, 1837 schließlich nach Frankfurt, um aber im selben Jahr nach Düsseldorf zurückzukehren.
In den folgenden Jahrzehnten blieb Achenbach, abgesehen von kürzeren Unterbrechungen und Studienreisen, ständig in Düsseldorf wohnhaft, schenkte aber dem Stadtbild seiner Wahlheimat kaum Beachtung.
Ansichten der Altstadt, wie *Das Kohlentor am Düsseldorfer Rheinufer*, haben daher Seltenheitswert in seinem Œuvre.
Ein dicht besetzter Raddampfer manövriert vor der Kaimauer unterhalb des Kohlentors, wo im 19. Jahrhundert einer der Hauptumschlagplätze für den Warenverkehr in die Altstadt war. In der Flußmitte ein Dampfer, der industrielle Güter transportiert und dem in großen Buchstaben der Name „Ruhrort" aufgemalt ist. Mit der Wahl seines Blickwinkels vermeidet Achenbach die Sicht auf den Turm der Lambertuskirche und den Schloßturm, die sich in der Flucht hinter der Häusergruppe am Kohlentor befinden. Im Mittelpunkt der Darstellung steht eindeutig die Schilderung des Lebens auf dem Rhein. Achenbach zeigt ein reges Treiben zwischen Passagierbeförderung und Gütertransporten, und er vermittelt so auf stimmungsvolle Weise einen Eindruck von der alltäglichen Welt des Reisens und des Arbeitens.

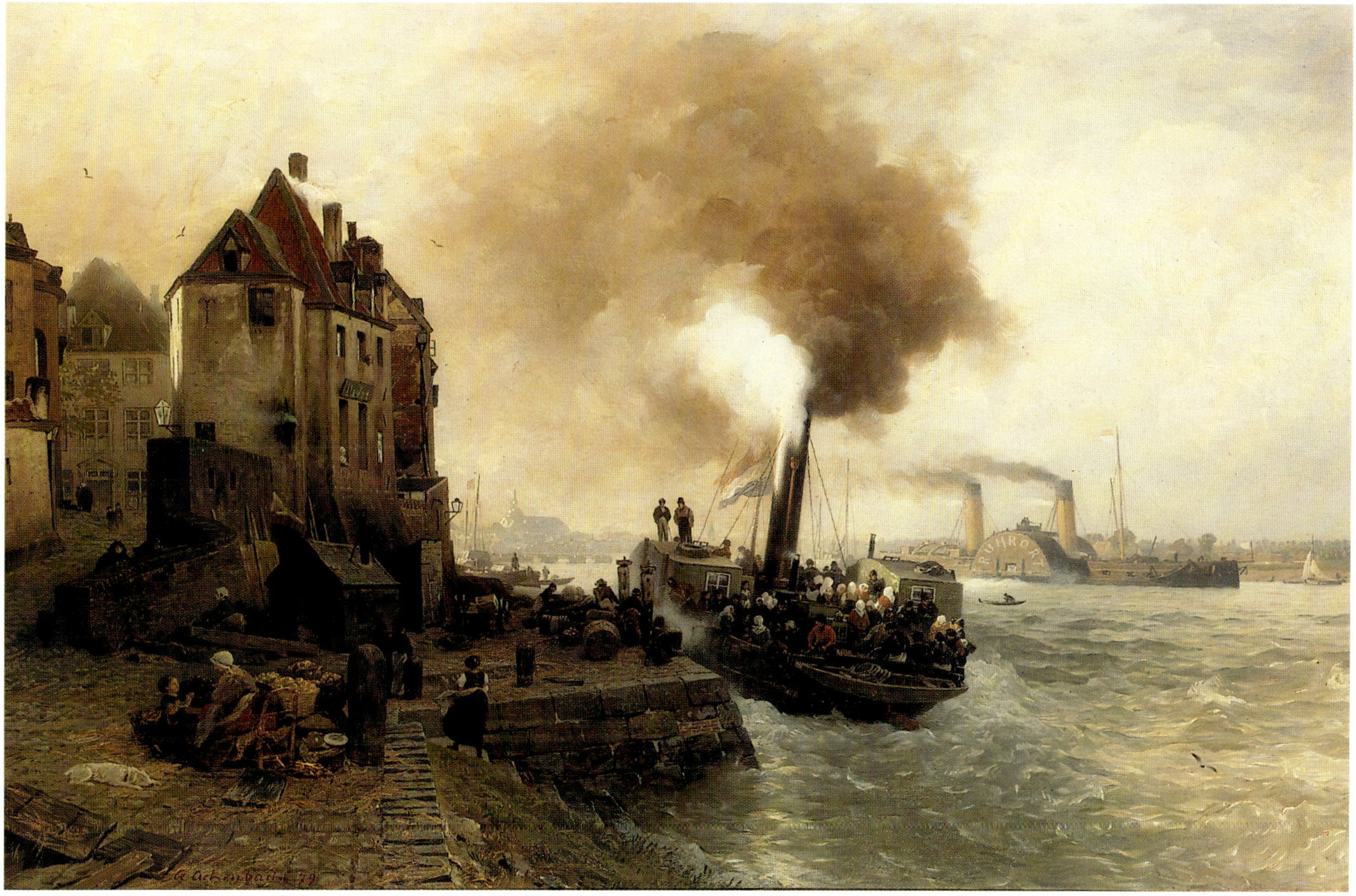

Oswald Achenbach

1827 Düsseldorf – Düsseldorf 1905

„Rocca di Papa in den Albaner Bergen"
100 x 145 cm, Öl auf Leinwand
Signiert unten rechts: Osw. Achenbach

Oswald Achenbach und sein älterer Bruder Andreas gingen als „geniales Bruderpaar" in die Kunstgeschichte ein und zählten zu den international renommiertesten Künstlern der Düsseldorfer Malerschule.
Die Werke der beiden Landschaftsmaler wurden in Privatsammlungen und Museen über mehrere Kontinente verstreut. Ihr weltweiter Ruf zog mehr als 100 junge Maler aus Rußland, Amerika und Skandinavien zum Studium nach Düsseldorf.
Aufgewachsen in Düsseldorf, bezog Oswald bereits im Alter von 12 Jahren die Akademie, wo er als Schüler Johann Wilhelm Schirmers die Landschafterklasse besuchte.
Zu einem Initialerlebnis für ihn wurde eine Italienreise, die sein künstlerisches Schaffen mit Beginn der fünfziger Jahre ganz in den Bann der italienischen Landschaft zieht. Oswald Achenbach entdeckt in der Ebene der römischen Campagna, an den oberitalienischen Seen und immer wieder am Golf von Neapel Motive, in denen er die romantische Tradition der Düsseldorfer Landschaftsmalerei überwindet und zu einem malerischen Naturalismus findet.
Bereits auf die ersten Ausstellungserfolge des jungen Malers folgte umgehend öffentliche Anerkennung. 1852 ernennt die Amsterdamer Akademie den gerade 25jährigen Maler zum Ehrenmitglied, es folgen mit der gleichen Auszeichnung die Akademien von Petersburg, Rotterdam, Wien, Berlin, München und Stockholm. 1863 übernahm er für einige Jahre die Leitung der Landschafterklasse an der Düsseldorfer Akademie, obwohl das akademische Lehramt seine künstlerische Entfaltung und vor allem seine Italienreisen einschränkte.
Rocca di Papa in den Albaner Bergen datiert aus Oswald Achenbachs mittlerer Schaffensperiode, in der auch zahlreiche Campagnalandschaften entstanden sind. Südöstlich von Rom erheben sich die bewaldeten Albaner Berge mit ihren zahlreichen kleinen Bergdörfern. Von dort hat Oswald Achenbach den prachtvollen Panoramablick in die Ebene gemalt, wo sich goldenes Sonnenlicht mit Dunst und Rauchschwaden vermischt und die Formen der Landschaft auflöst.
Rosenberg beschrieb 1894 Achenbachs Fähigkeit, die italienische Landschaft zu erfassen „mit ihrem elegischen Wechselspiel zwischen Licht und Schatten, mit ihren zauberischen Perspektiven, in denen die zartesten Töne sich miteinander verschmelzen. Das erreichte Oswald wie kein zweiter Landschaftsmaler in der Welt."

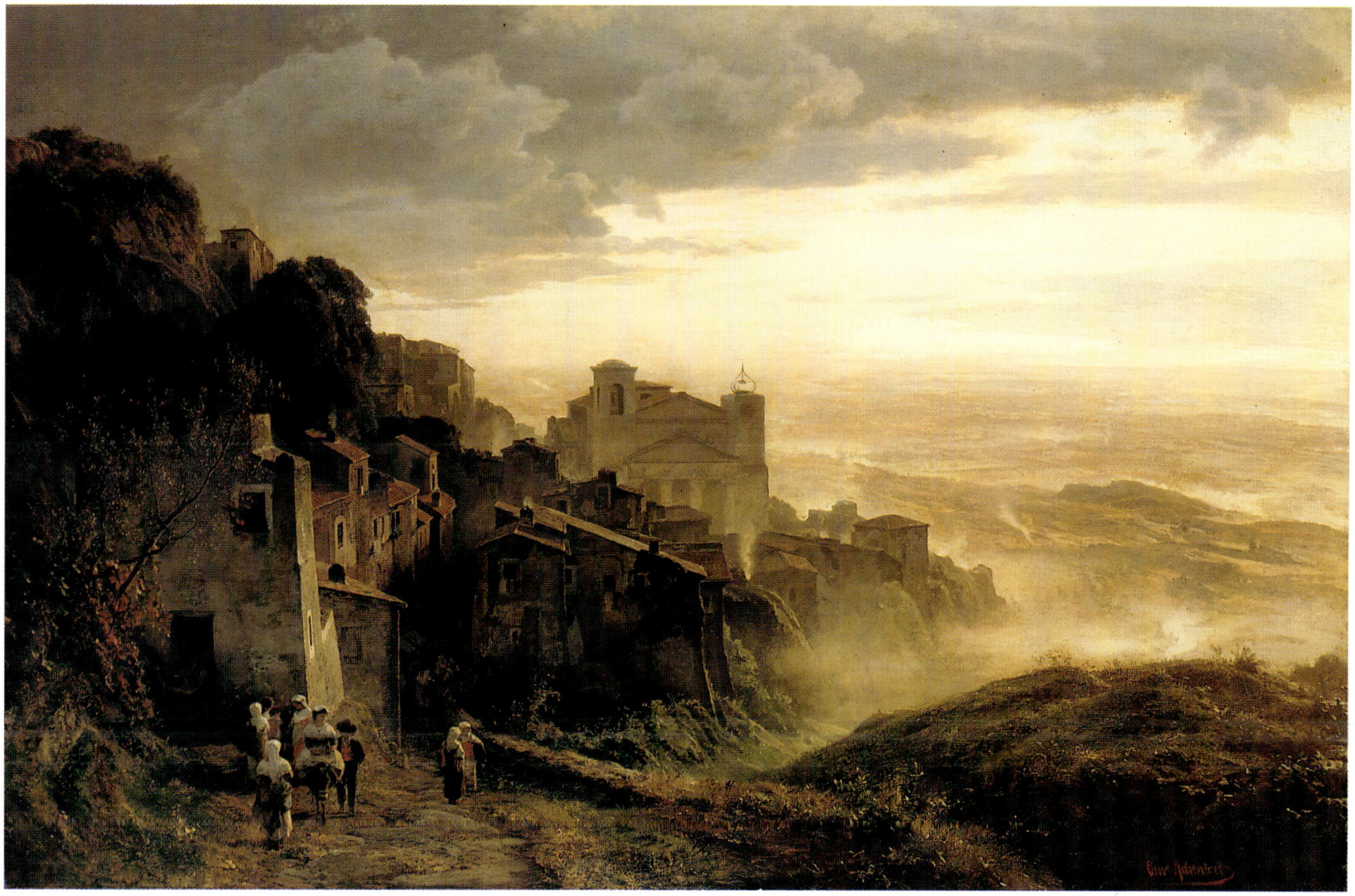

Oswald Achenbach
1827 Düsseldorf – Düsseldorf 1905

„Golf von Neapel" 1885
122 x 151 cm, Öl auf Leinwand
Signiert unten rechts: Osw. Achenbach 1885

1850 war Oswald Achenbach gemeinsam mit Albert Flamm nach Oberitalien und Rom, 1857 mit einigen Schülern und Freunden über Rom bis nach Neapel gereist.
Vor allem der Aufenthalt in Neapel wurde zu einem entscheidenden Erlebnis für den jungen Maler, der in der malerischen Küstenstadt eine Region mit ihrer Bevölkerung kennenlernte, die ihm im Vergleich zur römischen Campagna vollkommen neue Perspektiven eröffnete.
Ein buntes Gemisch aus Fischern, Händlern und Touristen am Strand, die staubigen Straßen als Verkehrswege für den Handel und die Panoramablicke auf den Golf von Neapel aus höhergelegenen Standorten boten Oswald Achenbach willkommene Varianten seiner bekannten Motive.
In den achtziger Jahren entstand die dichteste Reihe von Ansichten des *Golf von Neapel.* Von unserem leicht erhöhten Betrachterstandpunkt aus sehen wir über eine belebte Uferstraße auf den Golf von Neapel mit dem mächtigen Vesuv im Hintergrund.
Die Atmosphäre eines warmen Sommertages bestimmt den Eindruck der Szene, die im Straßenverlauf auf wenige Figuren beschränkt bleibt und damit den Eindruck der Überfülle vermeidet. So öffnet sich das Betrachterauge für die rein malerischen Qualitäten des Bildes, die sich erst beim zweiten Hinsehen erschließen und Oswald Achenbachs souveränen Umgang mit Licht und Farbe zeigen.
Die staubige Landstraße scheint das Sonnenlicht magnetisch anzuziehen und durch die Verwandlung in Farbe zu einem Akt reiner Malerei zu gestalten, der kaum Parallelen in der europäischen Landschaftsmalerei hat. Die warmen Farbtöne der Straße werden durch das zarte Blau des Meerwassers ausgeglichen und harmonisiert, der ständige Wechsel von Licht- und Schattenzonen bringt Spannung in die Komposition.

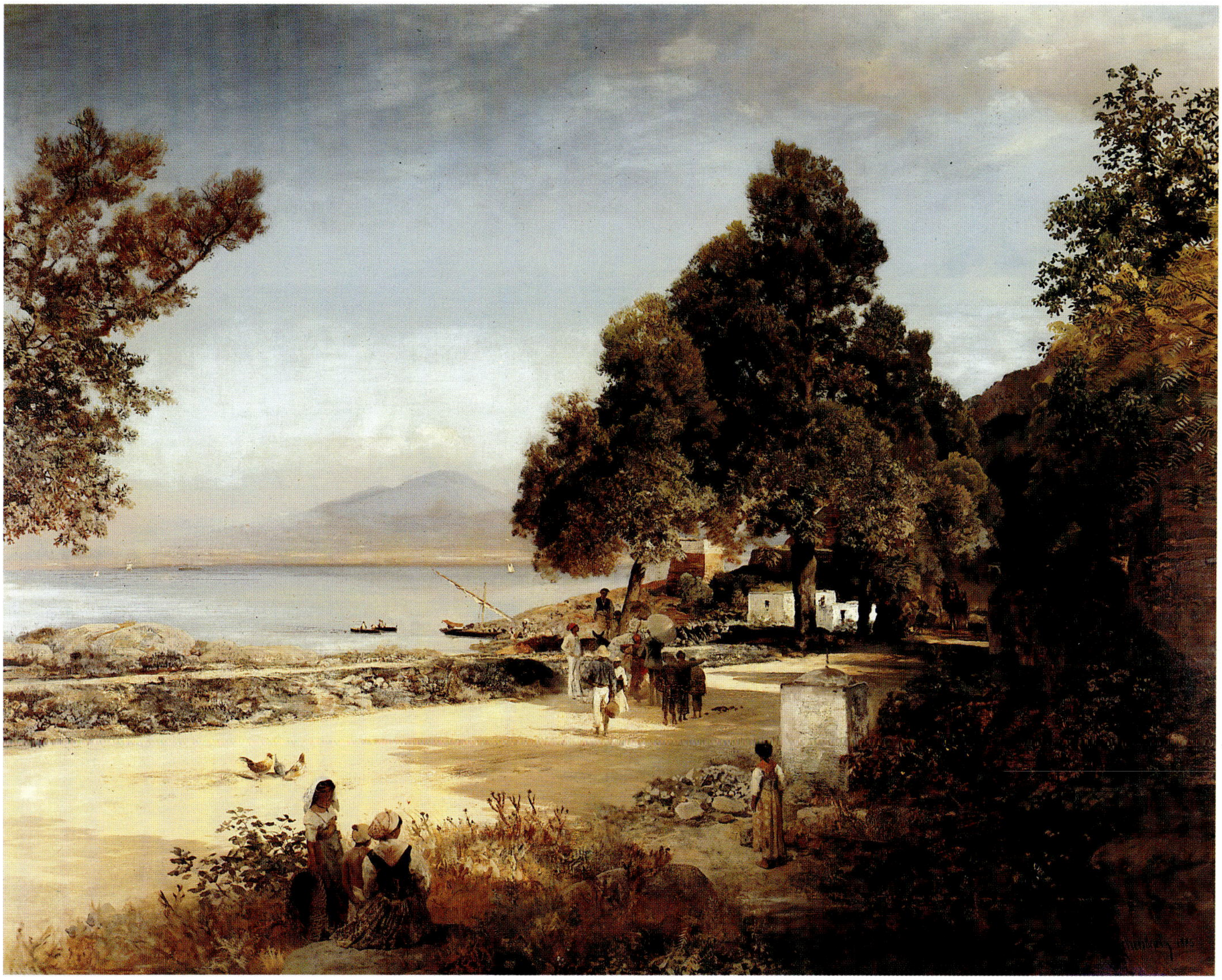

Oswald Achenbach

1827 Düsseldorf – Düsseldorf 1905

„Auf der Terrasse" 1897
37 x 46 cm, Öl auf Holz
Signiert unten links: Osw. Achenbach 97

Während in den Italienansichten aus dem Frühwerk noch das zeichnerische Element vorherrscht, löst Oswald Achenbach sich im Laufe der Jahrzehnte vom Gegenstand und kommt zu immer freierer malerischer Gestaltung.
Mit flotten Pinselstrichen deutet der Maler lediglich an, statt akribisch festzulegen und erzeugt so den Eindruck der atmosphärischen Impression, die sich im südlichen Sonnenlicht nicht aus Einzelheiten zusammensetzt, sondern aus Farbwerten und Beleuchtung.
Oswald Achenbach hat diese Ölgemälde im Charakter von Freiluftmalerei sehr hoch geschätzt, wie wir aus Familienberichten wissen. „Wer ein Bild haben will, wo er so nah daran gehen kann, daß er die Farbe riecht, der muß nicht zu mir kommen", soll Oswald Achenbach in den neunziger Jahren seine impressionistischen Ansätze begründet haben.
Nach 1895 häufen sich die in flotten Pinselstrichen gemalten Bilder.
Das Düsseldorfer Kunstmuseum besitzt allein zwei Italienmotive und eine Ansicht der Schweizer Berge aus dieser Zeit.
Auf der Terrasse ist ein vergleichsweise kleinformatiges Werk Oswald Achenbachs, in dem die gebaute Architektur und die Vegetation sich malerisch zu einer Einheit verbinden, die mit den kleinen Figuren im Vordergrund durch Licht- und Farbtupfer angereichert wird. Hochsommerliche Stimmung und Atmosphäre teilen sich über die weichen Formen und das pastellfarbene Kolorit mit. Die Leichtigkeit des malerischen Vortrags erfüllt sich in den zarten Farben des Himmels, der sich aus dünnen Lasuren zusammensetzt, unter denen die Untermalung an einigen Stellen durchscheint.
„Seine – Oswald Achenbachs – Bedeutung für die Kunst liegt darin, daß er eine völlig neue Auffassung der italienischen Landschaft in sie hineintrug und daß er, entgegen der in der Düsseldorfer Schule seinerzeit üblichen Gepflogenheit, durch die Charakteristik der Details zu wirken, auf die große Bildwirkung, auf die Charakteristik des Ganzen ausging", kommentierte Thieme-Beckers Künstlerlexikon 1907.

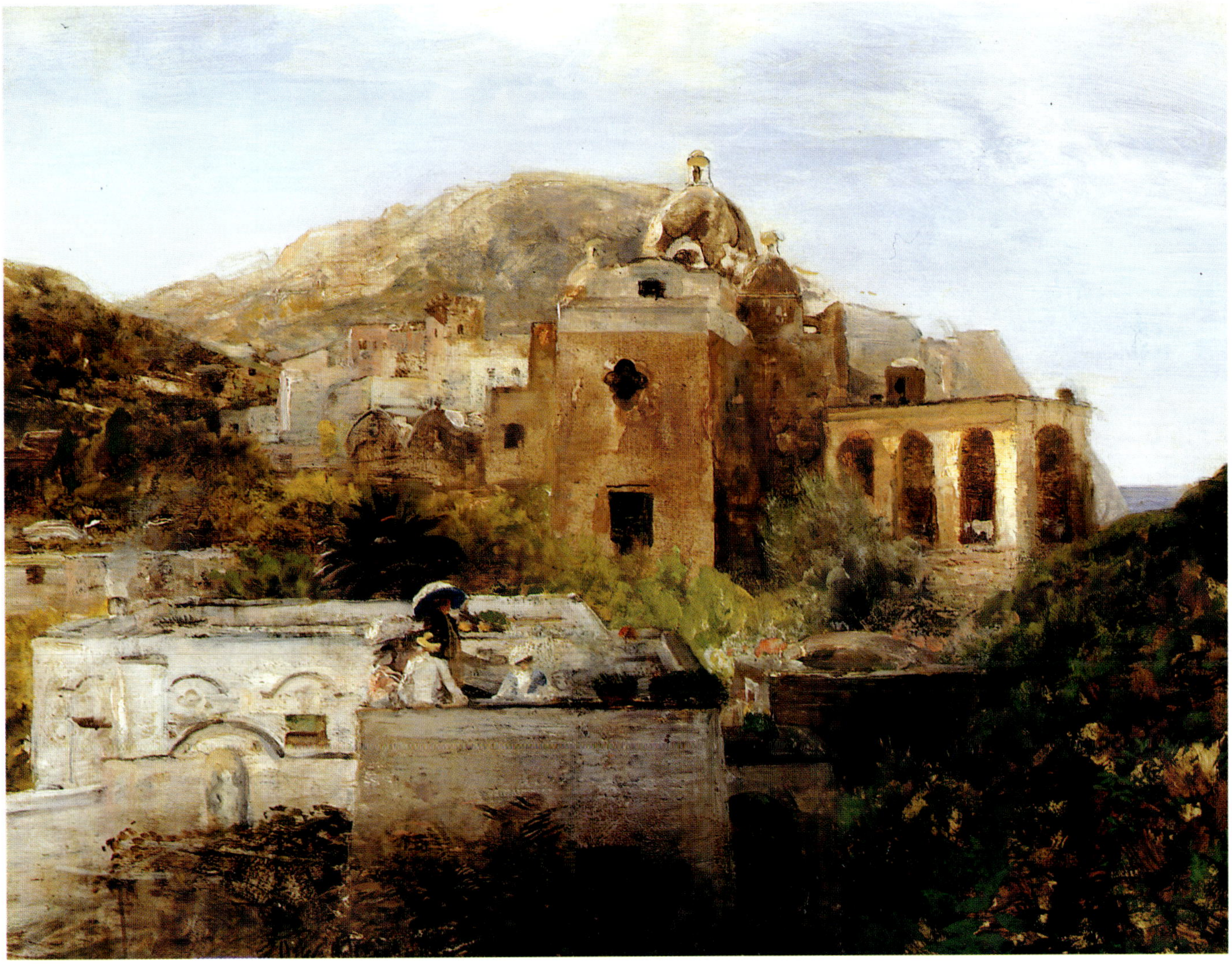

Albert Flamm

1823 Köln – Düsseldorf 1906

„Campagnalandschaft" um 1860
35,7 x 49,8 cm, Öl auf Leinwand
Signiert unten rechts: A. Flamm

Albert Flamm hatte an der Düsseldorfer Kunstakademie zunächst ein Architekturstudium absolviert, als er sich entschloß, eine Ausbildung als Maler anzuschließen. Die vorliegende *Campagnalandschaft* zeigt, daß der Schüler Andreas Achenbachs spätestens seit seiner ersten Italienreise (1850) zunehmend die Nähe zu Achenbachs Bruder Oswald suchte. Nicht mehr die präzise errichtete Bildarchitektur, die für Andreas Achenbachs Kompositionen bestimmend war, ist das Thema von Flamms Malerei, sondern vielmehr – im Sinne Oswald Achenbachs – eine flüssige Malweise, die in empfindsamen farblichen Abstufungen die Landschaft zu erfassen sucht. In schönster Pleinair-Malerei zeigt Flamm die römische Campagna. Rechts, in satten Grüntönen, eine Baumgruppe; im Vordergrund, in rötlich leuchtendem Ocker, ein Weg, der durch Wiesen und hügeliges Gelände verläuft. In der Ferne, unter blauem Sommerhimmel, ein herrschaftliches Gebäude. Helles Sonnenlicht fällt auf die Landschaft, die schlicht und ganz bewußt ohne idealisierte Überhöhung dargestellt ist. Dementsprechend sind es nicht Faune oder andere Fabelwesen, die Flamm in den Vordergrund seines Bildes einfügt. Es sind schlicht gekleidete Männer und Frauen, Bauern vermutlich, die sich am Wegrand niedergelassen haben und ihre Mittagsrast halten. Nichts in diesem Bild setzt auf das Sentiment des Betrachters. Es ist ein einfaches, ungemein virtuos gemaltes Bild, das gerade in seinem Verzicht auf romantisierendes Pathos den Blick auf die einzigartige Schönheit der römischen Campagna so glaubwürdig und rein zu eröffnen vermag.

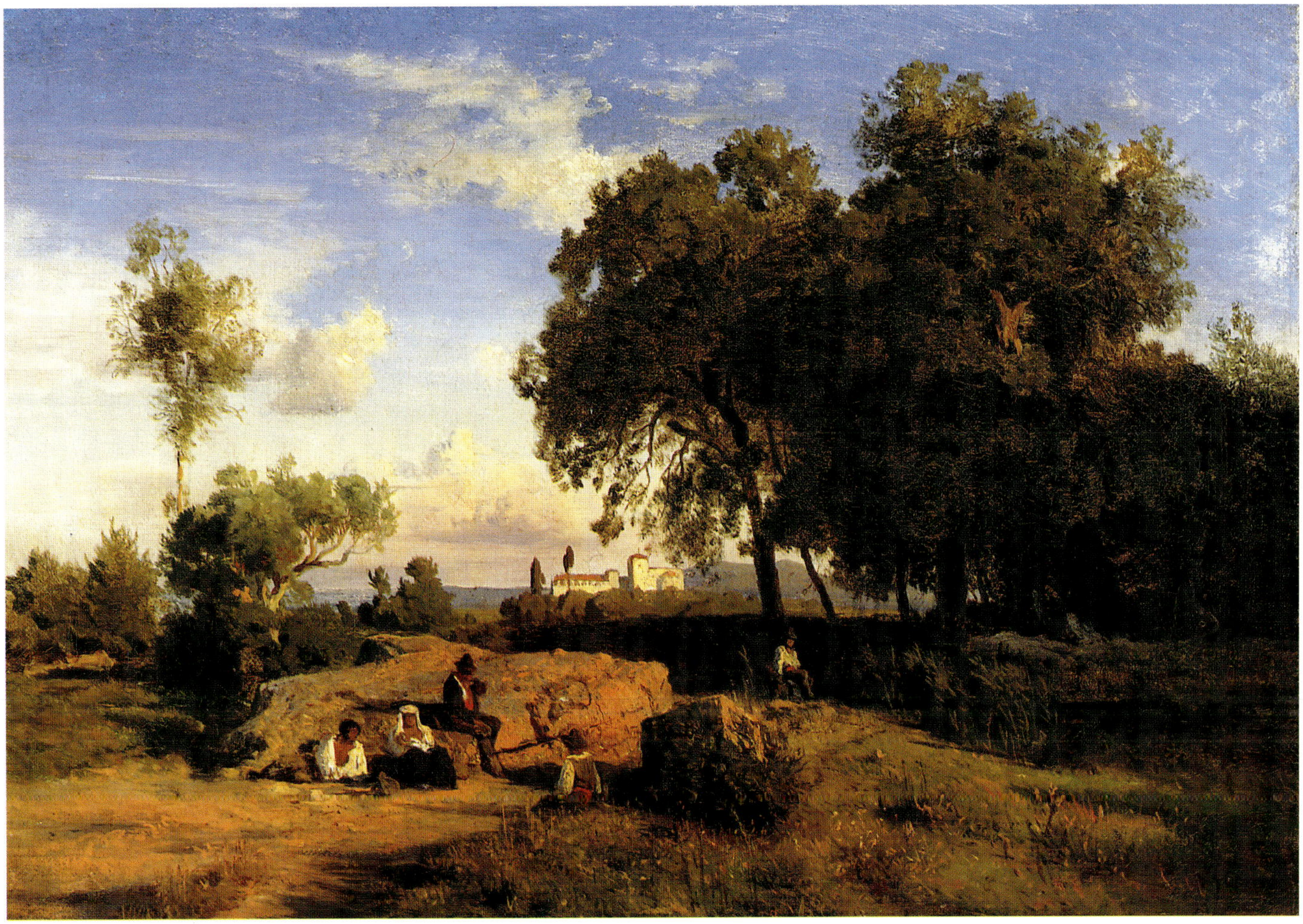

Albert Flamm

1823 Köln – Düsseldorf 1906

„Bucht von Neapel"
52 x 75 cm, Öl auf Leinwand
Signiert unten links: A. Flamm

Albert Flamm zählt als Schüler von Andreas Achenbach zu den namhaftesten Landschaftsmalern der Düsseldorfer Malerschule.
Gemeinsam mit seinem Freund und späteren Schwager Oswald Achenbach unternahm er fast jährlich Reisen nach Italien, in die römische Campagna und an den Golf von Neapel.
In Motivwahl und Malstil zum Verwechseln ähnlich, vermitteln Albert Flamm und Oswald Achenbach „eine völlig neue Auffassung der italienischen Landschaft" (Thieme-Becker Künstlerlexikon).
Die romantischen, dem Detail verhafteten Darstellungen der ersten Hälfte des 19. Jahrhunderts werden jetzt abgelöst durch einen breiteren Farbauftrag, der die Gemälde mit Licht, Atmosphäre und Helligkeit füllt.
Den Blick über die *Bucht von Neapel* bietet uns Flamm aus einer erhöhten Betrachterperspektive, die ein eindrucksvolles Panorama freigibt und Oswald Achenbachs gestalterisches Niveau erreicht.
Links im Vordergrund, auf der Kuppe eines steil abfallenden Hügels, führt ein Weg den Blick des Betrachters zu einem Dorf, von dort weiter, den Küstenstreifen entlang, in die weit auslaufende, dicht bebaute Bucht von Neapel, die im Hintergrund vom Gipfel des Vesuvs machtvoll überragt wird.
Auf den internationalen Kunstausstellungen des gründerzeitlichen Europa standen Flamms Gemälde vielfach im Mittelpunkt der Aufmerksamkeit, die zeitgenössische Kunstkritik lobte die „sorgfältige Durchführung" und den „selbständigen Kolorismus" des Malers.
Neben zahlreichen Ehrungen wurde sein Gesamtwerk durch Ankäufe für die Museen in Berlin, Bonn, Breslau, Coblenz, Hamburg, Münster und Prag aufgewertet. Zudem erwarben englische und amerikanische Sammler mit Vorliebe Bilder von Albert Flamm.

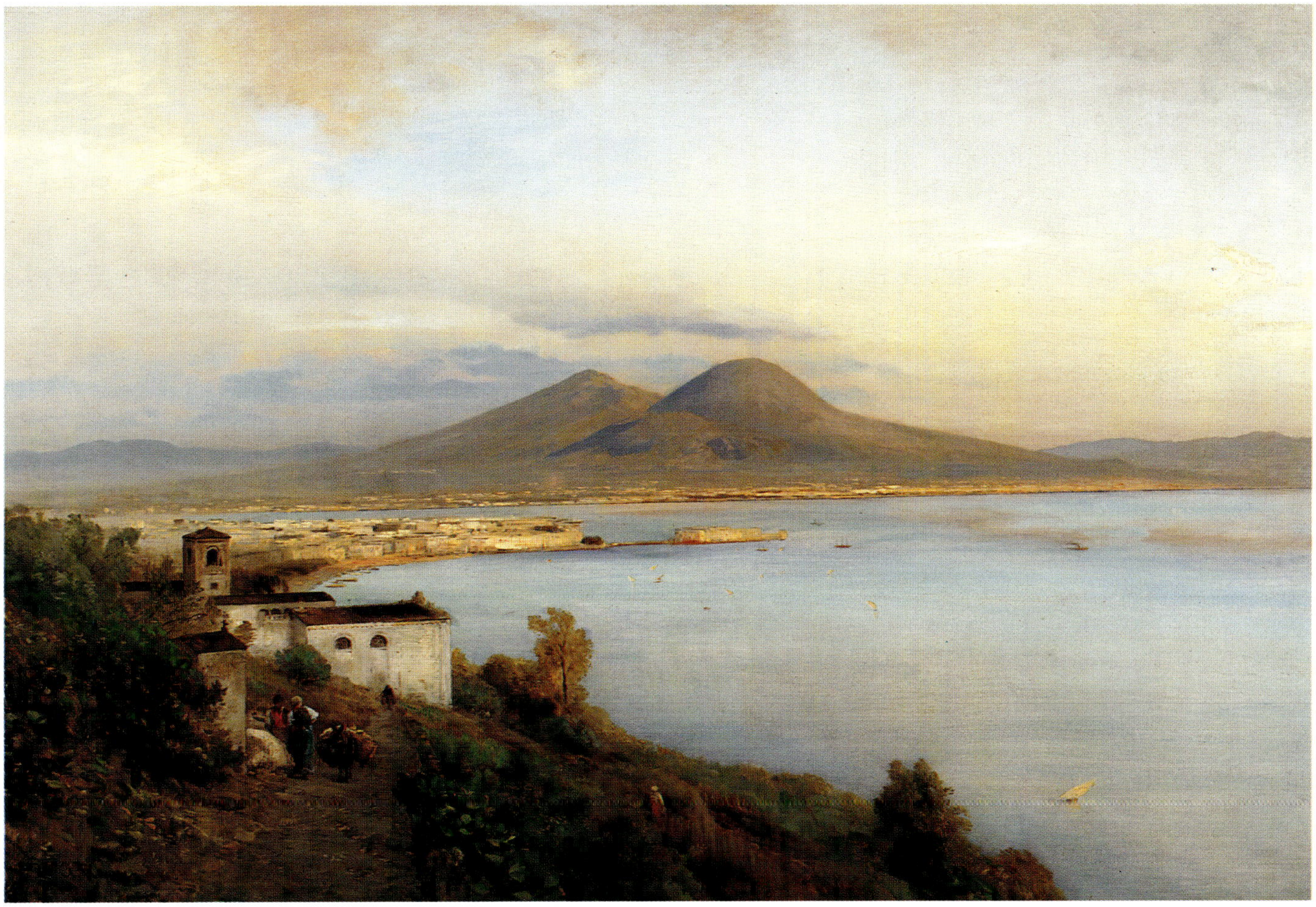

Friedrich Peter Hiddemann
1829 – Düsseldorf – 1892

„Das Schulexamen" um 1859
50,5 x 59,5 cm, Öl auf Leinwand
Signiert unten rechts: F. Hiddemann

Neben Ludwig Knaus und Benjamin Vautier galt Friedrich Peter Hiddemann als einer der geistreichsten und technisch brillantesten Repräsentanten der Düsseldorfer Genremalerei. Einer achtjährigen Ausbildung unter Wilhelm von Schadow und Theodor Hildebrandt zwischen 1848 und 1856 folgten Studienreisen nach Frankreich, Belgien und Holland, wo Hiddemann die Genremalerei in den benachbarten europäischen Zentren kennenlernte.
„Er widmete sich anfangs der Historienmalerei, ging aber bald zum bäuerlichen Genre über, das er mit naturwahrer Auffassung der Figuren, scharfer Beobachtungsgabe, trefflicher Wiedergabe des Landschaftlichen und in seinen komischen Bildern mit gesundem Humor behandelte." (Thieme-Becker, Künstlerlexikon)
Anläßlich der nationalen Kunstausstellungen der zweiten Jahrhunderthälfte wurden Hiddemanns Genrebilder regelmäßig in den Zeitschriften besprochen und graphisch in hohen Auflagen reproduziert, was zu einem hohen Bekanntheitsgrad seiner Gemälde in der Öffentlichkeit führte.
Viele seiner Hauptwerke gingen in den Besitz englischer und amerikanischer Sammler, die nach 1850 eine Vorliebe für die Düsseldorfer Genremalerei entwickelten. In Deutschland haben Museen in Berlin, Düsseldorf, Karlsruhe, Königsberg und Wiesbaden Werke von Hiddemann erworben.
Das Schulexamen war eines der ersten Erfolgsbilder Hiddemanns und behandelt eine beliebte Thematik der Düsseldorfer Malerschule, die von Johann Peter Hasenclever in den vierziger Jahren entdeckt worden war.
Die pädagogisch rückständigen Dorfschulen standen verständlicherweise im Mittelpunkt der meisten Darstellungen, die humorvoll, aber manchmal auch spöttisch auf die mangelnden Unterrichtsmethoden hinwiesen.
Im *Schulexamen* fragt ein Geistlicher als Vertreter der Schulaufsicht die Rechenkünste der kleinen Prüflinge ab und bringt damit zuallererst den hageren Dorfschullehrer in Verlegenheit, der mit Handzeichen die richtige Antwort heraufbeschwören möchte. Auf den Gesichtern der Kinder läßt sich, abhängig von ihrem jeweiligen Alter, ihre Anteilnahme am Prüfgeschehen ablesen. Während die größeren Kinder der Gruppe verlegen nachrechnen, steht ein kleineres unbeteiligt daneben. Da es von den älteren Geschwistern nur zur Aufsicht und nicht zum Unterricht mit in die Schule genommen wurde, konnte es am Examen natürlich nicht beteiligt werden.

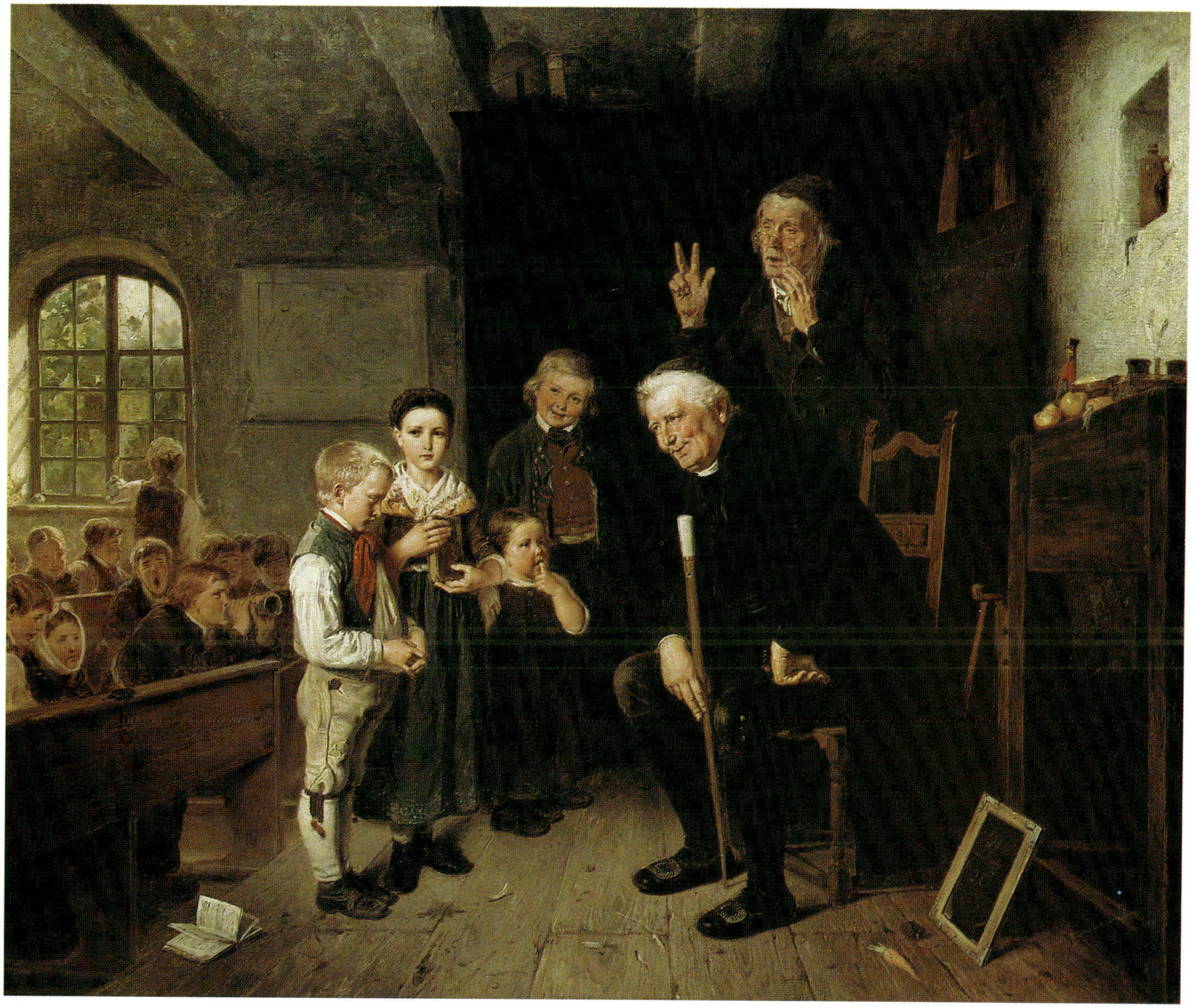

Friedrich Peter Hiddemann

1829 – Düsseldorf – 1892

„Das Dilettanten-Quartett" 1865
66 x 79 cm, Öl auf Leinwand
Signiert unten rechts: F. Hiddemann 1865

Im *Dilettanten-Quartett* begegnen wir einem exemplarischen Hauptwerk aus Hiddemanns früher Schaffenszeit.

Neben dem autobiographischen Hintergrund – Hiddemanns Vater war Musiker – gibt das Gemälde auch einen tiefen Einblick in bürgerliche Kultur und Lebensweise. Drei große Themen des 19. Jahrhunderts, Schule, Geistlichkeit und Musik, werden gemeinsam behandelt.

Konzentriert und voller Hingabe widmet sich das *Dilettanten-Quartett* der gemeinsamen Hausmusik. Im Bratschisten an der linken Tischseite erkennen wir die hagere Figur eines Dorfschulmeisters, der einen geigenden Bauernjungen mitgebracht hat. Hausherr ist ein katholischer Landgeistlicher als Violoncellist, neben ihm ein junger Student mit Flöte. Das Kaminfeuer, der Kaffeetisch und die gesamte Raumausstattung deuten auf die bürgerliche Behaglichkeit der Wohnung; die Gemälde, die Büsten und der Blick ins Studierzimmer verweisen auf die Bildung und den geistigen Status ihres Inhabers.

„Die vier Leute haben sich an einem Winternachmittage beim flackernden Kaminfeuer versammelt und zwar ohne Zuhörer; denn das Quartettspielen trägt seine Seligkeit in sich, die Spieler sind sich selber Publikum genug, auch hört einer mitgeigend die bedenklichsten Schnitzer mit heiterstem Gleichmuthe an, vor welchen er als bloßer Zuhörer davonlaufen würde."

Die Beschreibung der Szene aus der Zeitschrift „Daheim" von 1864 bezieht sich auf die erste Fassung des Gemäldes, die bald nach ihrer Entstehung vom Leipziger Stadtmuseum erworben wurde. Einer geläufigen Praxis im 19. Jahrhundert folgend hat Hiddemann sein Erfolgswerk – möglicherweise mit kleinen Abweichungen – wiederholt und die hier vorliegende Zweitfassung an einen englischen Sammler verkauft.

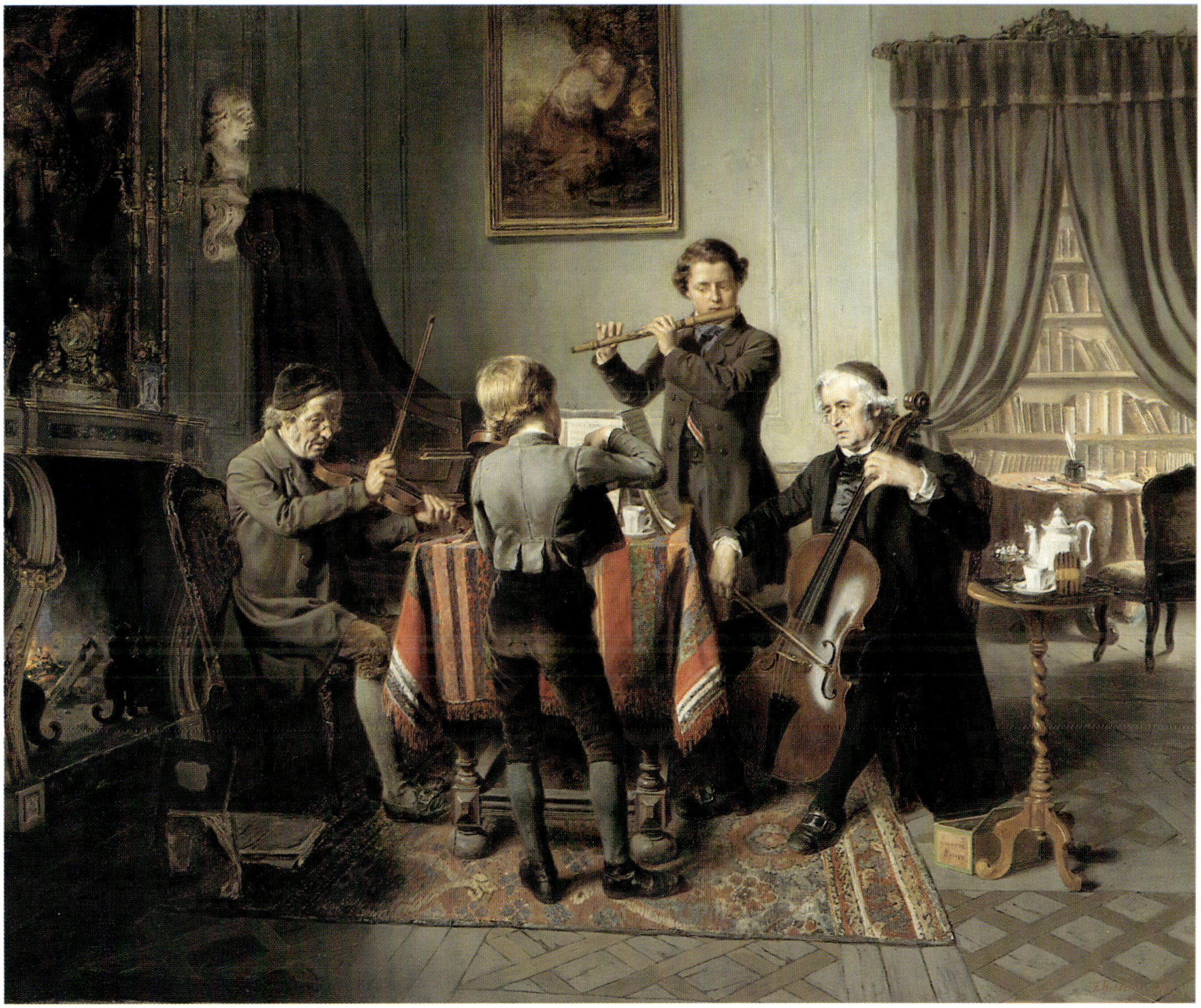

Ernst Bosch

1834 Krefeld – Düsseldorf 1917

„Fern der Heimat“ 1864
51,5 x 65,5 cm, Öl auf Leinwand
Signiert unten rechts: E. Bosch Df. 64

Nach der Jahrhundertmitte bildete sich in der Düsseldorfer Genremalerei mit Ernst Bosch, Friedrich Boser, Friedrich P. Hiddemann, Johann G. Meyer von Bremen und Hubert Salentin eine Gruppe exzellenter Maltechniker, denen in Kinderdarstellungen die glücklichsten Bilderfindungen gelungen sind. Anders als bei Ludwig Knaus und Benjamin Vautier dominiert vielfach ein sentimentaler Grundton, der unter deutschen, englischen und amerikanischen Sammlern ein begeistertes Echo fand.

„... *Fern der Heimat* ist eine Reihe von Gemälden betitelt, die Bosch ab 1862/63 geschaffen hat. Drei Kinder finden in ländlicher Umgebung einen fremden Knaben, der im Schatten einer Mauer eingeschlafen ist. Er ist einer jener Savoyardenknaben, die seit dem 18. Jahrhundert in ganz Europa herumzogen, meist mit dressierten Tieren, deren Kunststücke sie gegen Geld vorführten... . Bosch hat den Augenblick dargestellt, in dem drei Kinder und ihr Hund in ihrer häuslichen Gegend einen schlafenden Savoyardenjungen finden... . Neugierde, Teilnahme und Furcht zeigen sich in den Gesichtern der Kinder, schreibt der zeitgenössische Kritiker, als Boschs Bild in Ed. Schultes Permanenter Kunstausstellung in Düsseldorf gezeigt wird.“ (S. Weiß, München 1992)

Das Gemälde muß ein großer Ausstellungserfolg gewesen sein, spätere Wiederholungen gelangten in die Sammlung Schleinitz in Milwaukee, USA, in das Provinzialmuseum Hannover und die Kunsthalle in Bremen.

Sucht man nach Gründen für die außergewöhnliche Beliebtheit der Darstellung, bietet wiederum Siegfried Weiß’ Monographie über Ernst Bosch eine überzeugende Deutung: „Denn Thema des Bildes ist nicht die Darstellung der Episode von der Auffindung des Savoyarden durch die Kinder, sondern der Versuch, einen menschlichen Wert auszudrücken, den abstrakten Begriff der Heimat. Der schlafende Savoyarde verkörpert also die Heimatlosigkeit und die mit ihr verbundenen Härten des Lebens, der die in ihrem Zuhause geborgenen Kinder kontrastiv gegenübergestellt sind.“

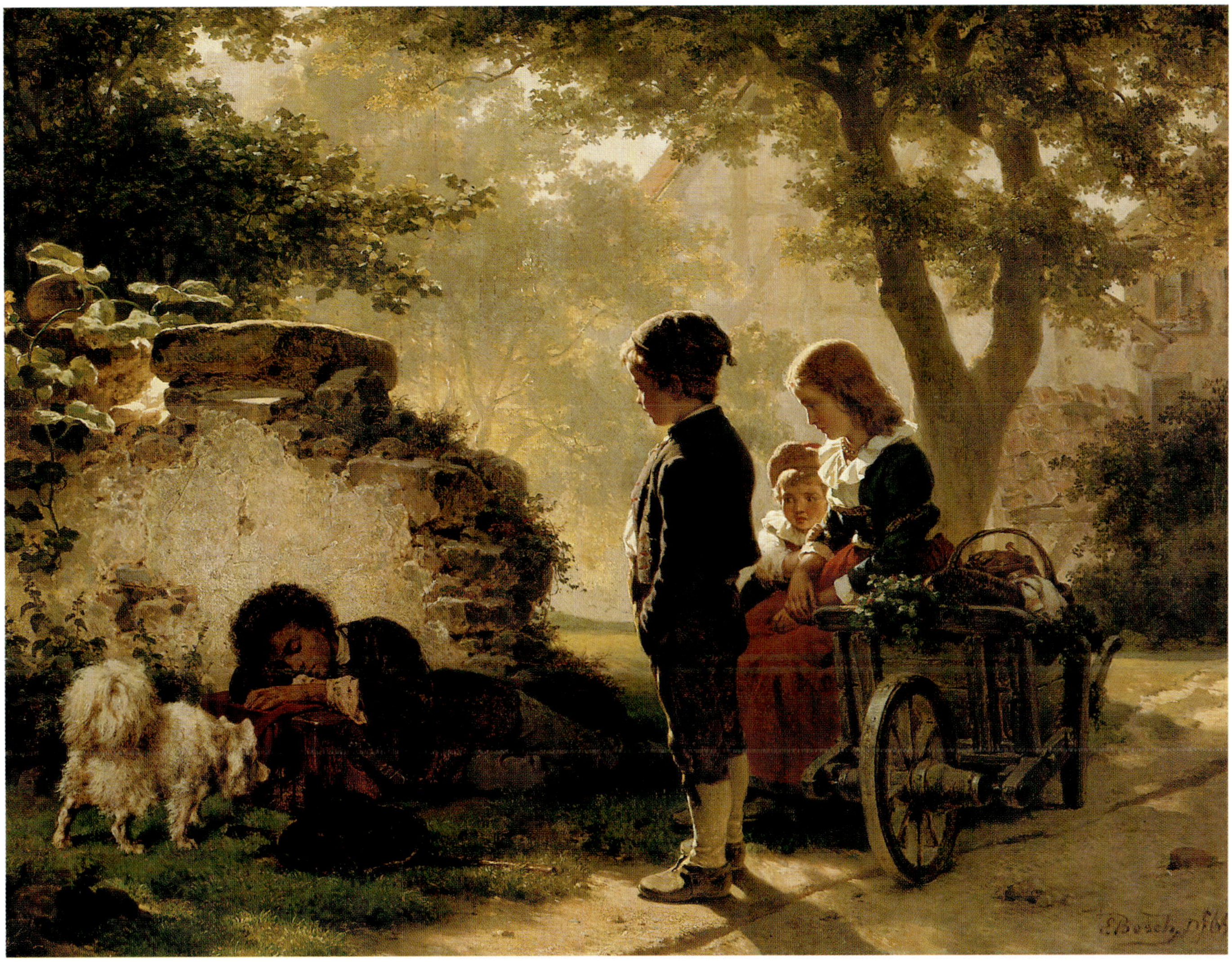

Hermann Werner

1816 Samswegen – Düsseldorf 1905

„Die kleinen Beerensammler" 1867
59,5 x 71 cm, Öl auf Leinwand
Signiert unten Mitte: H. Werner 1867

Hermann Werner gehört gemeinsam mit Ernst Bosch, Hubert Salentin und Johann Meyer von Bremen zu einer kleinen Gruppe Düsseldorfer Genremaler, deren einfühlsame und subtil beleuchtete Kinderbilder vielfach nach England und Amerika verkauft wurden.
1816 bei Magdeburg geboren, begann Hermann Werner 1838 sein Studium an der Düsseldorfer Akademie, wo er mehrere Semester bis 1840 blieb.
Anschließend wechselte er vorübergehend in das Berliner Atelier Carl Steffecks, der auch Lehrer von Max Liebermann war. Spätestens 1862 nahm Werner in Düsseldorf seinen dauerhaften Wohnsitz und entwickelte sich zu einem sehr geschätzten Darsteller von Szenen aus dem ländlichen Familienleben.
Der kleine Schulmeister, Am Weihnachtsmorgen, Im Sonnenschein und *In der Erntezeit* lauteten einige seiner Bildtitel, die infolge ihrer Beliebtheit beim kunstinteressierten Publikum in vielen Zeitschriften der zweiten Jahrhunderthälfte abgebildet wurden.
Die kleinen Beerensammler sind ein charakteristisches Beispiel für Werners sonnenbeleuchtete Kompositionen. Seine Genremalerei bewegt sich – darin vergleichbar mit vielen anderen Düsseldorfer Genremalern – im Zeitraum zwischen 1850 und 1880 auf ihrem höchsten Niveau.
Die detailgenau wiedergegebenen Trachten der Kinder, der kleine Spitz und das Gegenlicht im Hintergrund sind unverkennbare Merkmale in Werners Bildern, die er vornehmlich in Berlin und Düsseldorf ausgestellt hat.
Von dort aus führte der Weg vieler Gemälde über den internationalen Kunsthandel nach England und in die Vereinigten Staaten. Auch *Die kleinen Beerensammler* wurde an eine amerikanische Sammlung verkauft, wo maltechnisch aufwendige Gemälde mit Kinderthemen aus der Düsseldorfer Malerschule hoch im Kurs standen.

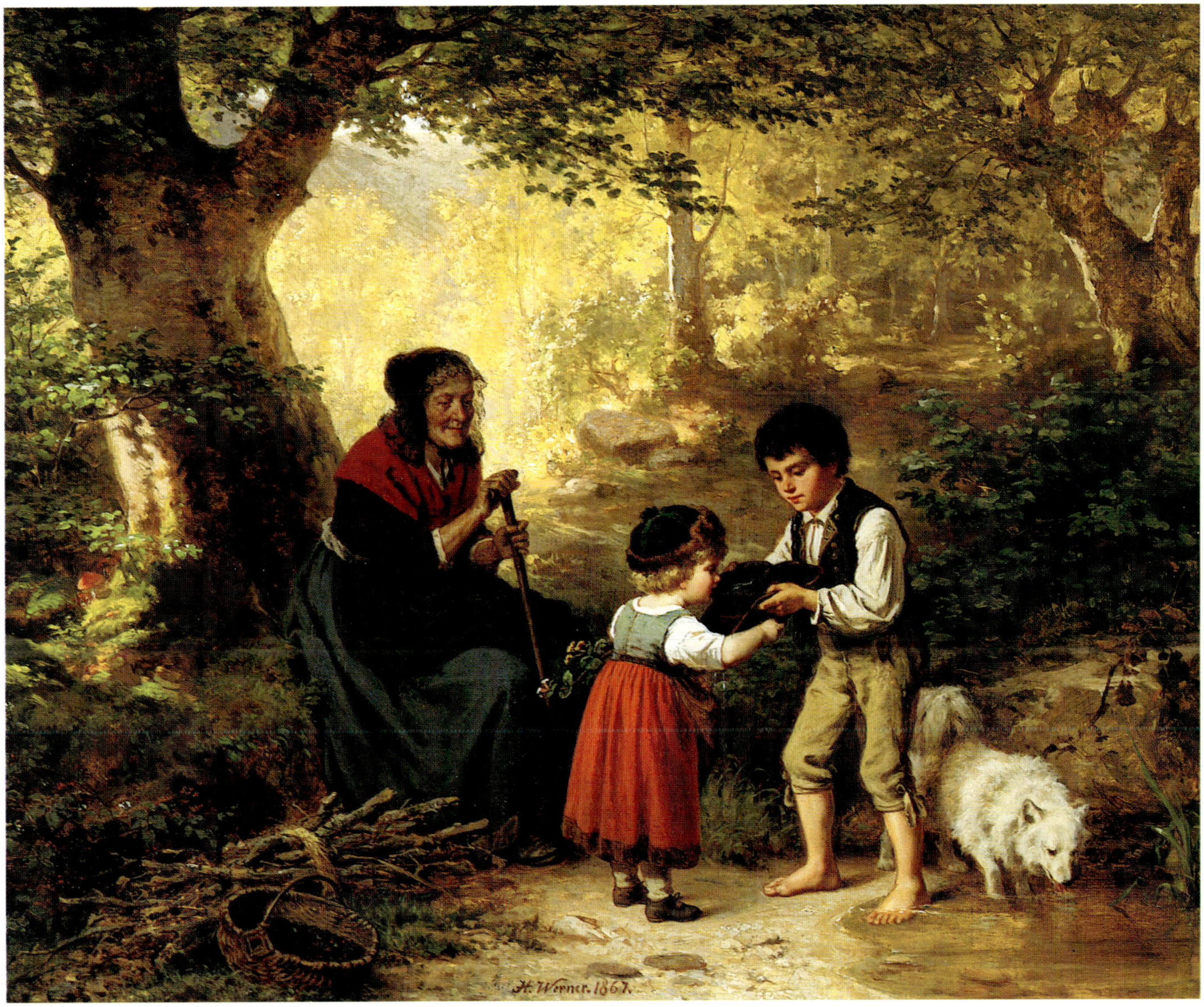
H. Werner. 1867.

Christian Eduard Boettcher

1818 Imgenbroich – Düsseldorf 1889

„Rheinischer Schieferdecker“ 1874
60 x 90 cm, Öl auf Leinwand
Signiert unten rechts: C. E. Boettcher 1874

Rheinansichten mit Architekturelementen und erzählerischer Figurenstaffage sind Inhalt vieler Hauptwerke des Düsseldorfer Landschaftsmalers Christian Eduard Boettcher.
Nach einer Ausbildung (1844–1849) an der Düsseldorfer Akademie bei Theodor Hildebrandt und Wilhelm von Schadow wendete sich Boettcher bereits mit seinen ersten Werken der ländlichen Kultur an Rhein und Mosel zu, die er mit erzählerischen Elementen in einem spätromantischen Grundton anreicherte.
So begegnen wir im *Rheinischen Schieferdecker* von 1874 einer historischen Kulisse, die mit ihrem malerischen Panorama schon im 18. Jahrhundert zahlreiche Touristen an den Mittelrhein lockte. Den Hintergrund bildet die eindrucksvolle Silhouette Oberwesels, überragt von der mittelalterlichen Anlage der Schönburg. Die kleine Figurengruppe im Vordergrund nimmt unmittelbaren Bezug auf die Bodenschätze im Hinterland des Mittelrheins, wo seit Jahrhunderten Schiefer abgebaut wurde. Staunend beobachten die beiden Kinder den alten Schieferdecker, der mit dem Hammer die hinter ihm aufgestapelten Platten zu Dachziegeln verarbeitet. Eine friedliche Idylle umgibt die zentrale Figurengruppe nach allen Seiten. Wir erkennen lange Bahnen ausgebreiteter Wäsche vor einem aufgestellten Schiffsrumpf. Das Hissen der roten Fahne war ein Signal für die Rheinschiffahrt, die 60 Jahre zuvor an dieser Stelle ihre ersten Dampfschiffe eingesetzt hatte.
Die friedliche und stimmungsvolle Atmosphäre der Darstellung ist charakteristisch für viele Gemälde Boettchers, die infolge ihrer außergewöhnlichen Popularität als Kupferstiche und Lithographien weit verbreitet wurden. Museen in Köln, Leipzig, Bonn und Berlin haben Bilder des Malers erworben, der in einigen seiner Hauptwerke die *Rheinische Dorfjugend*, eine *Heimkehr vom Schulfest* und eine *Sommernacht am Rhein* dargestellt hat, womit er zu einem vielfältigen Chronisten rheinischen Volkslebens wurde.

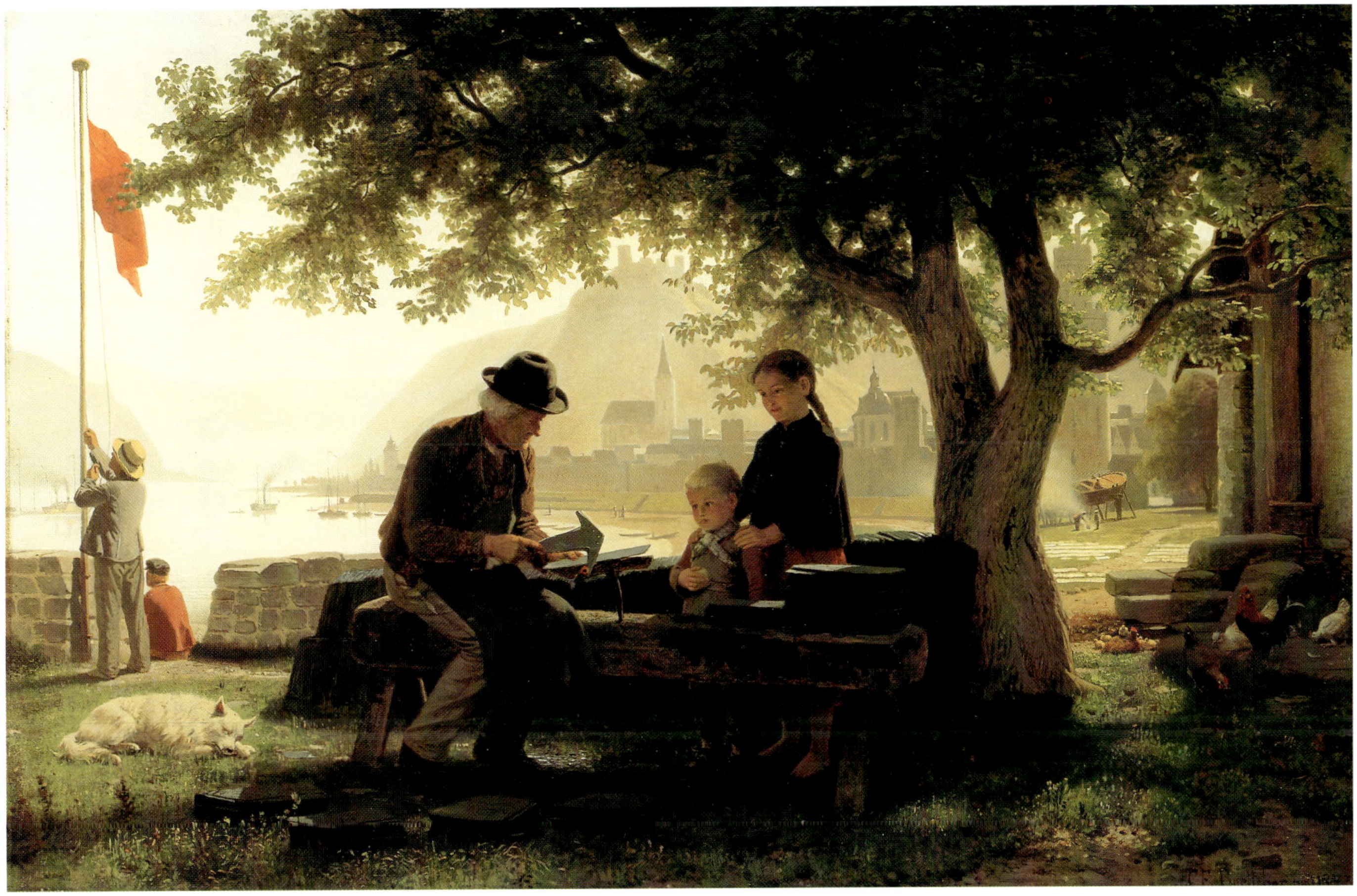

Benjamin Vautier

1829 Morges am Genfer See – Düsseldorf 1898

„Vor dem Kirchgang“ um 1858
47,3 x 39 cm, Öl auf Leinwand
Signiert unten rechts: B. Vautier Düss.

Im Düsseldorfer Privatatelier von Rudolf Jordan und anschließend in Paris hatte Vautier den letzten Schliff seiner künstlerischen Ausbildung erhalten.
Unmittelbar nach seiner Rückkehr aus Paris vollendete er 1857 sein erstes Hauptwerk, die *Dorfkirche mit Andächtigen,* das ihn aus dem Stand an die Spitze der jüngeren Düsseldorfer Genremaler brachte, wie Schaarschmidt 1902 rückblickend bemerkte.
Wenig später arbeitete er an der *Nähschule,* die sich heute in St. Petersburg und in einer weiteren Fassung im Kunstmuseum in Düsseldorf befindet.
Ungefähr gleichzeitig dürfte *Vor dem Kirchgang* entstanden sein, da das Gemälde als ganzseitige Schwarzweiß-Reproduktion 1858 in einer Zeitschrift erscheint. Eine junge Bäuerin bereitet sich im Morgenlicht auf den Kirchgang vor, indem sie im Spiegel nochmals den Sitz ihres Kopftuchs prüft.
Das seitlich durch die bleiverglasten Fenster einfallende Licht modelliert das Kostüm der jungen Frau und läßt uns zahlreiche Details der Bauernstube erkennen, die der kleinen Szene den authentischen Charakter verleihen.
In den sechziger und siebziger Jahren nahm Vautiers Künstlerkarriere einen nur noch mit Ludwig Knaus vergleichbaren, höchst erfolgreichen Verlauf.
Sein internationaler Ruf zog junge Kunststudenten aus allen Himmelsrichtungen nach Düsseldorf, obwohl der Maler offiziell kein Lehramt bekleidete und in der Aufnahme von Privatschülern sehr wählerisch war.
Vautiers Werke gelangten oft unmittelbar nach der Entstehung in den internationalen Kunsthandel und wurden unter anderem für die Fürstl. Lichtensteinsche Galerie in Wien, das Kunstmuseum Basel, die Wallace-Collection und das Victoria & Albert Museum in London und die René Schleinitz Collection in Milwaukee, USA, erworben.

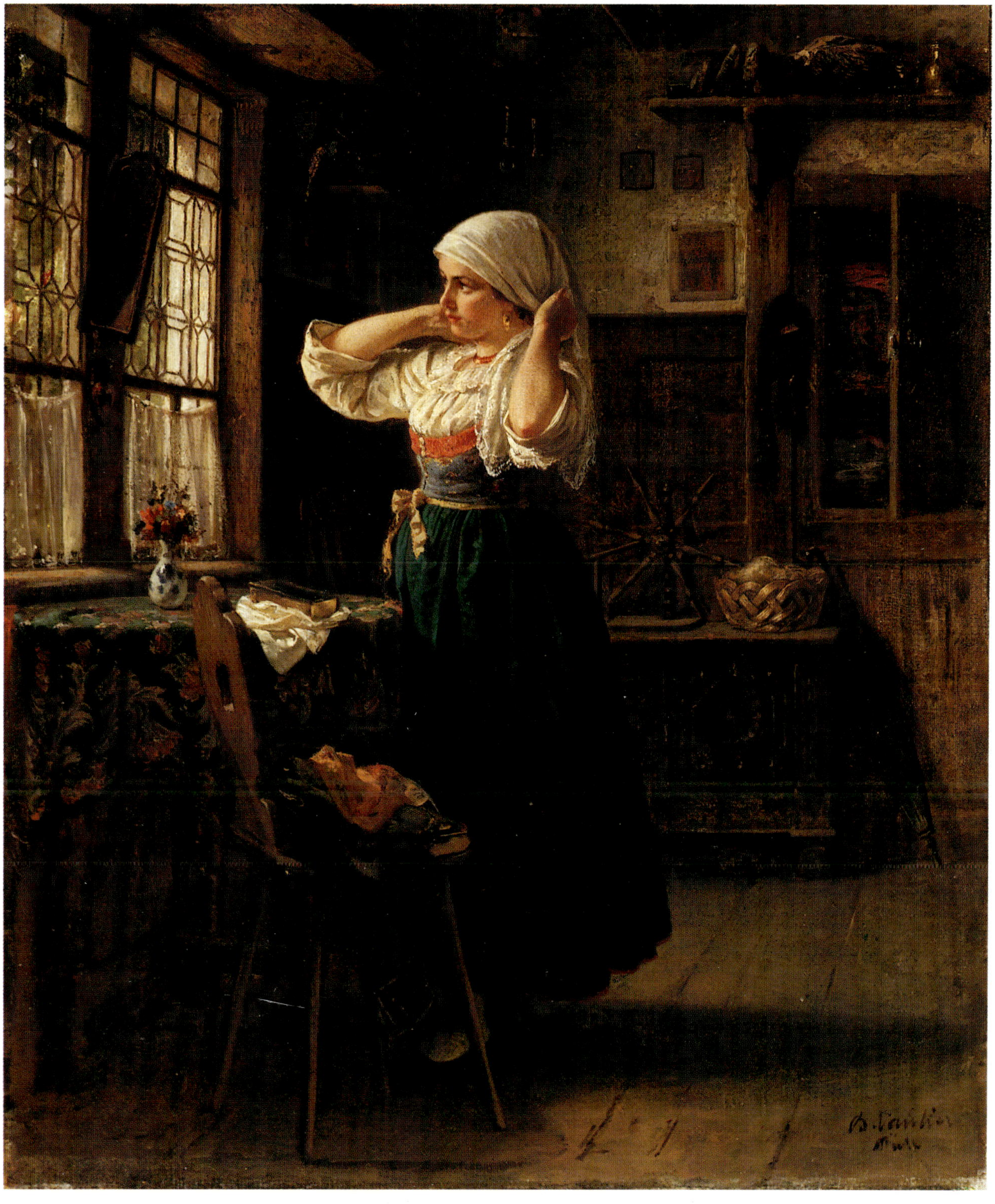

Benjamin Vautier
1829 Morges am Genfer See – Düsseldorf 1898

„Der Antiquitätenhändler im Dorf“ 1865
75 x 95 cm, Öl auf Leinwand
Signiert unten rechts: B. Vautier 65

Benjamin Vautier gilt neben Ludwig Knaus als international bekanntester Repräsentant der Düsseldorfer Genremalerei im 19. Jahrhundert.
Aufgewachsen als Sohn eines strenggläubigen Pfarramtskandidaten kam Vautier erst im Alter von 20 Jahren zur Malerei. Er studierte zunächst in Genf, wurde in Düsseldorf bei Schadow abgewiesen, ging später nach Paris und kehrte erst 1857 nach Düsseldorf zurück, wo er bereits nach wenigen Jahren den Zenit seines Schaffens erreichte.
Bildtitel wie *Der verschuldete Bauer, Erste Tanzstunde, Eine Verhaftung* oder *Ein neuer Weltbürger* vermitteln einen Eindruck vom künstlerischen Repertoire und der Phantasie des Malers.
Vautier machte die Bauern im Schwarzwald und Berner Oberland zu seinem bevorzugten Motiv und vermittelte damit eine ländliche Kultur, die in den Städten langsam in Vergessenheit geriet. Sitten und Bräuche der Bauern wurden von Vautier auf vielen Studienreisen eingehend studiert und in Bleistiftskizzen festgehalten. Trachten und Kostüme der Landbevölkerung gehörten für viele Genremaler zum festen Inventar ihres Ateliers, um mit ihren Bildern einen möglichst authentischen Eindruck der Folklore in den Dörfern zu vermitteln.
Vautier widmete sich nicht so sehr der täglichen Arbeit als den Feiertagen und besonderen Ereignissen im Tagesablauf der ländlichen Gemeinden.
So ein Ereignis war zweifellos der Besuch eines *Antiquitätenhändlers im Dorf.* Mehrere Generationen haben sich in einem Bauernhaus versammelt, um einem städtisch gekleideten Antiquar ihre vermeintlichen Schätze vorzuführen. Keramik, alte Bücher und geschnitzte Figuren werden dem Besucher in der Hoffnung auf ein lukratives Angebot vorgeführt. Die Großmutter kommt gerade mit allerlei Trödel vom Dachboden, während der Jüngste vorne sein Holzpferdchen anbietet, was seine Schwester mit einem verlegenen Lächeln quittiert.
Schaarschmidt registrierte 1902 in der Malerei Vautiers den „feinen, niemals verletzenden Humor, der den Beschauer sozusagen in die Lage des überlegenen, aber wohlwollenden und feinsinnigen Beobachters versetzt.“

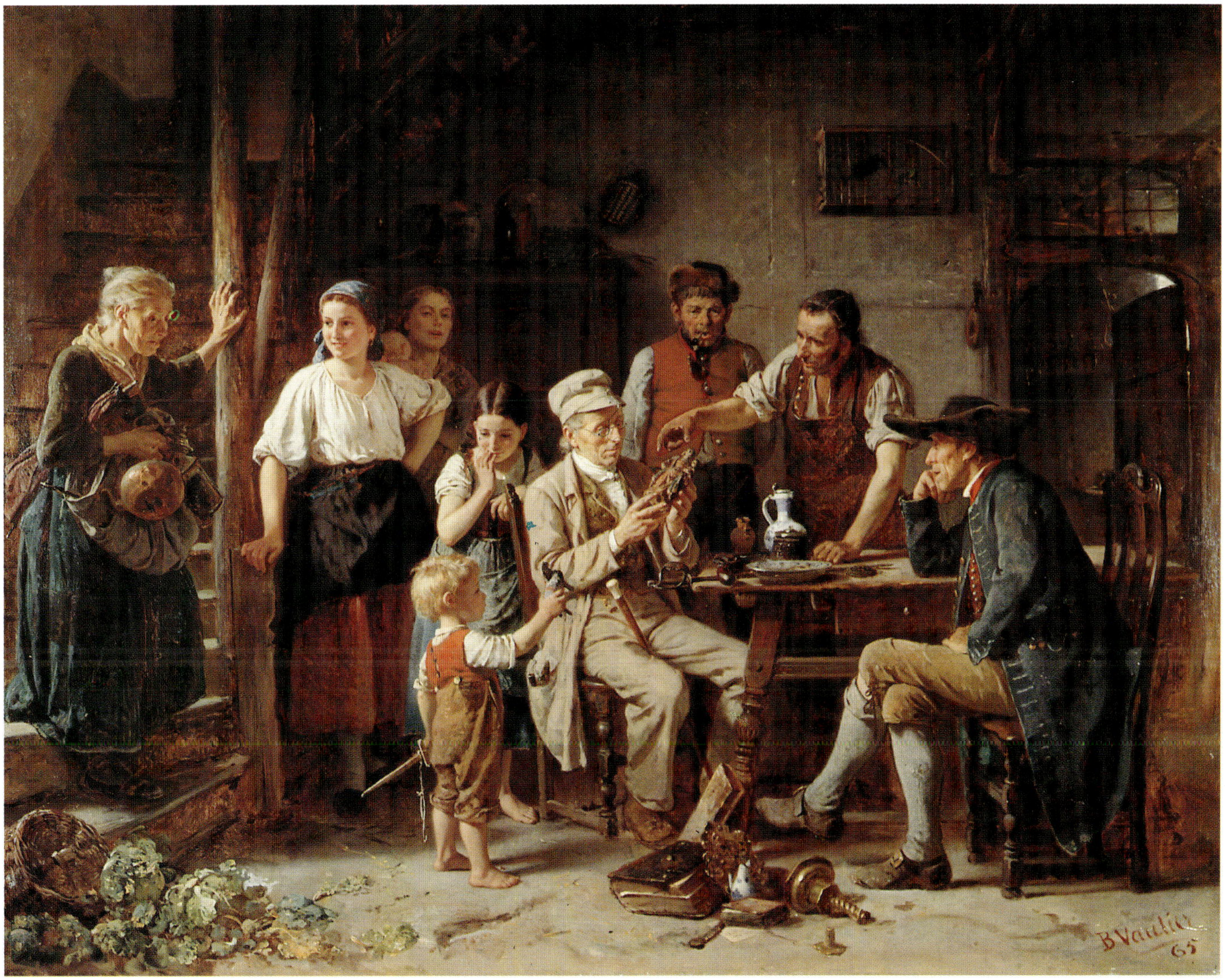
B Vautier
65

Ludwig Knaus
1829 Wiesbaden – Berlin 1910

„Die Passeyrer Raufer“ 1864
100 x 138 cm, Öl auf Leinwand
Signiert unten rechts: L. Knaus 1864

Düsseldorf avancierte in der zweiten Hälfte des 19. Jahrhunderts zum Zentrum der deutschen Genremalerei, wozu die internationalen Erfolge von Ludwig Knaus und Benjamin Vautier wesentlich beigetragen haben.
Als gebürtiger Wiesbadener hatte Knaus in seiner Heimatstadt mit der Malerei begonnen und das Studium zwischen 1845 und 1848 an der Düsseldorfer Akademie bei Carl Ferdinand Sohn fortgesetzt.
Von 1852 bis 1861 arbeitete er vorwiegend in Paris, unterbrochen von zahlreichen Studienreisen innerhalb Europas.
1867 kehrte der inzwischen weltbekannte Maler nach Düsseldorf zurück, eröffnete 1874 in Berlin ein Meisteratelier und bekleidete an der Akademie ein offizielles Lehramt.
Zahlreiche seiner Gemälde wurden durch die Pariser Kunsthandlung Goupil erworben, die auf dem französischen und amerikanischen Kunstmarkt tätig war und Werke von Ludwig Knaus vor allem in Privatsammlungen der Vereinigten Staaten verkauft hat.
Knaus' internationaler Rang wurde spätestens auf der legendären Pariser Weltausstellung von 1867 deutlich, wo Kaiser Napoleon III. ihm die Große Goldene Medaille und das Offizierskreuz der Ehrenlegion überreichte. Auf dieser Ausstellung war der Maler mit mehreren Gemälden vertreten, darunter auch mit den *Passeyrer Raufern,* die später in die Sammlung Behrens in Hamburg gelangten.
In einer Wohnstube haben die Vertreter des Klerus drei junge Tiroler Bauern vorgeladen, die offensichtlich an einer handgreiflichen Auseinandersetzung beteiligt waren.
Von den Folgen ihrer Schlägerei am Kopf und an den Armen gezeichnet, scheinen die beiden vorderen Figuren in ihrer Haltung etwas Reue zu zeigen, während wir im Gesicht des Dritten im Halbschatten schon Widerstand gegen die Strafpredigt ablesen können. Die Geistliche Ermahnung der Bauernburschen ist ein exemplarisches Thema bei Ludwig Knaus, der die Welt der urwüchsigen Bauern gerne aus der überlegenen Perspektive des gebildeten Stadtbewohners betrachtete.

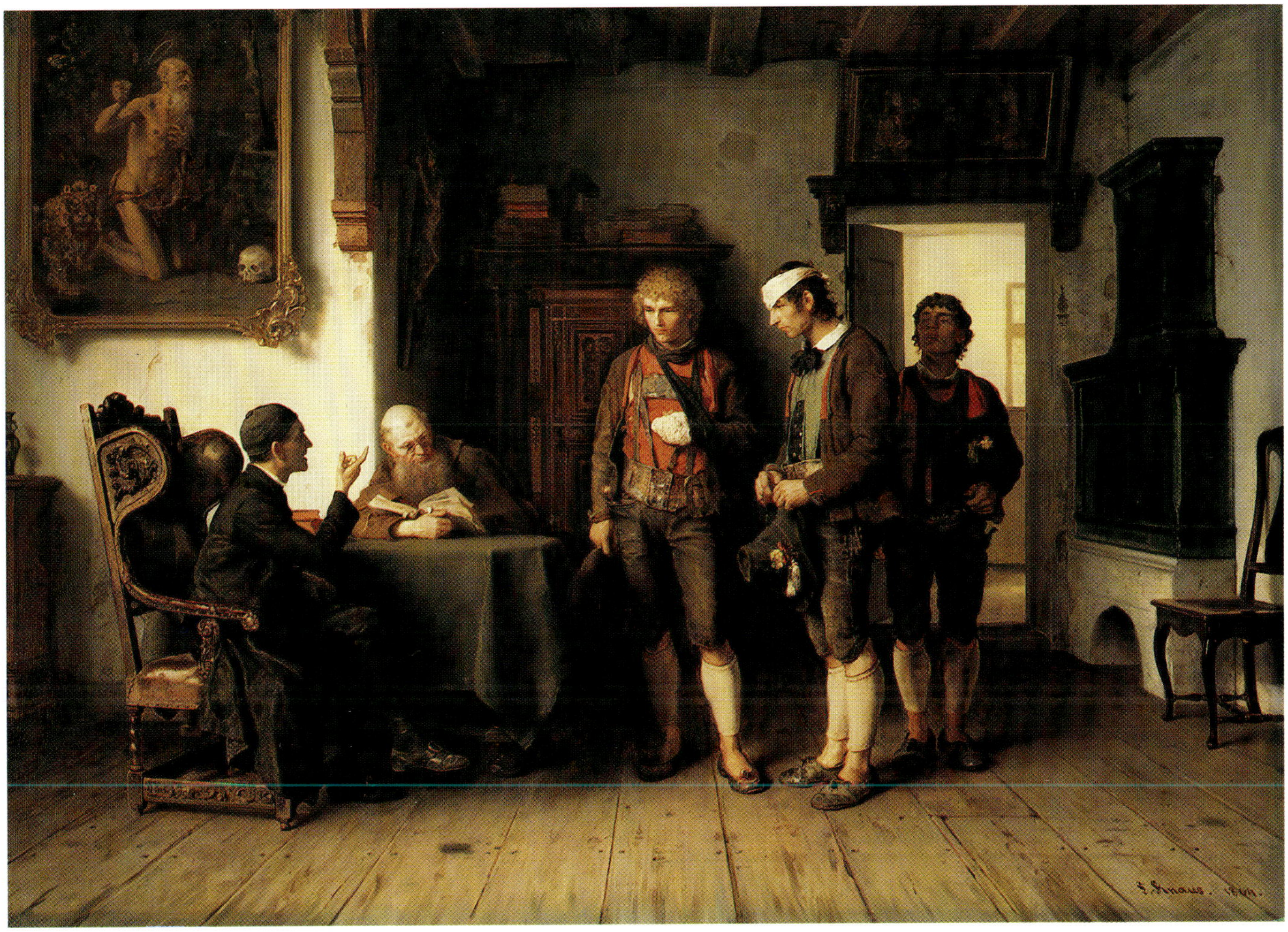

Ludwig Knaus

1829 Wiesbaden – Berlin 1910

„Der Katzentisch" 1868
82,5 x 119,5 cm, Öl auf Leinwand
Signiert unten links: L. Knaus 1868

Im *Katzentisch* präsentiert uns Ludwig Knaus eine vielfigurige Hochzeitsgesellschaft an drei bildparallel angeordneten Tischen, die dem Gemälde den originalen Titel gegeben haben.
Im Hintergrund tafeln die Erwachsenen, die den älteren Kindern einen ebenfalls weißgedeckten „Katzentisch" aufgebaut haben.
Dieses Abschiebemanöver wiederholt sich in kleinerem Maßstab im Vordergrund, wo die jüngsten Kinder speisen und nebenbei noch die Katzen versorgen.
Die Stimmung scheint auf dem Höhepunkt: Hinten spielen Musiker auf, während sich am mittleren Tisch die ersten Auflösungserscheinungen der Tischordnung bemerkbar machen.
Ludwig Knaus, der nach einem Zitat der Zeitschrift „Salon" von 1869 „Kinderleben in seinem innersten Wesen und zugleich in höchster Liebenswürdigkeit darlegt", hat sich im *Katzentisch* als Beobachter und Erzähler selbst übertroffen. Wie ein Theaterregisseur ordnet er seine kleinen Hauptdarsteller auf der Bühne an, weist jedem eine eigene Rolle und ein eigenen Charakter zu. Selbst kleinste Details der Kleidung und der Kinderfrisuren werden uns in maltechnischer Vollendung vorgeführt.
Im Jahr seiner Entstehung 1868 wurde das Gemälde auf Ausstellungen in Düsseldorf und Wien gezeigt und anschließend nach Amerika verschifft. Dort erscheint es wenig später unter den „Bedeutenden Kunstschätzen" des Landes aufgelistet und wird 1886 zu einem Rekordpreis an den New Yorker Spekulanten Jay Gould verkauft, der durch Goldgeschäfte und Eisenbahnbau ein großes Vermögen erworben hatte.
Wie der *Katzentisch* fanden auch viele weitere Hauptwerke von Ludwig Knaus ihre Käufer im angloamerikanischen Raum, wo sie sich teilweise heute noch befinden dürften.
Darüber hinaus verzeichneten amerikanische Museen in Chicago, Cincinnati, Minneapolis, New York, St. Louis und Washington Erwerbungen seiner Gemälde.

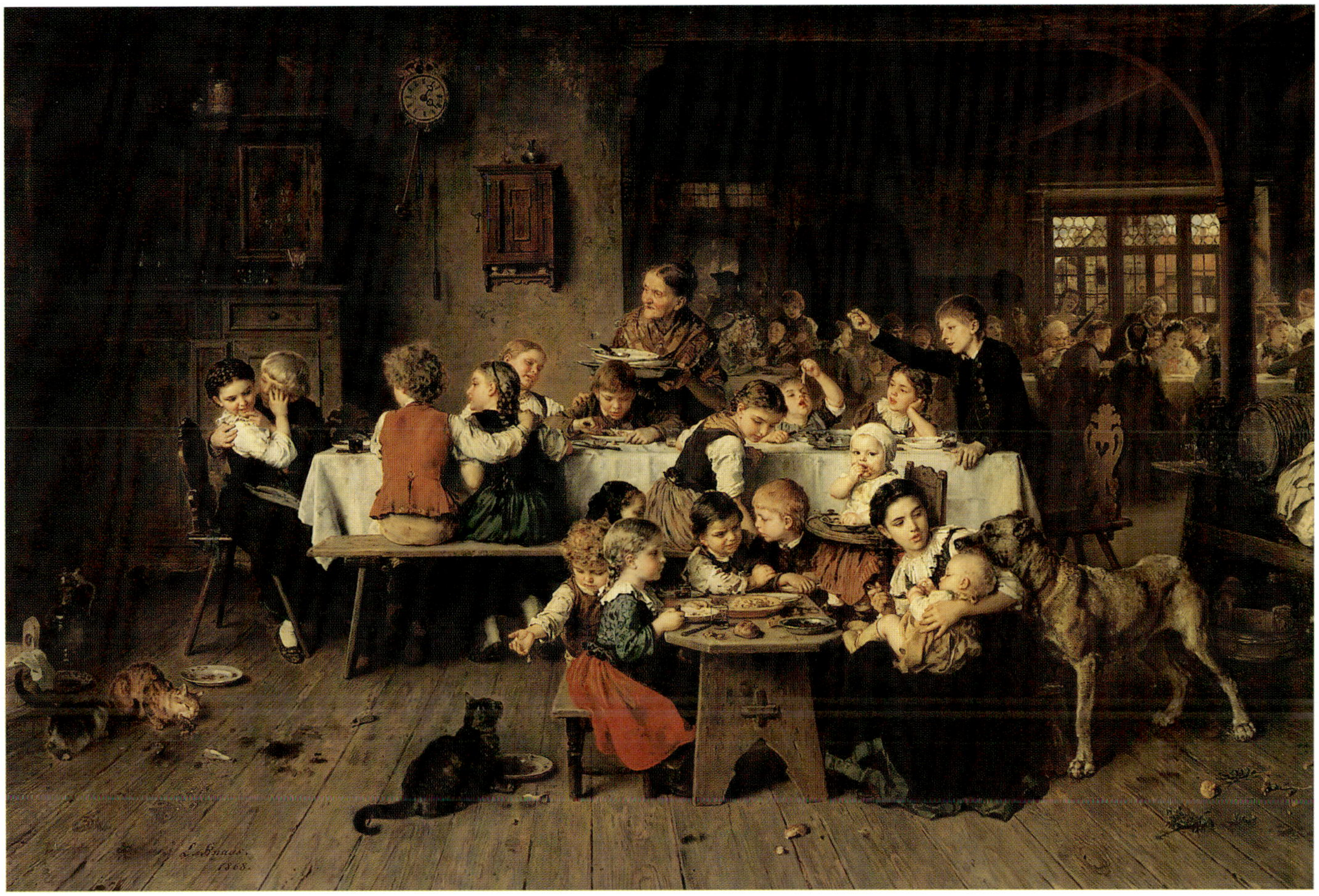

Emanuel Leutze

1816 Schwäbisch-Gmünd – Washington 1868

„Maria Stuarts erste Messe nach ihrer Rückkehr“ 1866
101 x 138 cm, Öl auf Leinwand
Signiert unten rechts: E. Leutze 1866

Emanuel Leutze ist für die Düsseldorfer Malerschule als Mitbegründer des Künstlervereins Malkasten (1848), vor allem aber als Vertrauensperson für die Integration der zahlreichen amerikanischen Kunststudenten um 1850 in Düsseldorf eminent wichtig gewesen.

Als Kind emigrierte er mit seinen Eltern 1825 nach Philadelphia, wo seine Künstlerkarriere mit Porträtzeichnungen begann. 1841 kehrte Leutze in die Alte Welt zurück und studierte 1841/42 kurzzeitig an der Düsseldorfer Akademie, bevor er in Carl Friedrich Lessings Privatatelier seine Ausbildung vollendete.

Leutzes 1850 in Düsseldorf entstandenes Monumentalwerk *Washington crossing the Delaware* dürfte heute noch das bekannteste Bild der amerikanischen Kunstgeschichte sein und hat sicher nicht unwesentlich zum Aufenthalt junger amerikanischer Maler in Leutzes Düsseldorfer Atelier und an der Akademie geführt.

Maria Stuarts erste Messe nach ihrer Rückkehr entsteht 1866 einige Jahre nach Leutzes Rückkehr in die Vereinigten Staaten 1859. Die dramatische Situation basiert auf Walter Scotts Geschichte der schottischen Königin Maria Stuart, die in Frankreich im katholischen Glauben erzogen worden war. 1561 kehrte Maria aus Frankreich in ihre schottische Heimat zurück, wo sich kurz zuvor der protestantische Glaube durchgesetzt hatte. In ihrer Privatkapelle in Schloß Holyrood läßt Maria Stuart in Begleitung ihres Gefolges eine katholische Messe abhalten, während draußen das Volk tobt und nur mühsam von Marias Halbbruder James, dem Earl of Moray, gehindert werden kann, in die Kapelle einzudringen. Während Priester und Messdiener Todesängste durchzustehen hatten, scheint Maria fest in ihrem katholischen Glauben zu stehen.

Leutzes großformatiges Historienbild ist erstmalig auf der Pariser Weltausstellung 1867 öffentlich zu sehen gewesen, wo es von einem Amerikaner erworben wurde. Nach 1900 geht es in den Besitz der „Church of Our Lady of Lourdes“ über, einer kleinen Kirche in New York, die über ihr Patronat einen Bezug zum festen katholischen Glauben Maria Stuarts hatte.

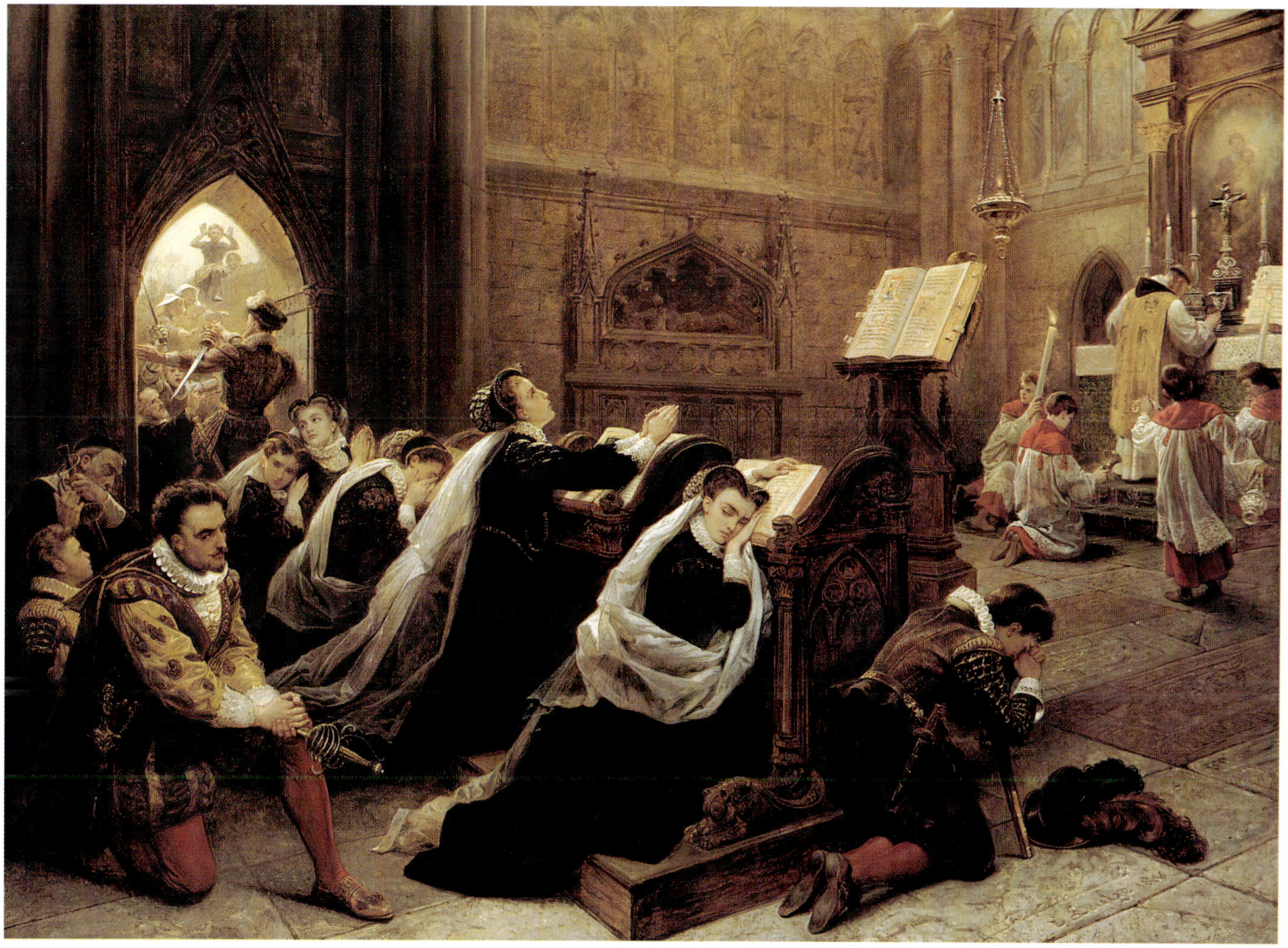

Anton Heinrich Dieffenbach

1831 – Wiesbaden – 1914

„Spielende Kinder"
95 x 135 cm, Öl auf Leinwand
Signiert unten rechts: A. Dieffenbach Paris

Anton Heinrich Dieffenbach zählt zum Kreis der Düsseldorfer Genremaler um Ludwig Knaus, in dessen Umfeld vor allem auf dem Gebiet der Kinderdarstellung herausragende Werke entstanden sind.

1831 in Wiesbaden geboren, kam Dieffenbach 1840 mit seinen Eltern nach Straßburg. Nach einem kurzen Studium der Bildhauerei widmete er sich seit 1852 ganz der Malerei. Bis 1858 studierte er an der Düsseldorfer Akademie bei Carl Sohn und Rudolf Jordan. Von 1858 bis 1863 lebte er in seiner Geburtsstadt Wiesbaden und wechselte anschließend nach Paris, dem neben Düsseldorf führenden Zentrum der Figurenmalerei in Europa.

Nach seiner Rückkehr aus Frankreich avancierte Dieffenbach zu einem gesuchten Gründerzeitkünstler, dessen Werke unter anderem in die Berliner Nationalgalerie und in die Museen von Bremen und Straßburg gelangten.

Das großformatige Gemälde *Spielende Kinder,* entstanden in Paris zwischen 1863 und 1870, ist in der ungekünstelten Eleganz der Darstellung herausragend im Gesamtwerk des Malers. In Form und Farbe überlagern sich die Düsseldorfer Tradition und neue Ansätze aus der französischen Malerei.

Die Thematik der Ringelreihen tanzenden Kinder war von Ludwig Knaus und aus dem Umfeld der Genremalerei bekannt. Auffällig und kaum aus der Düsseldorfer Malerschule abzuleiten ist dagegen die brillante Farbgebung in den Kinderkleidern, die unter dem Licht der einfallenden Sonnenstrahlen bunt reflektieren. Im Kolorit wie auch in der summarischen Erfassung der Waldlandschaft macht sich der Einfluß der französischen Malerei bemerkbar, der auch bei Ludwig Knaus zu einer Aufhellung der Palette und einem stärkeren Farbkontrast geführt hatte.

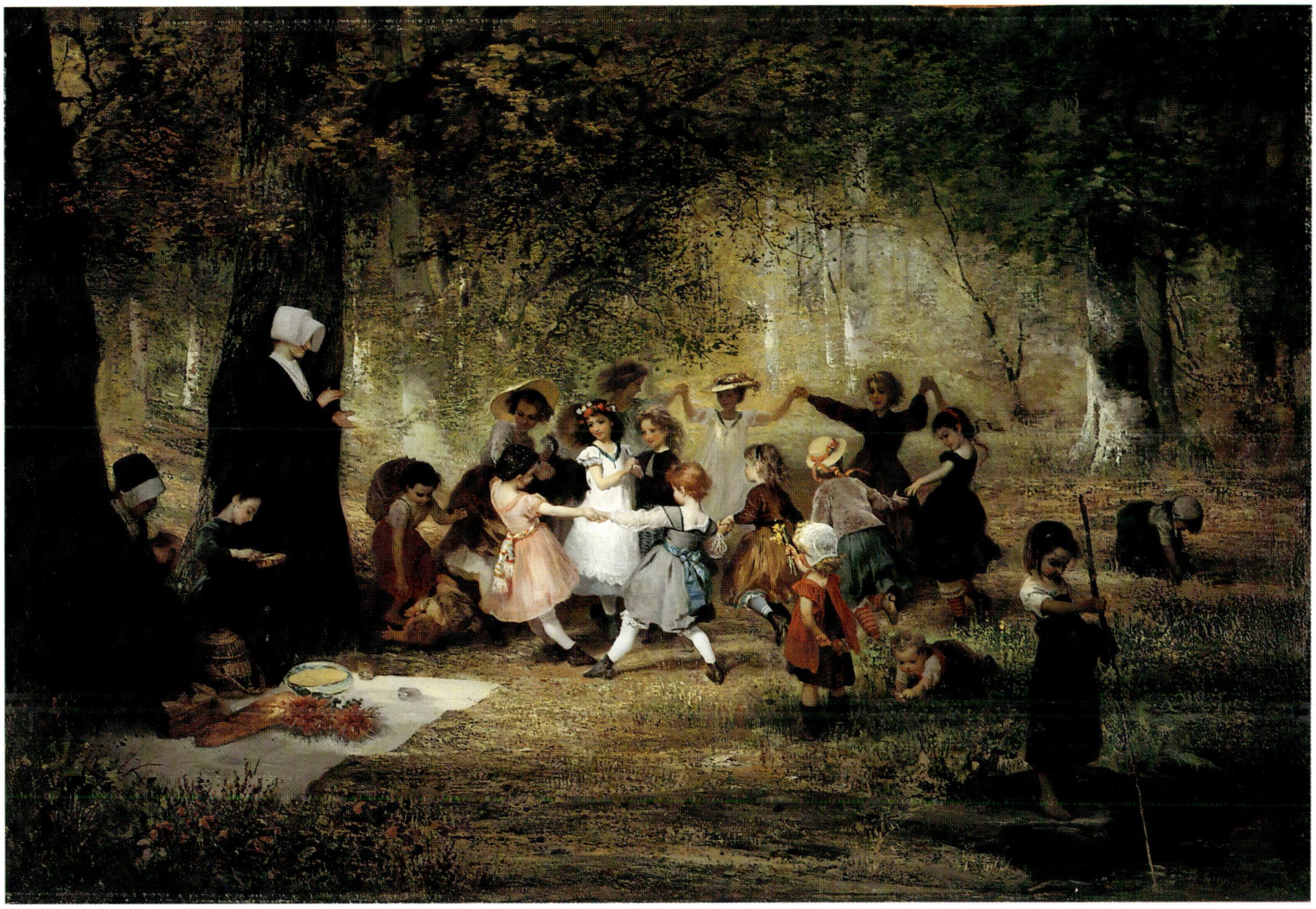

Carl Lützow d'Unker

1828 Stockholm – Düsseldorf 1866

„Vor dem Spiegel" 1863
33 x 27 cm, Öl auf Leinwand
Signiert Mitte links: C. d'Unker Df. 1863

Carl Lützow d'Unker war der erste junge schwedische Kunststudent, der 1851 mit einem Stipendium des schwedischen Königs nach Düsseldorf geschickt wurde.
Über 50 weitere Landsleute sollten ihm später mit dem gleichen Ziel folgen, über das Studium an der Düsseldorfer Akademie eine Erneuerung der schwedischen Malerei zu erreichen, ganz nach dem Vorbild der Norweger, die ihre jungen Studenten schon in den vierziger Jahren nach Düsseldorf geschickt hatten.
D'Unker war bis 1853 Schüler von Carl Sohn und nahm Einflüsse von Hasenclever, Knaus und Vautier auf. Seine originellen Genrebilder stammen aus dem Milieu der Zirkusartisten, Taschenspieler und Vagabunden, aus Pfand- und Wirtshäusern, Eisenbahn-Wartesälen oder aus der Welt der Spielsäle.
Mit diesen Themen dürfte er allerdings kaum die Erwartungen des schwedischen Königs erfüllt haben, der national gestimmte skandinavische Motive von seinen Künstlern gefordert hatte.
Das malerische Gesamtwerk Carl d'Unkers ist infolge seines frühen Todes relativ klein geblieben. Eine einfühlsame Psychologie spricht aus seinen Bildern, die unseren Blick häufig auf Szenen hinter den Kulissen und abseits der ausgetretenen Pfade darstellerischer Traditionen lenken.
„Er ist in erster Linie Charakterschilderer, ein scharfer Beobachter und außerordentlicher Physiognom, dazu ein Meister der Technik", heißt es im Künstlerlexikon von Thieme-Becker.
Das Stockholmer Nationalmuseum besitzt von ihm u. a. ein *Pfandhaus,* einen *Wartesaal 1. und 2. Klasse* und eine weitere Fassung des vorliegenden Gemäldes *Vor dem Spiegel* von 1863. Das Museum in Göteborg verfügt über einen *Spielsaal in Wiesbaden* und eine *Kunstreitergesellschaft* und die Berliner Nationalgalerie eine *Arrestmeldung* aus der Sammlung Konsul Wageners.

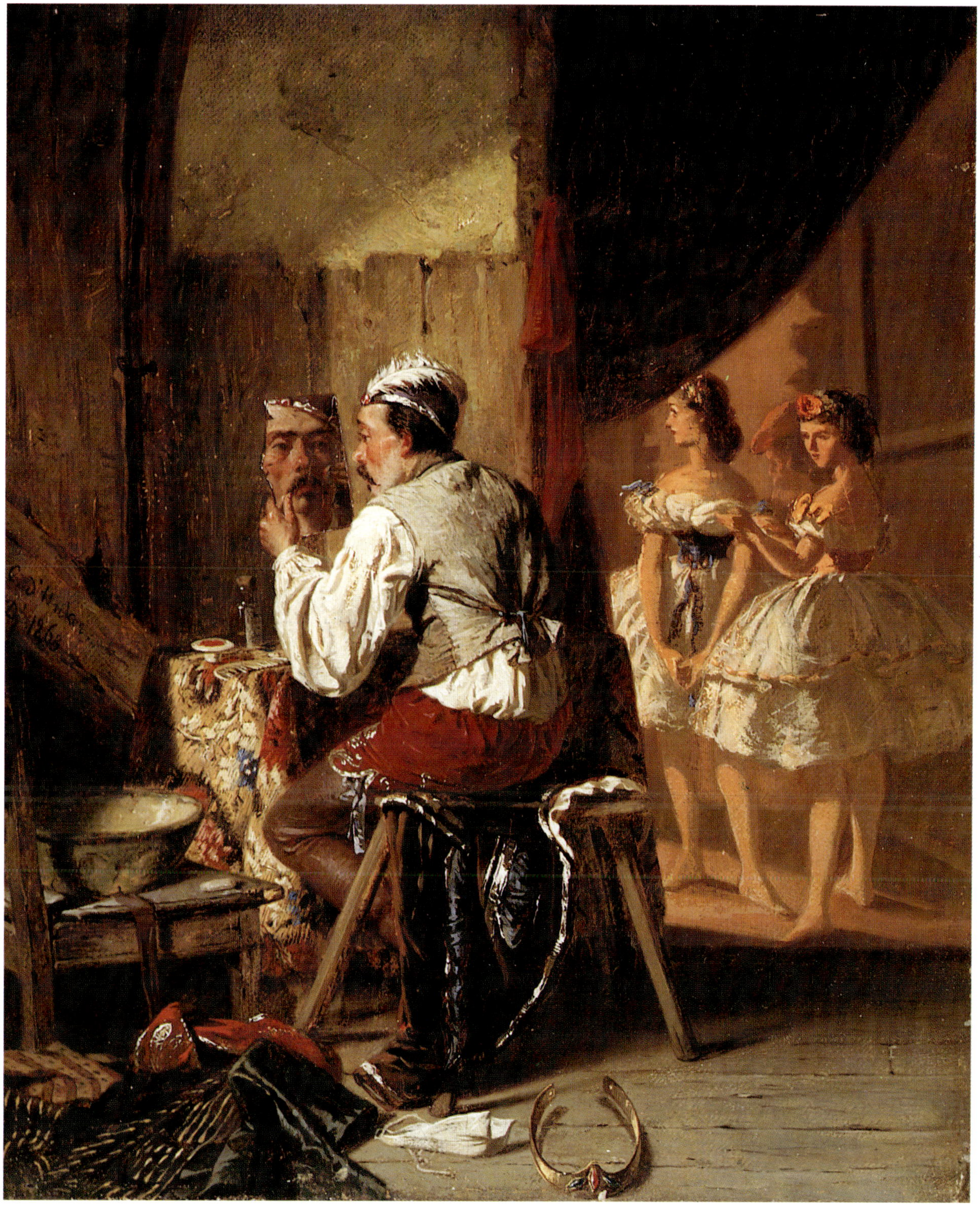

Cathinca Engelhart

1845 Kopenhagen – London 1926

„Beim Blumenbinden"
28,4 x 23,4 cm, Öl auf Holz
Signiert unten rechts: C. Engelhart

Cathinca Engelhart reiste als junge Malerin über Brüssel an den Niederrhein nach Düsseldorf, wo sie 1867 Schülerin von Benjamin Vautier und Carl Sohn wurde.
Die Düsseldorfer Genremalerei mit ihren herausragenden Repräsentanten Ludwig Knaus und Benjamin Vautier erreichte in diesen Jahren den Höhepunkt ihrer internationalen Ausstrahlung, und Cathinca Engelhart erwarb sich dort die technischen Fähigkeiten für ihre Karriere als Künstlerin.
Von Düsseldorf wechselte sie zu Adolphe Bouguereau nach Paris, bevor sie 1878 einen englischen Arzt heiratete und 1882 nach London zog, um von dort aus die internationalen Kunstausstellungen in Paris, Kopenhagen und London zu beschicken.
Beim Blumenbinden zeigt ein kleines, auf einer saftig grünen Wiese kniendes Mädchen, das eine Vielzahl schönster Blumen zu einem Strauß bindet. Blumen bestimmen den gesamten Bildinhalt; sie wachsen auf dem Gras, ranken sich die Bäume empor, liegen bunt auf der feinen weißen Schürze des Mädchens und neben dem Strohhut auf der Wiese, und sie sind duftig um das Haupt der kleinen Blumenprinzessin gelegt, die mit größter Ernsthaftigkeit ihrer heiteren Tätigkeit nachgeht.
Das Gemälde steht stilistisch zwischen Benjamin Vautier und Adolphe Bouguereau, zwischen Düsseldorf und Paris. Ihre Vorliebe für das „Kindergenre" dürfte Cathinca Engelhart in Düsseldorf entwickelt haben, wo sich neben Knaus und Vautier mit Boettcher, Bosch, Meyer-Bremen, Salentin und Siegert eine Vielzahl hochveranlagter Genremaler auf Kinderdarstellungen spezialisiert hatte.

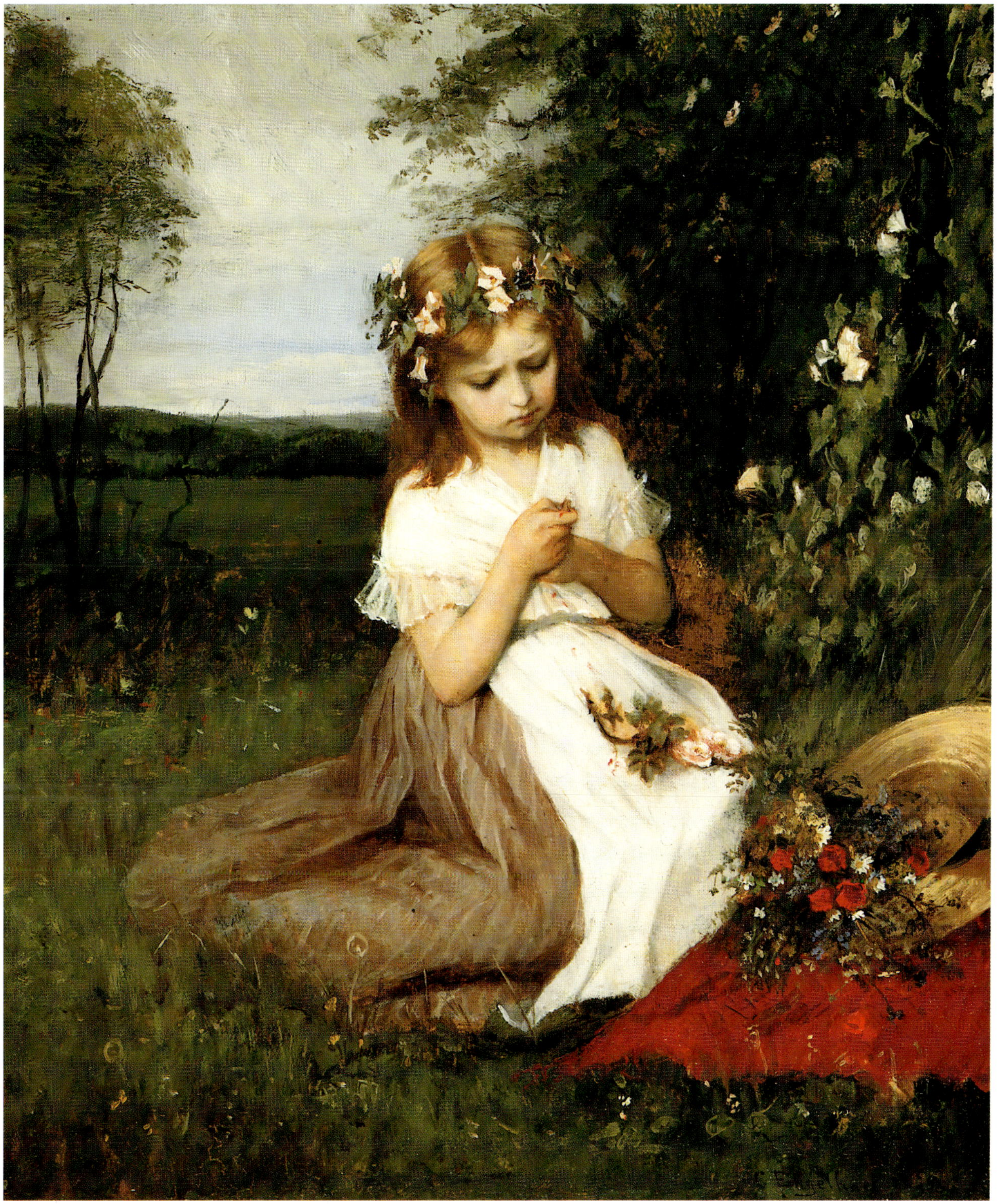

Friedrich Friedländer

1825 Kohljanowitz (Böhmen) – Wien 1901

„Der Maler im Dorfe" 1873
57 x 78 cm, Öl auf Holz
Signiert unten links: Friedländer -873

Friedrich Friedländers Werke entstehen im Umfeld der österreichischen Genremalerei, weisen aber deutliche Einflüsse der Düsseldorfer Malerschule auf.
Mit vielversprechender Begabung ausgestattet, wechselte Friedländer nach einem Studium an der Wiener Akademie in das renommierte Atelier von Ferdinand Waldmüller. Von dort aus reiste er 1852 nach Düsseldorf und 1854 nach Paris, um in den namhaftesten Zentren für Genremalerei seine Ausbildung zu vollenden.
Der Maler im Dorfe gehört zu den eindrucksvollsten Gemälden Friedrich Friedländers und kann gleichzeitig als historisch interessantes Dokument für die zeitweilig enge Beziehung einiger Wiener Maler zur Düsseldorfer Malerschule angesehen werden.
Für Friedländer begann diese Phase 1872 mit einer Studienreise nach Württemberg, wo auch Ludwig Knaus und Benjamin Vautier sich häufig zu Studienzwecken aufhielten. Mit dem *Maler im Dorfe* nimmt Friedländer besonders in der Anordnung und Charakterisierung der Figuren Einflüsse aus der Düsseldorfer Genremalerei auf.
Im Mittelpunkt der Darstellung steht eine kleine Bauernversammlung, die staunend der Arbeit eines Malers zusieht. Die Herkunft der sonntäglichen Kleidung könnte auf ein Dorf in der Nähe von Tübingen verweisen, wo Trachtenkleidung auch während der Woche und zur Arbeit getragen wurde, um den Besuchern dieser Region eine Besonderheit zu bieten. Ludwig Knaus und Benjamin Vautier hatten die Geschäftstüchtigkeit der Bauern im Schwarzwald und im Berner Oberland kennengelernt, wo die einheimischen Modelle nur gegen entsprechende Bezahlung bereit waren, sich malen zu lassen. Um auch im heimischen Atelier „authentische" Bilder der Dorfgemeinschaften vermitteln zu können, besaßen die Düsseldorfer Genremaler einige Vorräte an Trachtenkleidung der entsprechenden Regionen. Unterstützt durch Bleistift- und Ölskizzen, die auf Studienreisen vor Ort angefertigt wurden, entstanden so die aufwendigen und von den Zeitgenossen als realistisch eingestuften Ölgemälde.

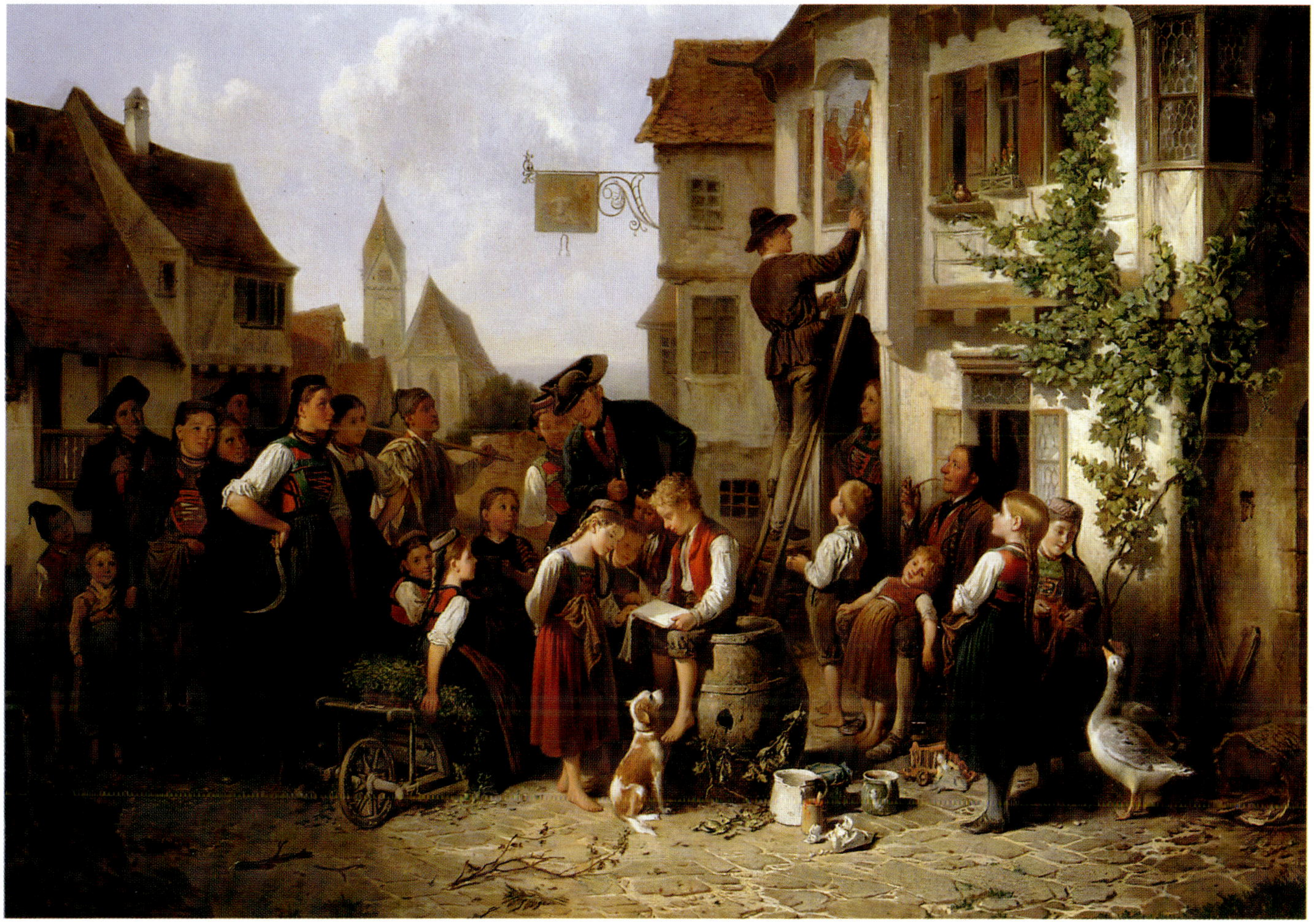

Ferdinand Fagerlin

1825 Stockholm – Düsseldorf 1907

„Überrascht" 1888
95 x 80 cm, Öl auf Leinwand
Signiert unten rechts: Ferd. Fagerlin Df. 88

Ferdinand Fagerlins künstlerische Ambitionen kamen erst verhältnismäßig spät zur Entfaltung.
Nach einer ersten Ausbildung an der Stockholmer Akademie diente der junge Schwede zunächst als Berufsoffizier in der Armee und begann erst im Alter von 29 Jahren sein Studium an der Düsseldorfer Kunstakademie, wo sich gemeinsam mit ihm zwischen 1850–1870 weit über 50 schwedische Landsleute aufhielten. Zwischen 1856–1858 besuchte Fagerlin das mondäne Atelier des Pariser Malerfürsten Thomas Couture, der vorher schon Ludwig Knaus, Anselm Feuerbach und Edouard Manet unterrichtet hatte.
Mit der Rückkehr nach Düsseldorf begann Fagerlins später, aber sehr erfolgreicher Aufstieg als Genremaler. Vom frühverstorbenen Henry Ritter, dessen Tochter er heiratete, übernahm Fagerlin die Vorliebe für Szenen aus dem Leben der holländischen Fischer, die er in der Eleganz des Pariser Salonstils und der Detailverliebtheit der Düsseldorfer Malerschule darstellt.
Wie ein unsichtbarer Beobachter sehen wir uns in *Überrascht* dem harmlosen Flirt eines jungen Fischerpaares gegenübergestellt. Der Bildtitel geht allerdings über die eigentliche Darstellung hinaus und kündigt schon die Unterbrechung der nur scheinbar unbelauschten Szene an.
Zur Entstehungszeit des Bildes hatte Fagerlin bereits einen Namen, der in Europa unter Sammlern bekannt war. Ein bedeutender Anteil seiner Gemälde wurde nach Schweden, Norwegen und Frankreich, vor allem aber nach England verkauft.
Überrascht wurde im Dezember 1888 in der Ausstellung „Düsseldorfer Künstler" gezeigt und noch im gleichen Jahr für das Städtische Museum in Bonn erworben. Weitere Gemälde von Fagerlin erwarben das Nationalmuseum in Stockholm, das Rudolphinum in Prag, das Kunstmuseum in Kopenhagen, die Nationalgalerie Berlin und das Museum in Göteborg.

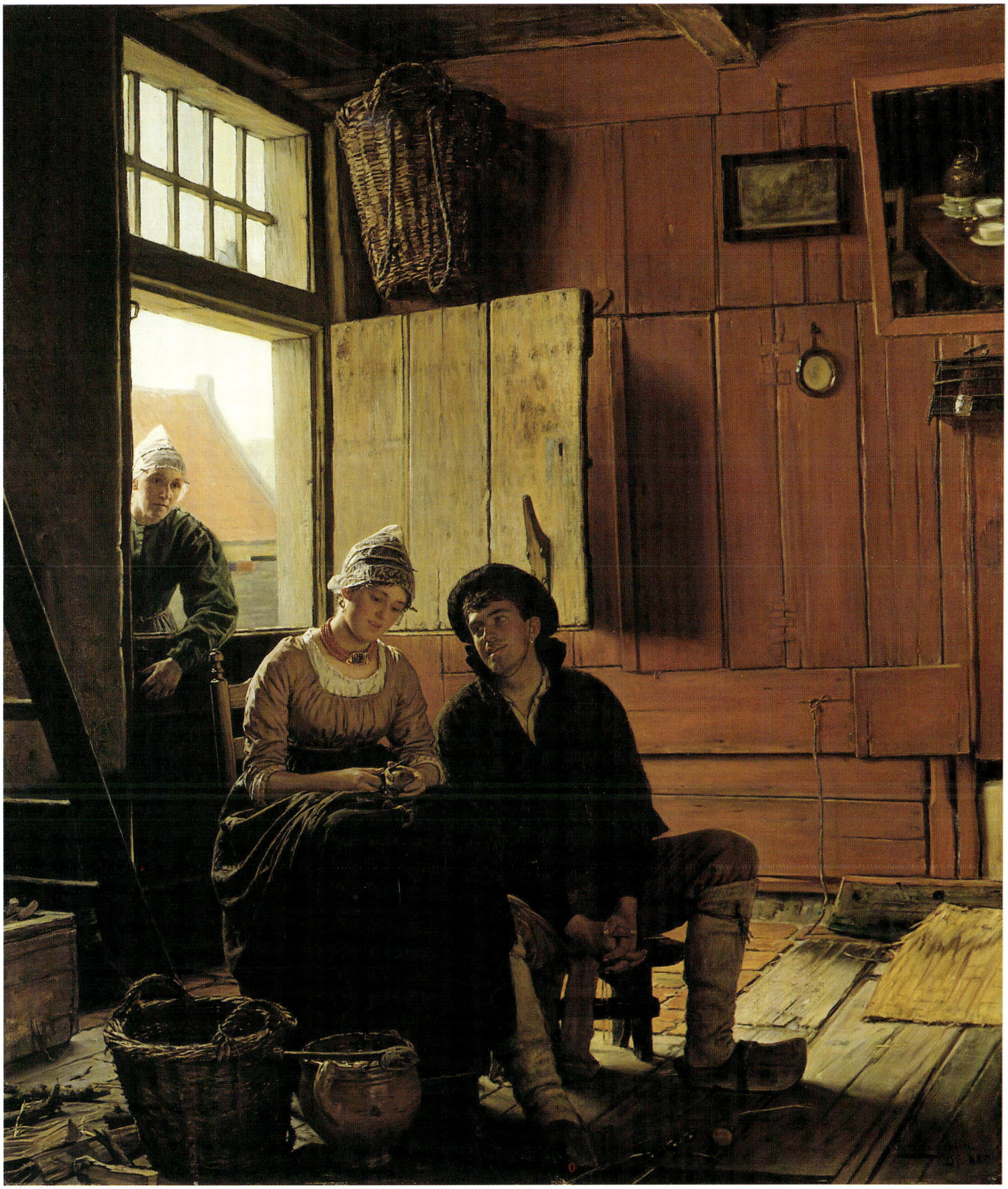

Carl Hertel

1837 Breslau – Düsseldorf 1895

„Der erste Versuch" 1869
67 x 52,5 cm, Öl auf Leinwand
Signiert unten rechts: Hertel Ddf 1869

Carl Hertel war im 19. Jahrhundert ein bekannter, auf Kinderbilder spezialisierter Genremaler, dessen Werke häufig ins Ausland verkauft wurden.
Er besuchte die Düsseldorfer Akademie als Schüler von Wilhelm Sohn und machte Studienreisen nach Holland und Belgien.
Seit 1861 stellte er auf den nationalen Kunstausstellungen Gemälde aus, deren Bildtitel wie *Kinder in der Kirche*, *Unschuldig bestraft* oder *Der Apfeldieb* seine Tendenz zum erzählerischen Genre erkennen ließen.
Sein bekanntestes Werk wurde *Jung-Deutschland*, das von der Berliner Nationalgalerie und in einer Replik vom Museum in Leipzig erworben wurde. Den Zeitgenossen gefiel nach Thieme-Becker „die Vortrefflichkeit der Malerei, Frische der Farbe und die Kraft und Originalität im Räumlichen".
Im hier vorliegenden Gemälde *Der erste Versuch* zeigt Hertel zwei Figuren vor einem räumlich nicht näher beschriebenen Hintergrund.
Auf dem Schoß der Mutter sitzt ein kleines Kind, das vergeblich versucht, sich einen Schuh verkehrt herum über den kleinen Fuß zu ziehen. Seelenruhig und mit einem Ausdruck von Zuneigung verfolgt die Mutter die Versuche des Kindes, ohne helfend einzugreifen und damit den Lernprozeß zu unterbrechen.
Mit dem seitlich einfallenden Licht und dem Verzicht auf eine nähere Beschreibung des Innenraums konzentriert Hertel alle malerischen Mittel auf die plastische Erfassung der Figuren.
Sorgfältig arbeitet der Maler die Gesichtszüge der beiden Dargestellten aus und schafft damit den Eindruck mütterlicher Liebe und Zuneigung, der charakteristisch für zahlreiche Kinderdarstellungen der Düsseldorfer Malerschule ist.

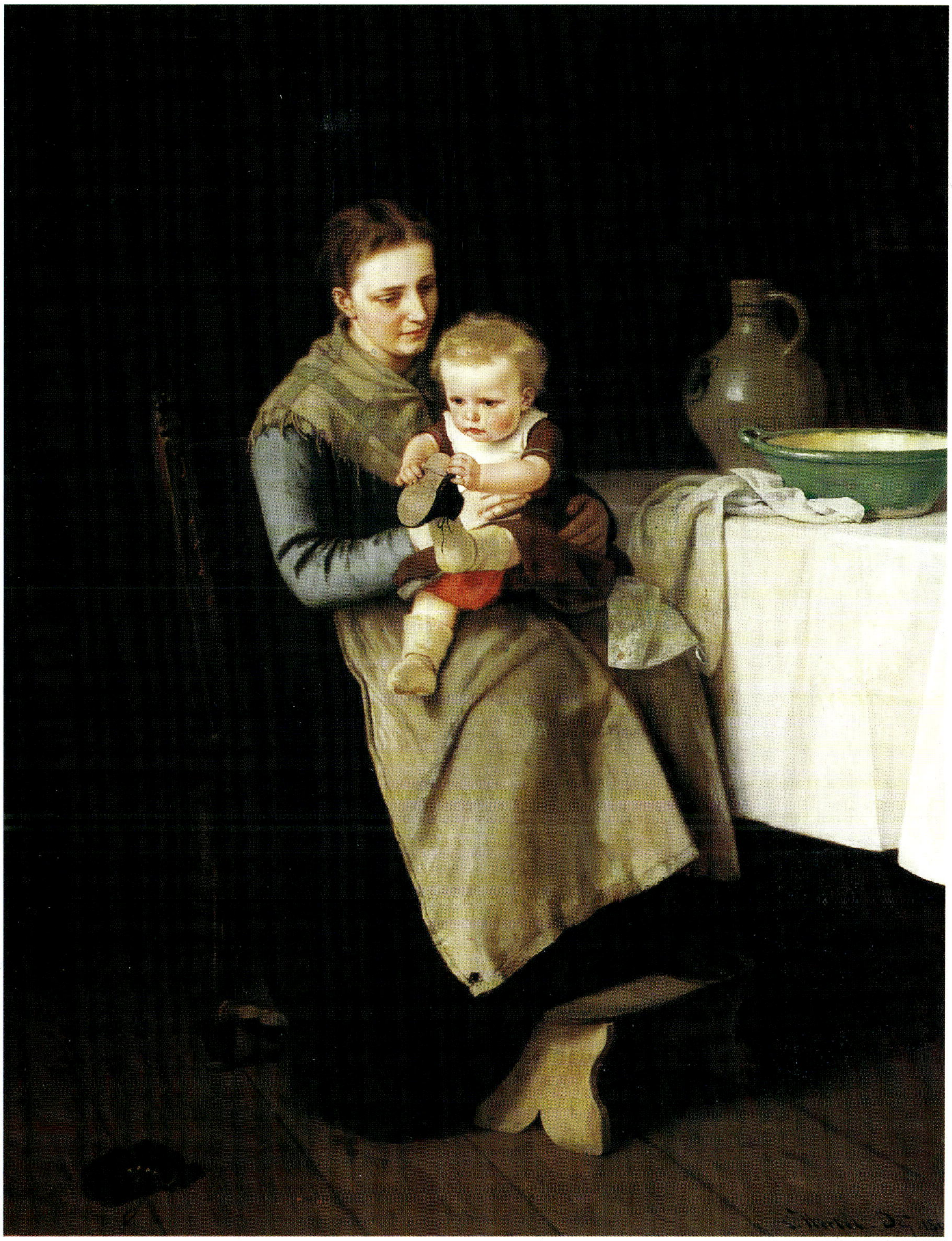

August Friedrich Siegert

1820 Neuwied a. Rh. – Düsseldorf 1883

„Der kleine Bibliothekar“ 1863
39 x 30 cm, Öl auf Holz
Signiert unten rechts: A. Siegert 1863

August Siegerts Genrebilder begegneten im 19. Jahrhundert einer großen nationalen wie internationalen Nachfrage und standen im Mittelpunkt zahlreicher Ausstellungsbesprechungen.

Als Schüler von Schadow und Hildebrandt hatte Siegert zwischen 1835 und 1846 an der Düsseldorfer Akademie studiert und sich anschließend in Holland, Antwerpen und Paris in den neben Düsseldorf bedeutendsten Zentren der europäischen Malerei weitergebildet. Auf nationalen und internationalen Kunstausstellungen zwischen 1840 und 1883 war Siegert vielfach vertreten und wurde häufig ausgezeichnet. Besonders erfolgreiche Gemälde sind druckgraphisch reproduziert worden und über das florierende Zeitschriftenwesen in großen Auflagen in Umlauf gebracht worden. Auffällig für einen Genremaler, der von offizieller Seite nicht mit der gleichen Akzeptanz wie die Historienmaler rechnen konnte, sind die zahlreichen positiven Kunstkritiken, die das Werk des Malers seit den Anfängen begleitend kommentieren. Der einflußreichste Düsseldorfer Kunstschriftsteller der Jahrhundertmitte, Müller von Königswinter, beschreibt 1853 Siegerts „meisterhafte Technik“ und seine „harmonische Vollendung bis in das geringste Detail“.

Genau wie Salentin und Meyer von Bremen verkaufte Siegert einen Großteil seiner Werke nach England und Amerika, wo sie sich bis heute noch in Privatsammlungen befinden dürften. Darüberhinaus haben auch zahlreiche öffentliche Institutionen Gemälde von Siegert erworben: neben einigen deutschen Museen vor allem Amsterdam, Wien, New York und Philadelphia.

Der kleine Bibliothekar befand sich zuletzt in kanadischem Privatbesitz und ist als Bildtitel bei Siegert erstmals 1861 nachweisbar.

Die leicht veränderte, hier abgebildete Variante von 1863 läßt vermuten, daß der Maler aufgrund der erfolgreichen Resonanz auf das originelle und technisch vollendet ausgeführte Motiv eine weitere Fassung in Arbeit genommen hat.

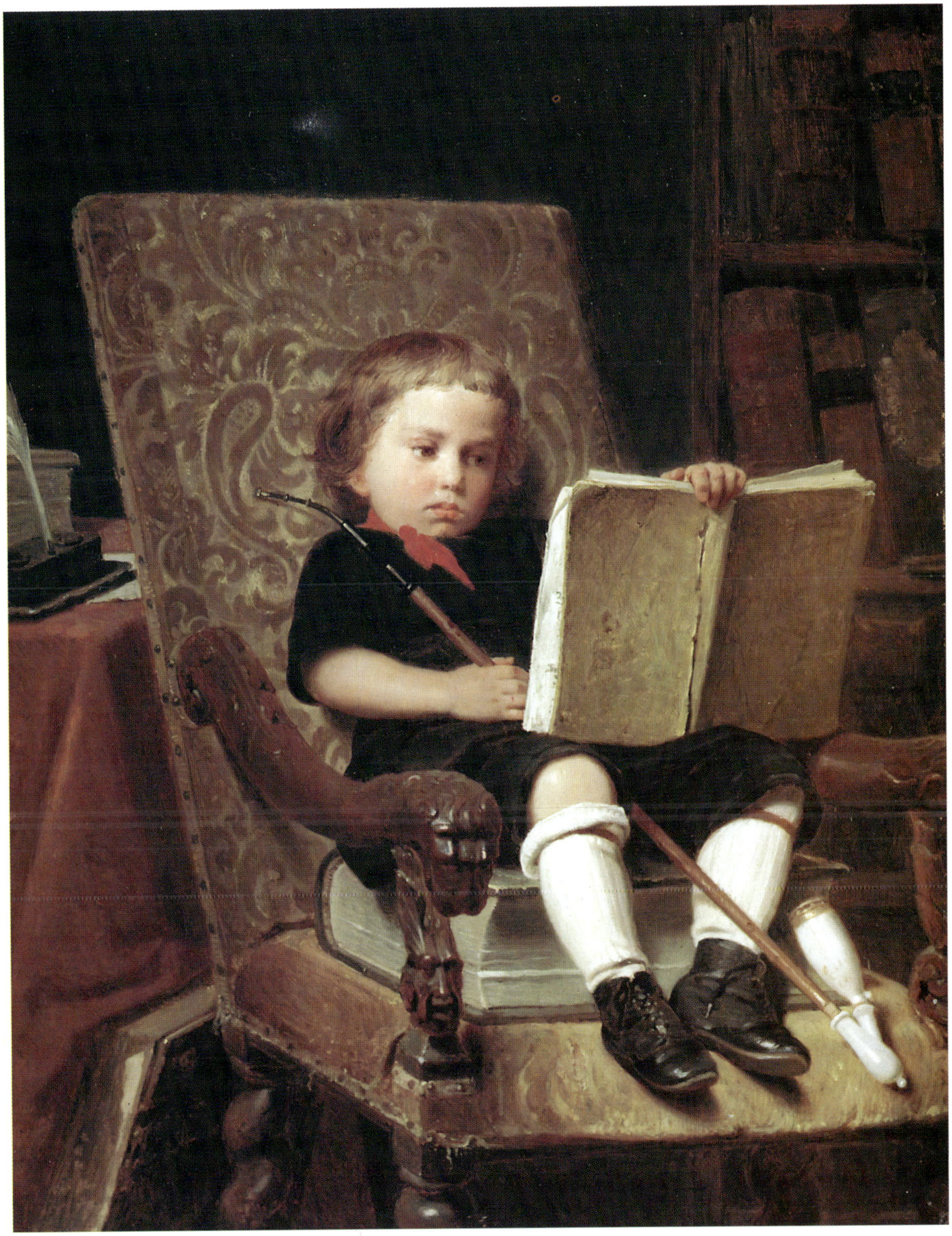

August Friedrich Siegert
1820 Neuwied – Düsseldorf 1883

„Der kleine Kunstfreund“ um 1859
50 x 40 cm, Öl auf Leinwand
Signiert unten rechts: A. Siegert

Nachdem August Siegert seit 1840 vornehmlich Historienbilder gemalt hatte, begann er um 1850 mit der Reihe von Genrethemen, die ihm die ersten Ausstellungserfolge brachten und seinen späteren Ruhm begründet haben.
Die Kinder des Trompeters, Spielende Kinder und *Kinder im Atelier* sind Gemäldetitel aus den fünfziger Jahren, denen in der Zeitschrift „Rheinlande“ bereits 1853 eine durch „liebevolles Studium und eine meisterhafte Technik erreichte Vollendung bis in das geringste Detail“ attestiert wurden und die auf den Kunstausstellungen dieser Zeit zu den Publikumsfavoriten zählten.
„1859 entstand das köstliche Genrebild *Der kleine Kunstfreund.* Ein kleiner Junge steht staunend und fasziniert zugleich vor einem großformatigen Gemälde, während der Maler im Nebenraum an seiner Staffelei arbeitet. Die Situation ist geschickt ausgesucht: Die Aufmerksamkeit des Beschauers richtet sich sofort auf den Mittelpunkt, den Knaben. Das Holzpferdchen hinter ihm und alle sonstigen Requisiten versinnbildlichen die bürgerlich-friedliche Welt, in der das Kind lebt. Das Gemälde, das sein Interesse geweckt hat, zeigt die Gegenwelt, Pferde und Soldaten, die eine Attacke reiten. In diesem Spannungsbogen zwischen Frieden und Kampf steht der Einzelne, menschliches Leben überhaupt, doch davon ahnt das Kind noch wenig wie vom eigenen Schicksal.“ Die Beschreibung von S. Gehrecke aus seiner Siegert-Monographie läßt den Charme des kleinen Genrebildes in eine weitergehende Interpretation einfließen und beschreibt ein wesentliches Charakteristikum in den Werken des Malers: Siegerts ausgeprägten Sinn für die Gefühlswelt kleiner Kinder, ihre Neugier und ihr Erstaunen bei den ersten Streifzügen in die Welt der Erwachsenen.

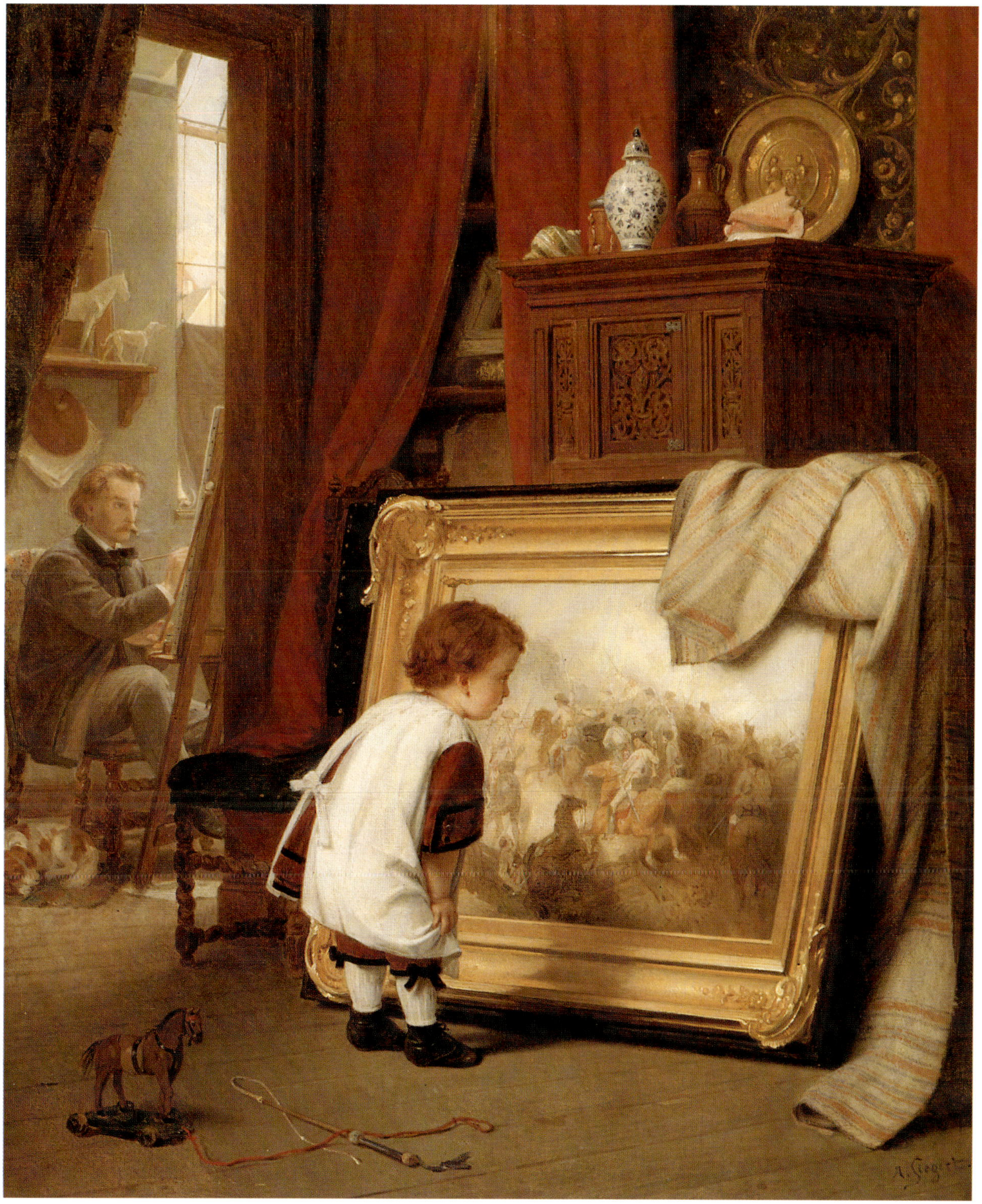

Johann Georg Meyer von Bremen
1813 Bremen – Berlin 1886

„Auf der Höhe" 1876
14,5 x 11,3 cm, Öl auf Holz
Signiert unten rechts: Meyer von Bremen 1876

Meyer von Bremen war Schüler der Düsseldorfer Akademie (seit 1833) unter Wilhelm von Schadow und Carl Sohn, die den jungen Maler zunächst zur Arbeit an großformatigen Historienbildern ermutigten.
1841 bezog er in Düsseldorf sein eigenes Atelier und spezialisierte sich ungefähr gleichzeitig ganz auf das Kindergenre, das ihm über mehrere Jahrzehnte eine erstaunliche internationale Popularität einbrachte.
Der Maler führte zeitlebens ein lückenloses Verkaufsverzeichnis, aus dem sich heute die weltweiten Verbindungen Meyer von Bremens und anderer Künstler der „Düsseldorfer Malerschule" rekonstruieren lassen.
Ein wesentlicher Teil seines Gesamtwerkes ging unmittelbar nach der Entstehung in amerikanischen Besitz über, meist wohl in die Sammlungen ehemaliger Emigranten deutscher Herkunft.
Die Boetticher-Auflistung aus 257 Nummern nennt als weitere prominente europäische Besitzer das russische Kaiserhaus und die preußische Königsfamilie. In seiner Biographie über Meyer von Bremen beschreibt Fr. W. Alexander 1910 diesen als Künstler, „der sich mitten im Geräusche der Weltstadt ein eigenes goldenes Zeitalter geschaffen hatte, in dem er lebte und webte."
Meyer von Bremen gehörte sicher nicht zu den großen Erneuerern seiner Zeit, aber seine ergreifenden Bilderfindungen in handwerklicher Vollendung trafen offensichtlich genau den Nerv einer Epoche, deren Menschen sich in ihrer industrialisierten Umgebung nach einer paradiesischen Insel in der Kunst sehnten.
Meyer von Bremens Wertschätzung verkörpert in Reinform die beiden Gesichter des 19. Jahrhunderts: Einer zunehmend stärker technisierten Umwelt setzte der Maler das verlorengegangene Ideal häuslichen Friedens in Stadt und Land entgegen.
Auf der Höhe entspricht nicht dem üblichen Kindergenre Meyer von Bremens, sondern ist vielmehr ein meditatives Stimmungsbild mit starken Anklängen an die romantische Landschaftsmalerei. Seit der Romantik waren Darstellungen von Wanderern im Gebirge und Ausblicke ins Tal Symbole für Freiheit und unbegrenzte Natur im Gegensatz zu den Einschränkungen und der Enge in den Städten.

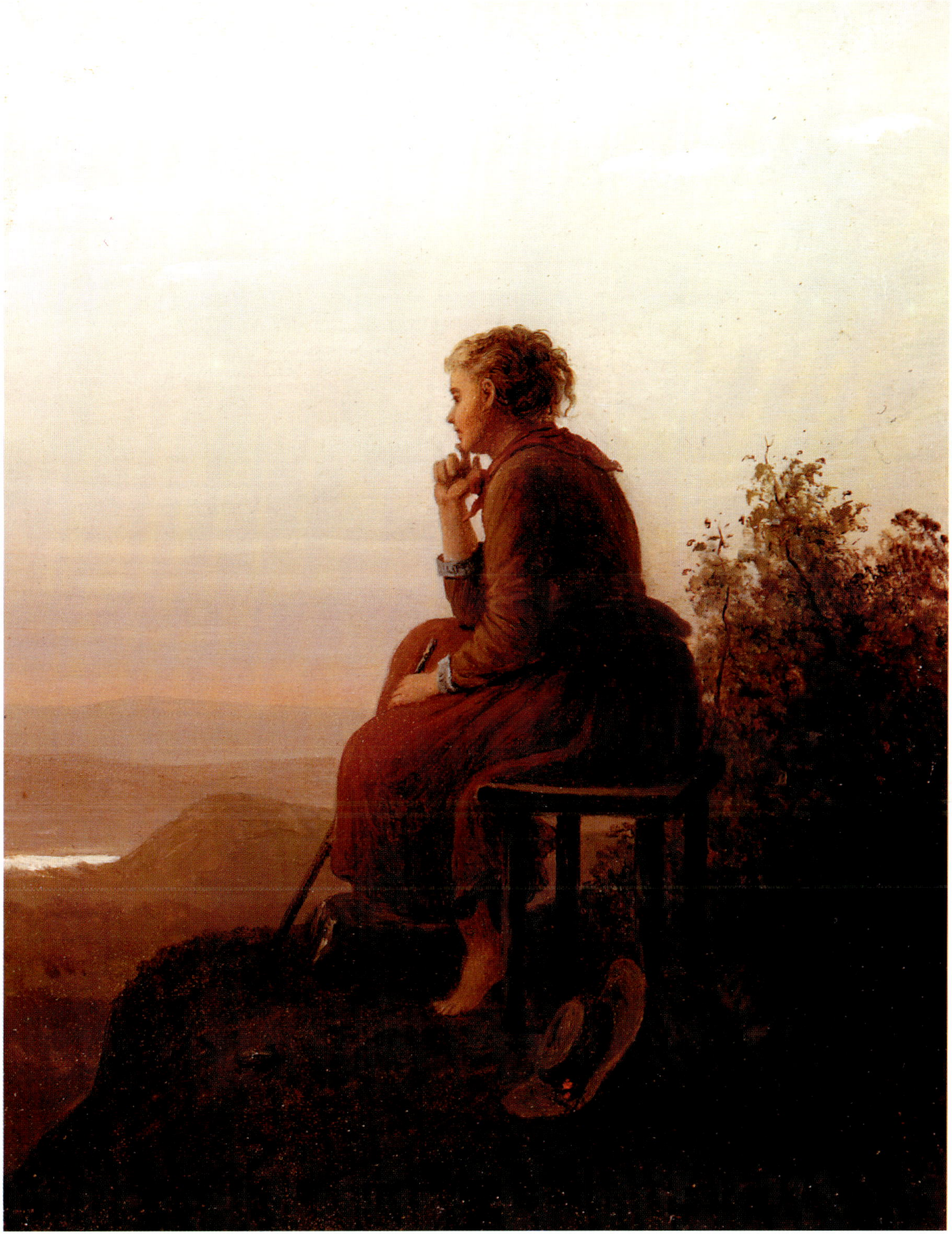

Hubert Salentin
1822 Zülpich – Düsseldorf 1910

77 x 51 cm , Öl auf Leinwand
„Auf dem Heimweg" 1883
Signiert unten links: H. Salentin 1883

Hubert Salentins internationale Bekanntheit im 19. Jahrhundert findet nur noch in Namen wie Ludwig Knaus, Johann Georg Meyer von Bremen oder den Brüdern Achenbach eine Parallele.
„Salentin schöpft seine Motive ausschließlich aus dem rheinischen Volksleben mit besonderer Bevorzugung der Kinderwelt, deren glückliche Unbefangenheit und Sorglosigkeit er in poetisch aufgefaßten Szenen zu schildern weiß, welche zumeist in einer reich und sorgsam ausgebildeten landschaftlichen Umgebung voll Sonnenglanz und Frühlingslust vor sich gehen", bemerkte Rosenberg 1894.
Zwischen 1851 und 1856 studierte der bereits 28jährige Hufschmied Salentin an der Düsseldorfer Akademie bei Wilhelm von Schadow und Carl Sohn. Anschließend trat er in das Atelier des Norwegers Tidemand ein und verkauft schon im ersten Jahr seiner Selbständigkeit *Die goldene Hochzeit* an die Kaiserin von Rußland. In den folgenden Jahren erwerben die Kaiserin von Österreich (1857), der König von Belgien (1862) und Kaiser Louis Napoleon (1863) Gemälde von Hubert Salentin.
Weitere Bildtitel wie *Das Findelkind, Der Sonntag beim Schäfer* oder *Die Waisenkinder* deuten die sentimentale Stimmung in vielen Gemälden Salentins an, die von einigen Malern der Düsseldorfer Malerschule als Wesenszug bis zum Ende des 19. Jahrhunderts durchgehalten wurde.
Internationale Sammler und Museen verstreuen sein Oeuvre in fast alle Kunstmetropolen des 19. Jahrhunderts: U. a. Amsterdam, Boston, Manchester, Montreal, Moskau, New Orleans, New York, Oslo, Philadelphia, Petersburg und Wien nennt der Maler in seinem chronologisch angelegten Verkaufsverzeichnis, das – nur noch mit Meyer-Bremens Verkaufsbuch zu vergleichen – ein einmaliges Dokument der weltweiten Handelswege für Gemälde der Düsseldorfer Malerschule darstellt.
Auf dem Heimweg ist ein glänzendes Beispiel für Salentins erzählerische Genremalerei und illustriert Wort für Wort Rosenbergs oben zitierte Charakterisierung des Malers.
In einem lichtdurchfluteten Waldstück verharrt das junge Mädchen für einen Augenblick, da der stattliche Hund an ihrer Seite offensichtlich ein Geräusch wahrgenommen hat. Die Treue des Hundes und der sorglos-behütete Blick des Mädchens sind in ihrer feinen psychologischen Wechselbeziehung exemplarisch für das beliebte Kindergenre in der Düsseldorfer Malerei.

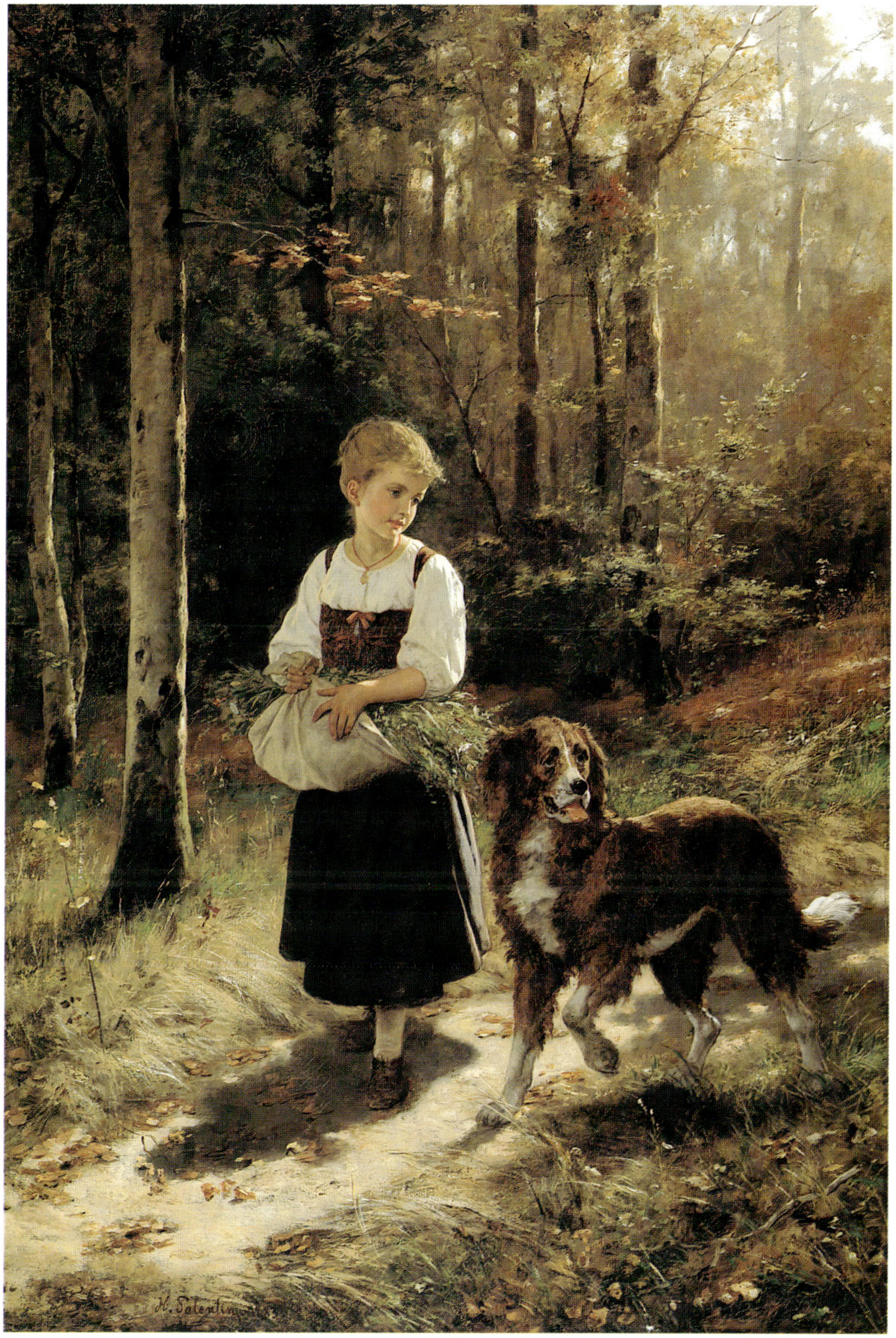

Felix Schlesinger
1833 – Hamburg – 1910

„Auf Kommando"
71,5 x 61,5 cm, Öl auf Leinwand
Signiert unten rechts: F. Schlesinger

Felix Schlesingers Kinderbilder werden heute eher der Münchner als der Düsseldorfer Malerschule zugerechnet, was nach dem Werdegang des gebürtigen Hamburgers zu urteilen nur eingeschränkt richtig ist.
Seine Ausbildung absolvierte der angehende Genremaler in den Zentren der figürlichen Malerei im 19. Jahrhundert: Antwerpen, Düsseldorf und Paris.
In Düsseldorf war Schlesinger 1850/51 zunächst Schüler der Akademie, bevor er in das private Atelier von Rudolf Jordan wechselte, wo er den letzten Schliff für seinen bevorstehenden mehrjährigen Aufenthalt in Paris bekommen haben dürfte.
1862 läßt Schlesinger sich in München nieder und beschickt von dort aus die Ausstellungen in Dresden, Berlin und Wien mit Darstellungen von Kindern auf dem Lande, die mit sicherem Instinkt dem Geschmack des deutschen und vor allem auch des internationalen Publikums entgegenkamen.
In Boettichers Malerwerken des Neunzehnten Jahrhunderts sind nicht weniger als 52 Werke Schlesingers verzeichnet, die einen erstaunlichen Einfallsreichtum in der Variation von Kinderszenen, häufig in Verbindung mit Großeltern und im Spiel mit Haustieren verraten.
Der Kindergarten, Die Kaninchenfütterung oder *Die Bescherung in der Schule* sind Bildtitel, die sich mit der häuslichen Welt und der Schulzeit der Kinder im 19. Jahrhundert beschäftigen und im Sentiment den Werken Salentins und Meyer von Bremens nahestehen. Wie diese hat auch Schlesinger weit mehr als die Hälfte seiner Werke nach England und Amerika verkauft.
Auf Kommando ist exemplarisch für das Düsseldorfer Kindergenre und gleichzeitig ein eindrucksvolles Beispiel für die koloristischen und maltechnischen Fähigkeiten Schlesingers.
Das seitlich einfallende, helle Bildlicht modelliert das kleine Mädchen und ihren Großvater zu plastischen Figuren, die dem Betrachter zum Greifen nahe erscheinen. Schlesinger erreicht mit dieser Beleuchtung eine bühnenähnliche Situation, wie sie in zahlreichen Genrebildern der Düsseldorfer Malerschule zu finden ist.

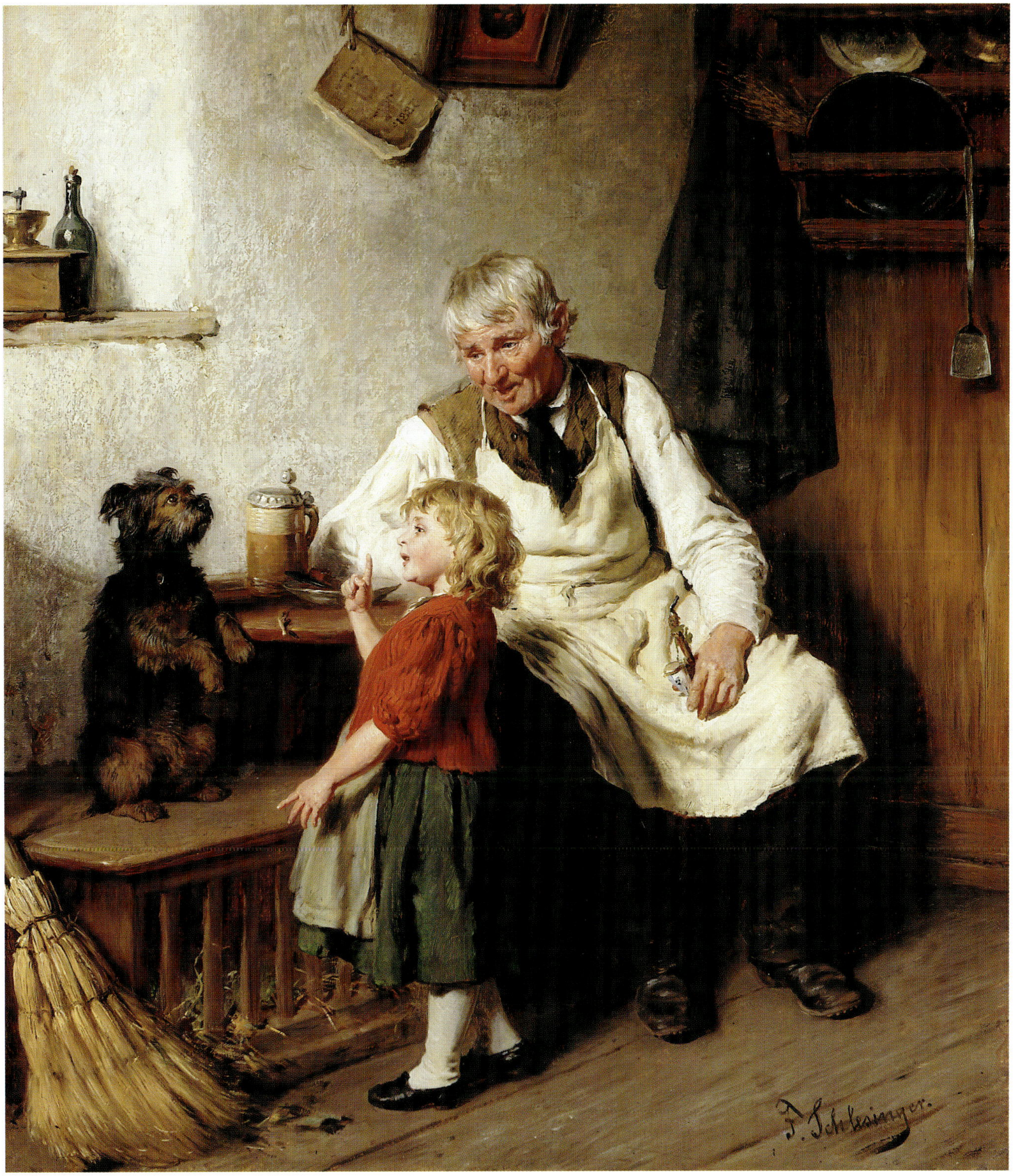
F. Schlesinger.

Carl Rudolph Sohn

1845 – Düsseldorf – 1908

„Eine Frage" 1881
64 x 84 cm, Öl auf Leinwand
Signiert unten rechts: C. Sohn jr. D'dorf 1881

Carl Rudolph Sohn war als Porträt- und Genremaler ähnlich erfolgreich wie sein Vater Carl Ferdinand Sohn (1805–1867).
Zunächst absolvierte Carl Rudolph eine Ausbildung zum Ingenieur am Polytechnikum in Karlsruhe, bevor er 1867–1870 Schüler der Düsseldorfer Kunstakademie und später Privatschüler seines Vetters Wilhelm Sohn (1830–1899) wurde.
Carl Rudolph Sohn hatte von seinem Vater nicht nur das künstlerische Talent im Porträtfach geerbt, sondern auch den geschickten Umgang mit Repräsentanten des europäischen Hochadels, die zu seinen bevorzugten Auftraggebern gehörten. So malte er unter anderem Bildnisse der Königin Victoria von England und König Eduards VII. von England, sowie einige englische Herzöge und russische Großfürsten.
Neben seiner Arbeit als Porträtist war Sohn auch ein erfolgreicher Genremaler, dessen historistische Interieurs den Geschmack des gründerzeitlichen Kunstpublikums sicher trafen.
Eine Frage ist repräsentativ in Form und Inhalt für Sohns großbürgerliche Malerei, die ihren Anspruch aus dem historischen Ambiente der Darstellung ableitet.
Als Betrachter sehen wir das Festmahl in der hinteren Raumflucht als Kulisse für die kleine Szene, die sich unmittelbar vor unseren Augen auf einer Holzbank abspielt. Zum wichtigsten Akteur des dargestellten Momentes wird unfreiwillig das kleine Mädchen, das einen Teller vom Festmahl mitnehmen durfte und jetzt für einen Augenblick zwischen beiden Räumen innehält, da es mit dieser Begegnung offensichtlich nicht gerechnet hat. Die vertiefte Psychologie in den Gesichtern der Beteiligten, durch die wir die kleine Szene in ihrer inneren Spannung erfahren, ist ein typisches Merkmal der Düsseldorfer Malerschule.

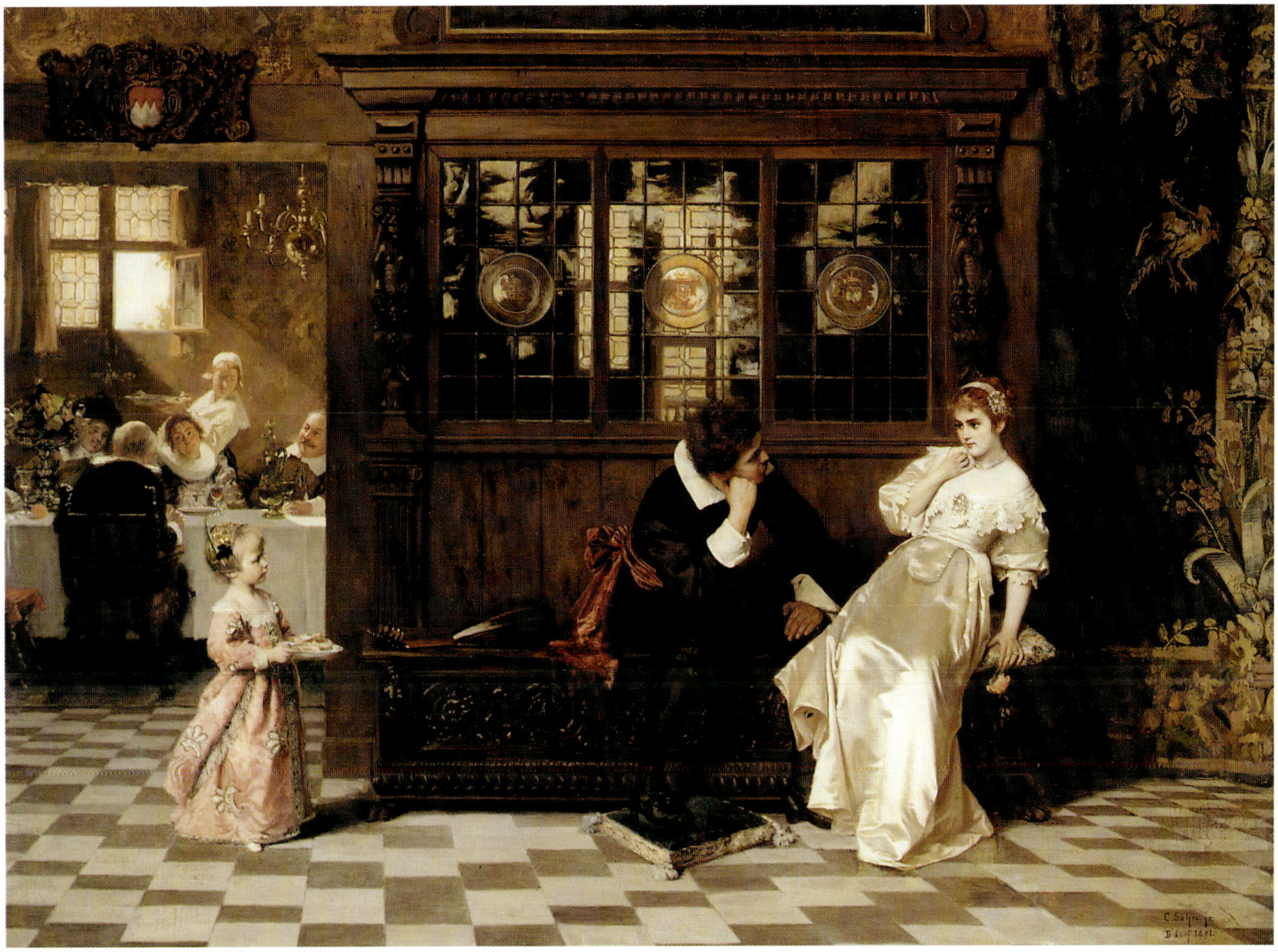

Christian Ludwig Bokelmann
1844 St. Jürgen bei Bremen – Berlin 1894

„Im Leihhause, kurz vor der Eröffnung“ 1876
103 x 151 cm, Öl auf Leinwand
Signiert unten links: Bokelmann Ddf 76

Christian Ludwig Bokelmann war der erste Düsseldorfer Künstler, in dessen Werk die moderne Großstadtkultur nach der Reichsgründung 1871 ein Echo gefunden hat.
Ein dreijähriges Studium an der Düsseldorfer Akademie 1868–1871 und zwei weitere Jahre als Privatschüler Wilhelm Sohns reichten dem spätberufenen Maler für den Sprung in die Selbständigkeit eines eigenen Ateliers. Bokelmann distanzierte sich in seinen großformatigen Gemälden vom etablierten und beim Publikum beliebten Bauerngenre Ludwig Knaus' und Benjamin Vautiers und entdeckte neue Themen für die Malerei.
Ein *Wahlkampf*, die *Volksbank kurz vor dem Krach*, eine *Verhaftung* oder das *Kasino von Monte Carlo* als Bildthemen gaben ihm Gelegenheit, eine Vielzahl von Figuren zu nicht gerade alltäglichen Anlässen zu versammeln und sich damit aus der Tradition der Genremalerei als Darstellung alltäglicher Ereignisse zu entfernen.
Am Anfang dieser Entwicklung steht das *Leihhaus, kurz vor der Eröffnung*, das Bokelmann 1876 erstmalig in Berlin ausstellt und das später vom Stuttgarter Museum erworben wird. Städtische Leihhäuser hatten im wirtschaftlichen Auf und Ab der Gründerzeit Hochkonjunktur und versammelten offensichtlich Angehörige aller gesellschaftlichen Schichten, die aus unterschiedlichsten Gründen in finanzielle Notsituationen geraten waren.
Als Betrachter führt uns der Maler mitten in den Kreis der Betroffenen, aus deren Gesichtern und Haltungen wir ihre Schicksale erraten können.
Von den Zeitgenossen wurde Bokelmanns Stil als ein neuartiger Realismus begriffen. Friedrich Pecht als bekanntester Kunstkritiker der Epoche vermerkte 1886 die „erschütternde Wahrheit“ in seinen Bildern.
„Da war nichts Konventionelles, kein Überrest mehr von Modellstudium, sondern die Natur, die Wirklichkeit, das Leben in voller Unmittelbarkeit“, beschrieb Rosenberg 1894 Bokelmanns neuen Stil in Abgrenzung zum Bauerngenre in der Düsseldorfer Malerei.

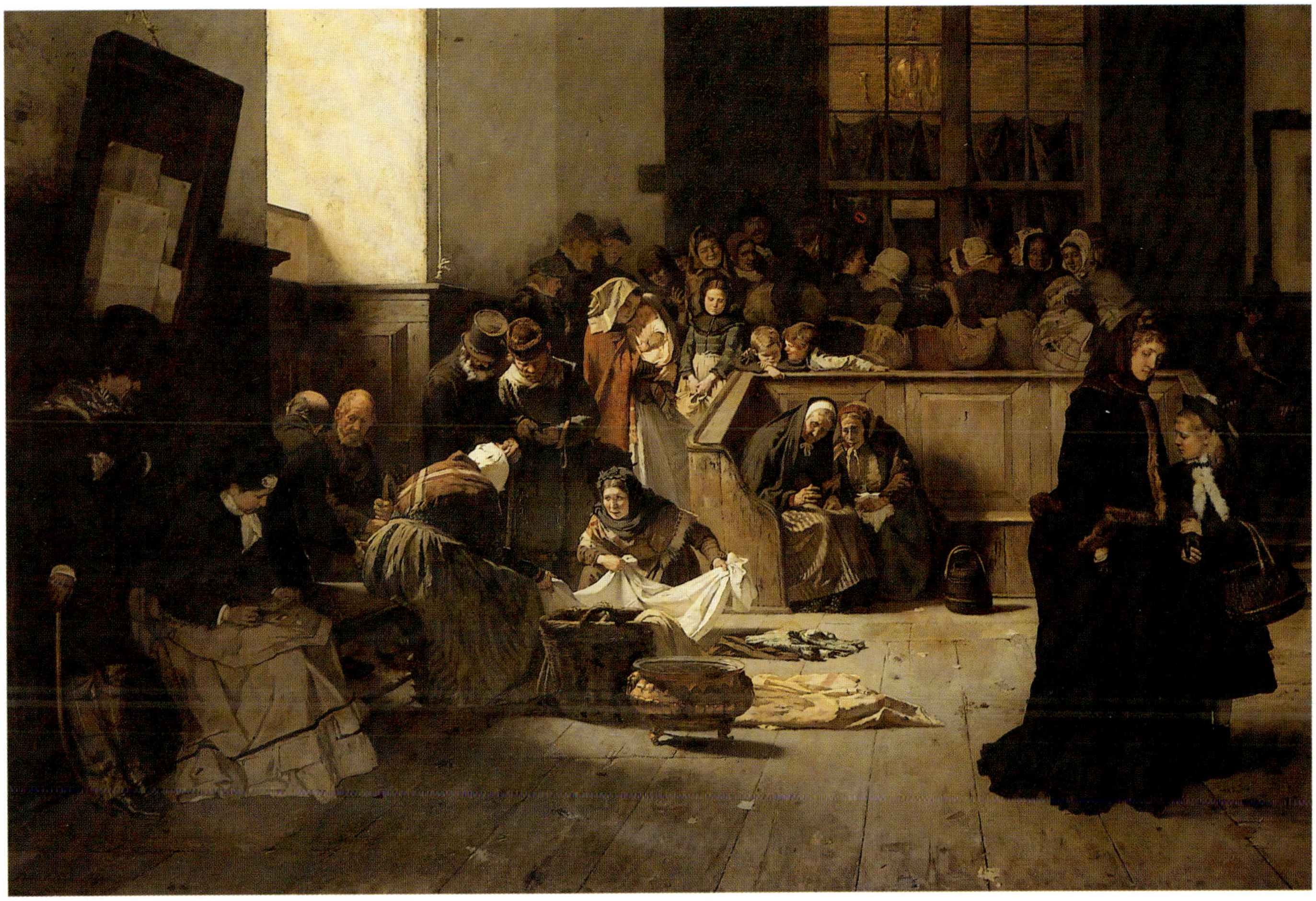

Christian Sell der Ältere

1831 Altona – Düsseldorf 1883

„Leib-Garde-Husaren"
31 x 42,5 cm, Öl auf Leinwand
Signiert unten Mitte: Chr. Sell

Christian Sell ist neben Emil Hünten und Wilhelm Camphausen der bedeutendste Vertreter der Düsseldorfer Historienmalerei mit Schwerpunkt auf Soldaten- und Schlachtenszenen, die im neugegründeten Deutschen Reich naturgemäß auf große Nachfrage stießen.
Zwischen 1851–1856 hatte Sell auf der Düsseldorfer Kunstakademie bei Hildebrandt und Schadow studiert, wo die Voraussetzungen für seine später oft bewunderte Maltechnik geschaffen wurden.
Sells Gesamtwerk gliedert sich in zwei Abschnitte: Vor dem Deutsch-Französischen Krieg 1870/71 malte er folkloristische und geschichtliche Themen, häufig Landsknechtsszenen aus der Geschichte des Dreißigjährigen Krieges.
Nach der Reichsgründung 1871 widmete er sich ganz dem Jahrhundertereignis des deutschen Sieges über Frankreich, der nicht nur in der Geschichtsschreibung grundlegend aufgearbeitet wurde, sondern natürlich auch in der bildenden Kunst ein entsprechendes Echo fand.
Christian Sell war ein äußerst exakter Beobachter. Die Zuverlässigkeit und Glaubwürdigkeit seiner Darstellungen hatten dokumentarischen Charakter, da er als Augenzeuge an einigen wichtigen Orten des Kriegsgeschehens persönlich zugegen war.
Am Motiv der *Leib-Garde-Husaren* wird ihn weniger der Zusammenhang mit einer Kampfhandlung interessiert haben als die malerischen Uniformen der Soldaten. Rot, Blau und Gold werden harmonisch aufeinander abgestimmt und heben sich angenehm ab vom tristen Grau des Bodens und dem kargen Grün der Vegetation.
Zwischen 1870 und 1883 befindet sich Christian Sell mit immer kleiner werdenden Formaten auf dem Höhepunkt seiner Künstlerkarriere, die nach seinem Tod von seinem Sohn, Christian Sell d. Jüngere (1854-1925), mit gleichen Motiven in deutlich geringerer Qualität fortgeführt wird.

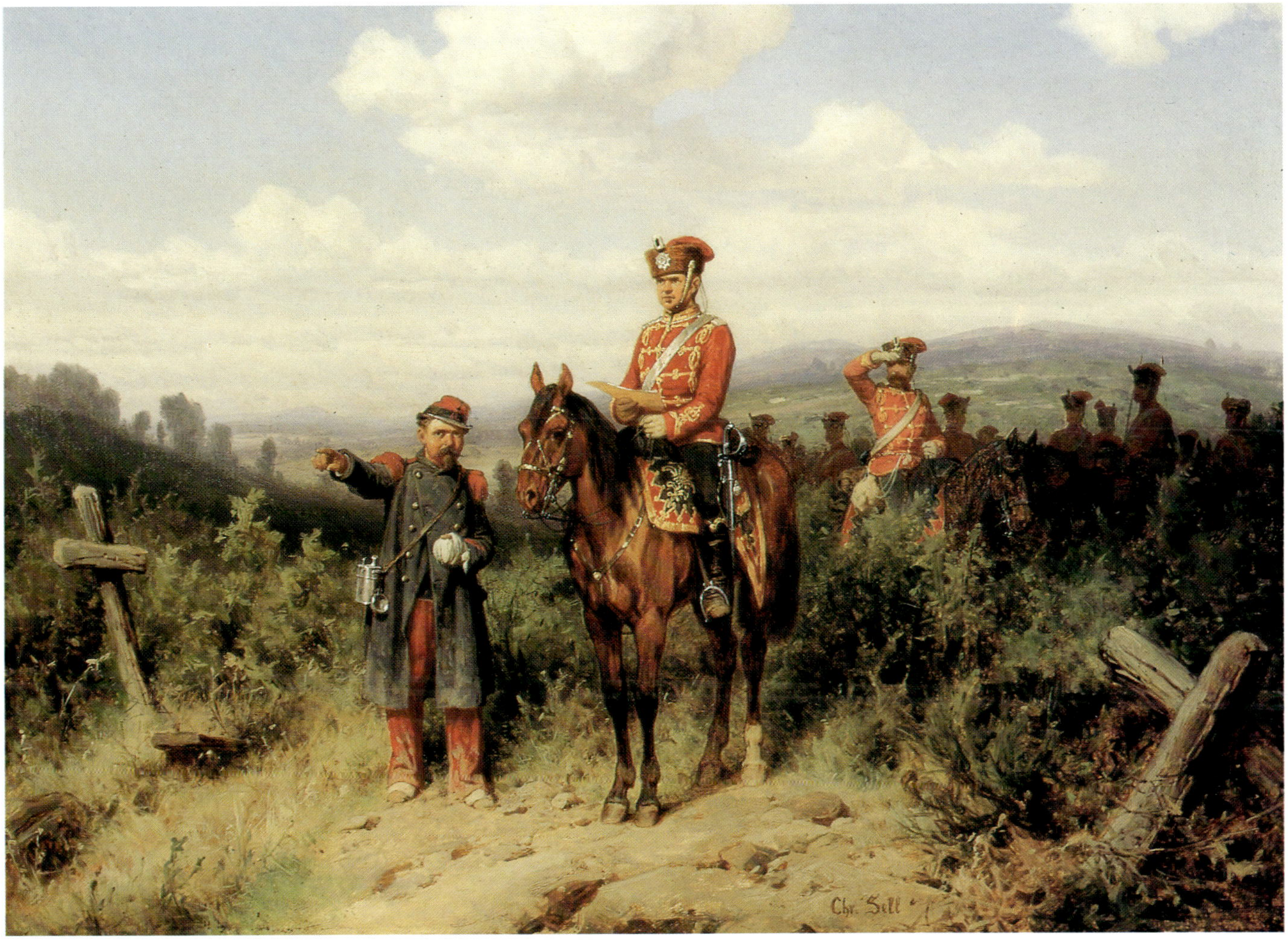
Chr. Sell

Vincent Stoltenberg-Lerche
1837 Tönsberg – Düsseldorf 1892

„Der Eingang zur alten Düsseldorfer Akademie"
58,5 x 67,5 cm, Öl auf Leinwand
Signiert unten rechts: Vinc. St. Lerche

Der Norweger Vincent Stoltenberg-Lerche gehörte mit mehr als 100 Landsleuten zu den jungen Malern aus Skandinavien, die zum Studium an die Düsseldorfer Akademie gingen. 1856 wurde Stoltenberg-Lerche zunächst Schüler von Köhler und Schadow, 1860–62 besuchte er die Landschafterklasse von Gude, der auch von Norwegen nach Düsseldorf gekommen war.
Figürliches Genre in Kombination mit aufwendigen Architekturelementen bestimmen die Motive seiner Gemälde, die maltechnisch und koloristisch auf hohem Niveau stehen. Bildtitel wie *Der Kirchenplan, Bettler im Kloster* oder *In der Klosterbibliothek* dokumentieren Stoltenberg-Lerches Vorliebe für Darstellungen aus dem Leben der Geistlichen.
Seine Werke gingen in deutschen und norwegischen Privatbesitz. Darüber hinaus erwarben die Museen in Bergen, Oslo, Stavanger, Stockholm, Göteborg und Bremen Bilder von ihm.
Der Eingang zur alten Düsseldorfer Akademie bildet den Mittelpunkt einer belebten Straßenszene, in der sich zahlreiche Figuren bewegen. Am linken Bildrand erkennen wir einen Marktstand mit Personal und einem Ordnungshüter im Dienst. Im Schatten des Eingangs stehen vermutlich zwei Maler, ein dritter läuft quer durchs Bild und begegnet einem auffällig elegant gekleideten Bürgerpärchen.
Das strahlende Sonnenlicht verbreitet eine südländische Atmosphäre, die den heiteren Grundton des Bildes trägt. Der Vorplatz und die weiter hinten liegende Häuserfront nehmen die einfallenden Lichtstrahlen auf und lassen die prächtige Architektur des Akademieeingangs im Halbschatten umso deutlicher hervortreten.
In den siebziger Jahren des 19. Jahrhunderts wurde die alte Akademie durch einen Neubau ersetzt. Erstaunlicherweise wurde das alte Gebäude von den zahllosen Malern, die dort studiert haben, kaum als bildwürdig empfunden und deshalb sehr selten in Gemälden dargestellt.

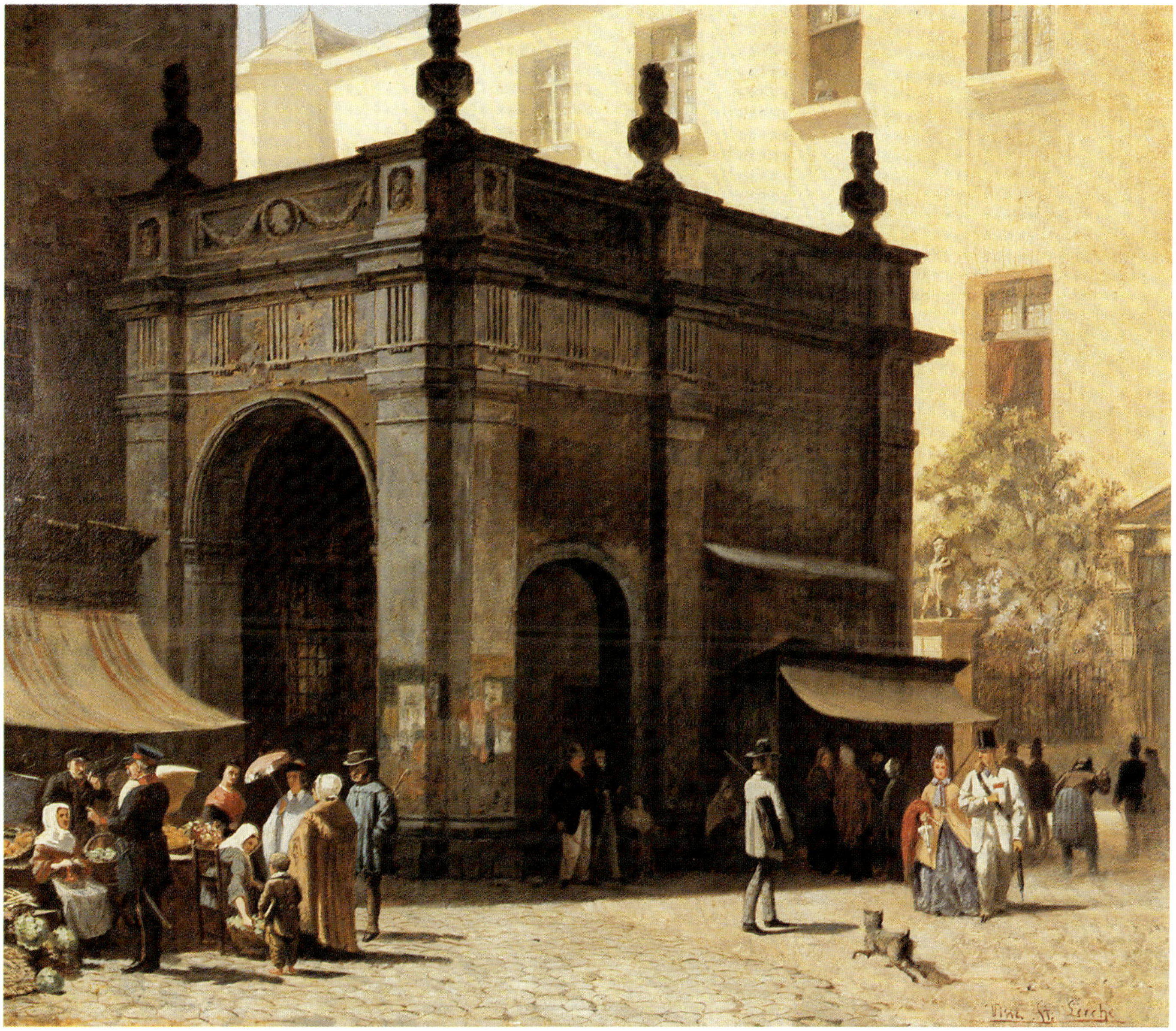

Eugen Dücker

1841 Arensburg – Düsseldorf 1916

„Am Strand" 1872
57,7 x 95,5 cm, Öl auf Leinwand
Signiert unten links: E. Dücker 1872

Mit Eugen Dückers Berufung zum Leiter der Landschafterklasse (1872) als Nachfolger von Oswald Achenbach begann in der Düsseldorfer Malerschule eine Stilwende zum Naturalismus, der die spätromantischen Strömungen ablösen sollte.
Der gebürtige Balte studierte zwischen 1858–1862 an der Akademie in Sankt Petersburg, bevor er sich 1864 in Düsseldorf niederließ.
Atmosphärische Stimmungen in klar gegliederten Kompositionen wurden für mehrere Jahrzehnte zum Erkennungsmerkmal der „Dücker-Schule", aus der so bedeutende Maler wie Eugen Kampf, Helmuth Liesegang, Olof Jernberg und Max Clarenbach hervorgegangen sind.
Friedrich Schaarschmidt hat als Zeitzeuge und zuverlässiger Chronist der Düsseldorfer Schule den Wandel 1902 rückblickend beschrieben:
„Die See, die ja durch die Achenbachs und die Norweger der Düsseldorfer Kunst vertraut war, wurde in einer ganz neuen Weise, nicht in ihrer dramatischen Bewegung, sondern in der Ruhe, im Sonnenglanz, in melancholischen Sonnenuntergängen und schimmernden Morgenstimmungen aufs eingehendste studiert und mit einer virtuosen wie sorgfältigen Technik gemalt."
Dückers *Am Strand* ist exemplarisch für jene klassische Schaffensphase des Malers in den siebziger Jahren, die auf viele deutsche, aber auch auf russische und skandinavische Akademieschüler eine nachhaltige Wirkung hatte. Eine scharf ausgeprägte Horizontlinie, die sogenannte „Dücker-Linie" teilt die Komposition in zwei Hälften und betont das Wechselspiel von Licht und atmosphärischer Stimmung, das im Himmel angelegt ist und sich im stehenden und fließenden Wasser spiegelbildlich wiederfindet. Das neuartige dieser Landschaftsauffassung wird erst vor dem Hintergrund der Düsseldorfer Tradition erkennbar: Andreas Achenbachs dramatische Seebilder und die bewegten italienischen Ansichten von Oswald Achenbach entsprachen dem Zeitgeschmack, gegen den Eugen Dücker sein wegweisendes „Pathos der Stille" setzte. In Dückers Gemälden scheint sich nichts zu ereignen, was die Aufmerksamkeit des Betrachters von der Wahrnehmung feinster Stimmungsmomente ablenken könnte.

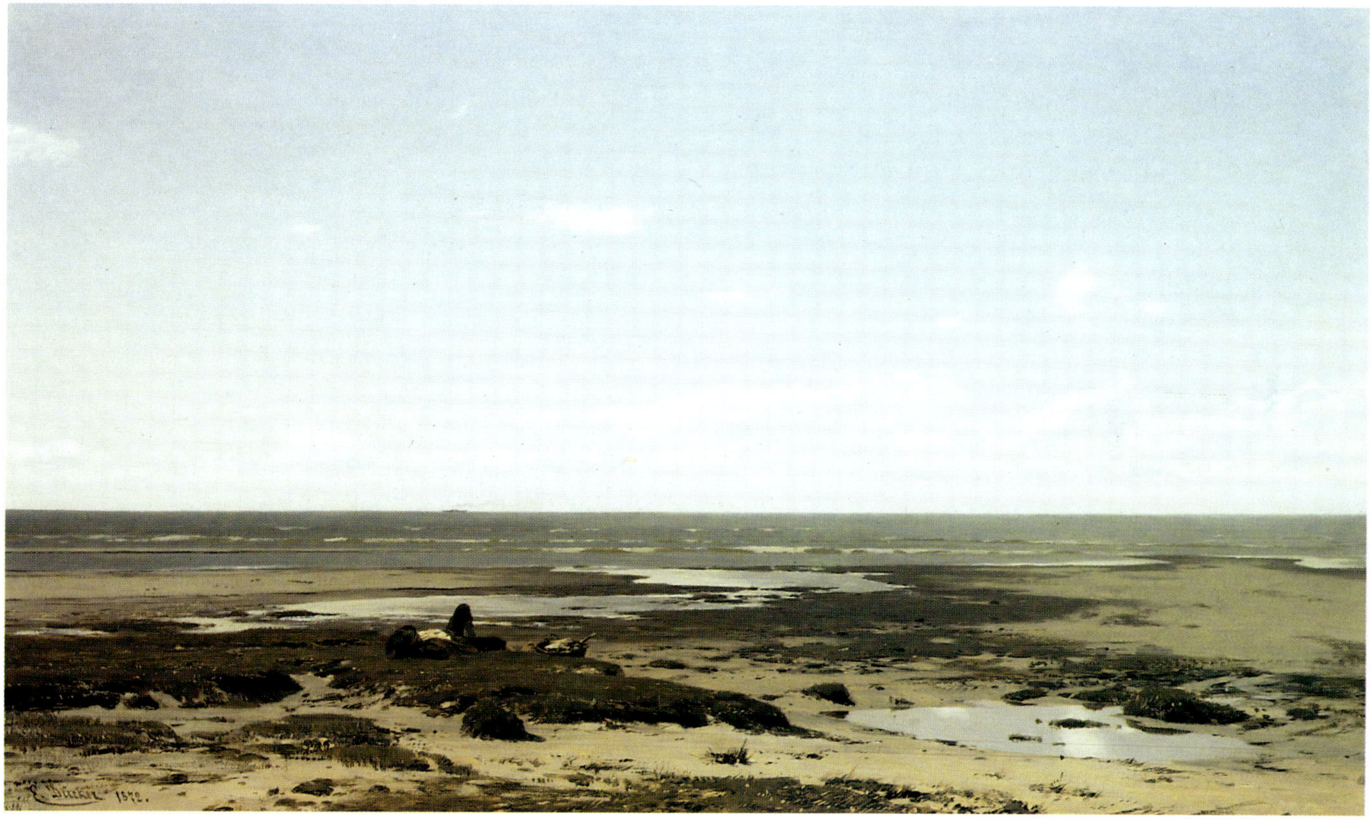

Reiner Dahlen

1837 Köln – Düsseldorf 1874

„Der Angler" um 1870
44 x 73 cm, Öl auf Leinwand
Signiert unten rechts: Reiner Dahlen

Reiner Dahlens malerische Begabung war höchst eigenständig und läßt sich nur bedingt mit dem Umfeld der Düsseldorfer Malerschule in Übereinstimmung bringen.
Als gelernter Sattler war Dahlen künstlerisch zunächst Autodidakt, besuchte dann aber von 1858 bis 1859 die Düsseldorfer Kunstakademie und bildete sich auf Reisen nach Nordamerika, England und Paris weiter.
Der frühe Tod des 37jährigen verhinderte ein umfangreicheres Gesamtwerk und gibt uns heute nur eine annähernde Vorstellung von der Originalität seiner Motive und vom hohen Niveau seiner Malerei.
Der Angler ist eine weitere Fassung des bekannten Gemäldes im Düsseldorfer Kunstmuseum, das in der Komik der Darstellung, aber auch in der Helligkeit und zarten Farbigkeit der Flußlandschaft unkonventionell und bemerkenswert selbständig wirkt.
In städtischer Kleidung mit hochgekrempelten Hosen hat der hagere Angler auf einigen verstreuten Steinen Position bezogen und die Bambusrute ausgeworfen. Die stoische Ruhe der Figur findet ihr Echo in den harmonischen Formen der Landschaft, im kaum bewölkten Himmel und der glatten Wasseroberfläche.
Einen auffälligen Akzent erhält die Komposition in der ausgeprägten Horizontlinie, die nur gelegentlich von Baumkronen, Dächern und dem Hut des Anglers unterbrochen wird. Die gleichzeitige Landschaftsmalerei Eugen Dückers enthält ähnliche Elemente und ist Dahlen auch in der genauen Erfassung von Atmosphäre und Stimmung eng verwandt. Andererseits löst Dahlen sich durch die spielerische Leichtigkeit und Vielfalt seiner Motive aus dem engen und dogmatischen Umfeld der Dückerschule, die für die Landschaftsmalerei zwischen 1870 und 1900 in Düsseldorf verbindliche Maßstäbe gesetzt hatte.
Das Düsseldorfer Kunstmuseum verwahrt mit dem *Vogelfänger* und der *Straße in London* zwei weitere, kaum weniger originelle Kompositionen Reiner Dahlens, die seine Sonderstellung innerhalb der Düsseldorfer Malerschule deutlich unterstreichen.

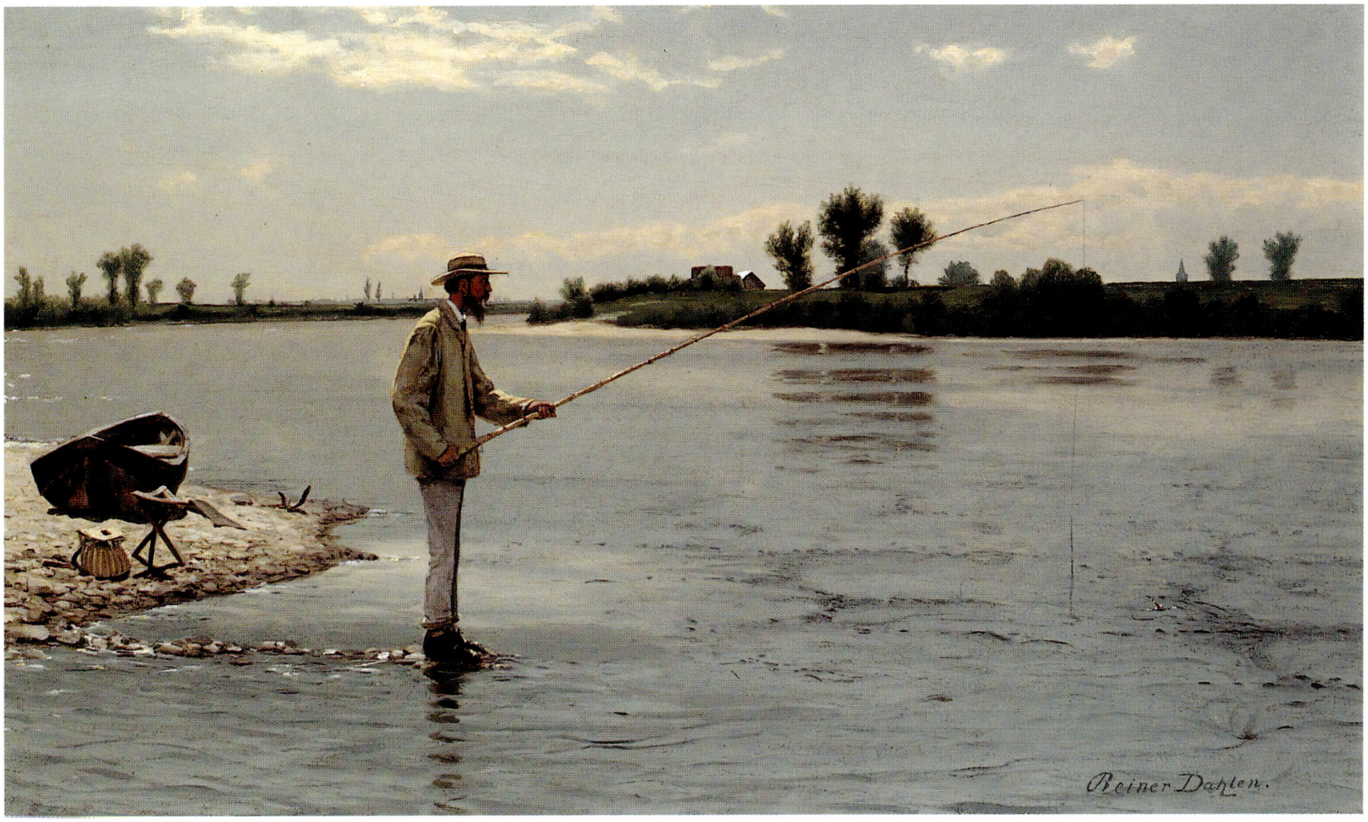
Reiner Dahlen.

Olof Jernberg

1855 Düsseldorf – Berlin 1935

„Wald bei Concarneau“ um 1880
55 x 44 cm, Öl auf Holz
Signiert unten rechts: Olof Jernberg Paris

Olof Jernberg war zwischen 1872 und 1879 Dücker-Schüler wie Eugen Kampf, Helmuth Liesegang und Max Clarenbach .

1880 ging er für zwei Jahre nach Paris, um die Freilichtmalerei der Schule von Barbizon kennenzulernen, die ihn besonders in den Werken von Corot und Daubigny begeisterte.

Auf den Spuren der berühmten Barbizon-Künstler verbrachten Maler verschiedenster Nationalitäten die Sommermonate an den Küsten und in den Wäldern der Bretagne. Eine kleine schwedische Künstlerkolonie traf sich regelmäßig in dem Fischerdörfchen Concarneau, das auch Olof Jernberg 1880 und 1881 besucht hatte.

In Concarneau findet er eine Bildsprache, die in seinem gesamten Oeuvre singulär dasteht. Das Dickicht von Bäumen und Sträuchern füllt bei betonter Nahsichtigkeit fast die gesamte Bildfläche, was keinem bekannten Düsseldorfer Kompositionsschema entsprach.

Die Landschaft hält Jernberg in monochronem Grün, gegen das sich nur die Ockertöne am Waldweg abheben. Farbiger wird er lediglich in der Kleidung der bretonischen Mädchen, die sich abseits des Weges im Gras für eine Rast niedergelassen haben.

Ganz im Sinne der Schule von Barbizon gilt das Hauptinteresse des Malers der lyrischen Stimmung im Innern des Waldes. Keine weiteren erzählerischen Elemente, wie Tierstaffage, farbige Blumen oder weitere Figuren stören die Harmonie zwischen den jungen Mädchen und der sie umgebenden Natur. Auf die Wiedergabe dieses besonderen Stimmungsmomentes konzentrierten die französischen Freilichtmaler und ihre Nachfolger aus den europäischen Nachbarländern alle malerischen Mittel.

Ein ähnliches Gemälde Jernbergs in identischer Größe befindet sich im Kunstmuseum Düsseldorf.

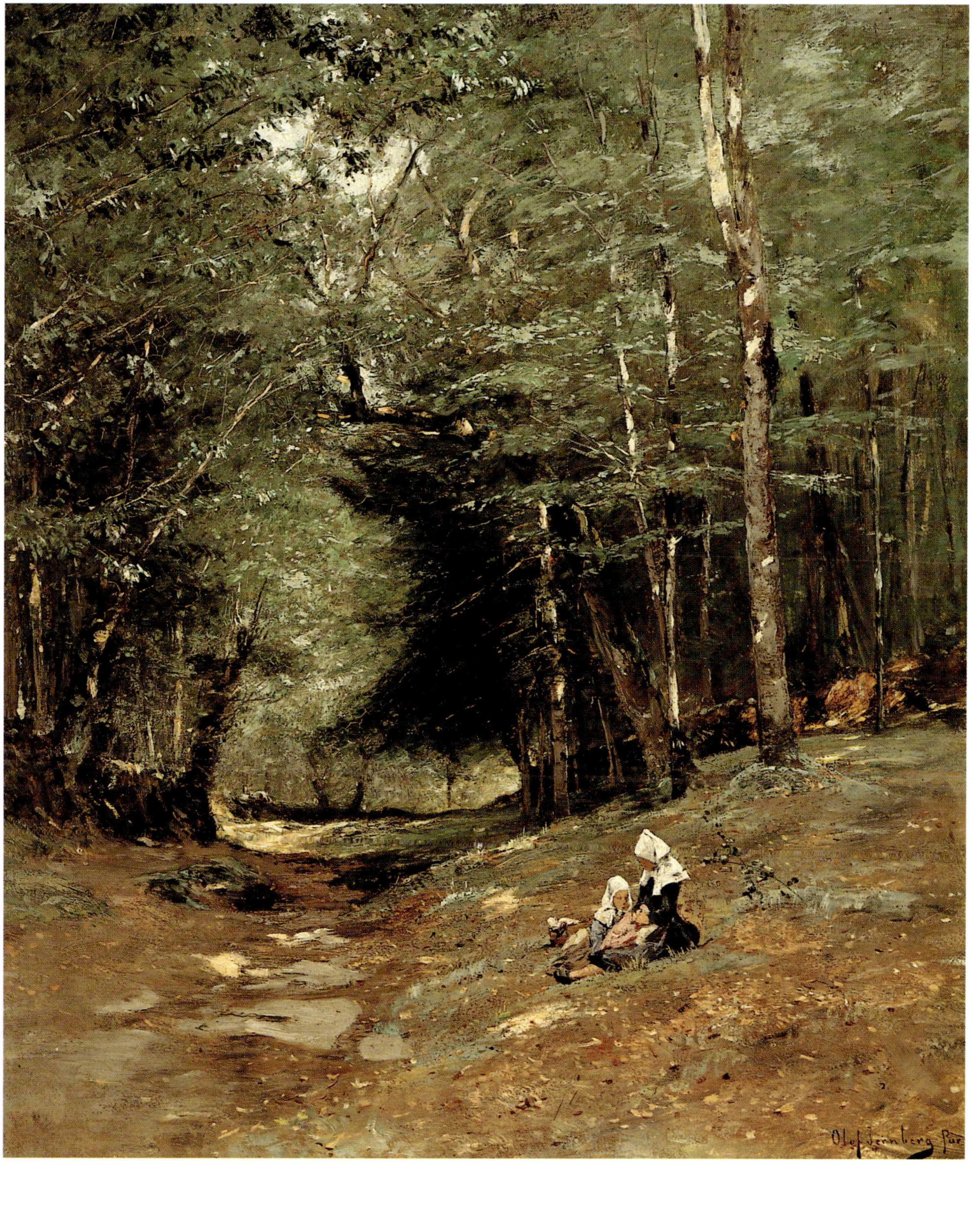
Olof Jernberg Par.

Helmuth Liesegang

1858 Duisburg – Leipzig 1945

„Herbstblumen am Gartentor"
50,5 x 60 cm, Öl auf Leinwand
Signiert unten rechts: H. Liesegang

Ansichten von holländischen Häfen und von Schafherden in niederrheinischer Landschaft gehörten zum bevorzugten Motivrepertoire im Gesamtwerk Helmuth Liesegangs.
Weniger geläufig sind seine Blumen- und Gartenbilder, die ihn malerisch dicht an die Schwelle zum Impressionismus führen.
In den *Herbstblumen am Gartentor* hat Liesegangs Malerei ihren Ateliercharakter abgelegt. Anstelle einer detailrealistischen Abbildung von Einzelheiten setzt der Maler auf den Gesamteindruck der Darstellung.
Während einer Studienreise nach Paris hatte Liesegang Kenntnisse impressionistischer Landschaftsmalerei erworben, die er gelegentlich in seinem eigenen Stil verarbeitet hat.
Die Wiedergabe der Blumen baut sich reinmalerisch aus pastosen Pinselstrichen auf, die dem Betrachter den Eindruck einer impressionistischen Bildstruktur vermitteln.
Farbigkeit und Farbauftrag passen sich dem jeweiligen Motiv an und überwinden in ihrer Helligkeit den traditionellen Atelierton der akademischen Düsseldorfer Landschaftsmalerei.
Liesegangs Gemälde waren auf nahezu allen großen nationalen Kunstausstellungen vertreten, fanden aber ihren Käuferkreis naturgemäß eher im Kreise rheinischer Sammler. Darüber hinaus haben die Museen in Düsseldorf, Elberfeld, Emmerich, Köln und Wiesbaden Werke von Liesegang erworben.

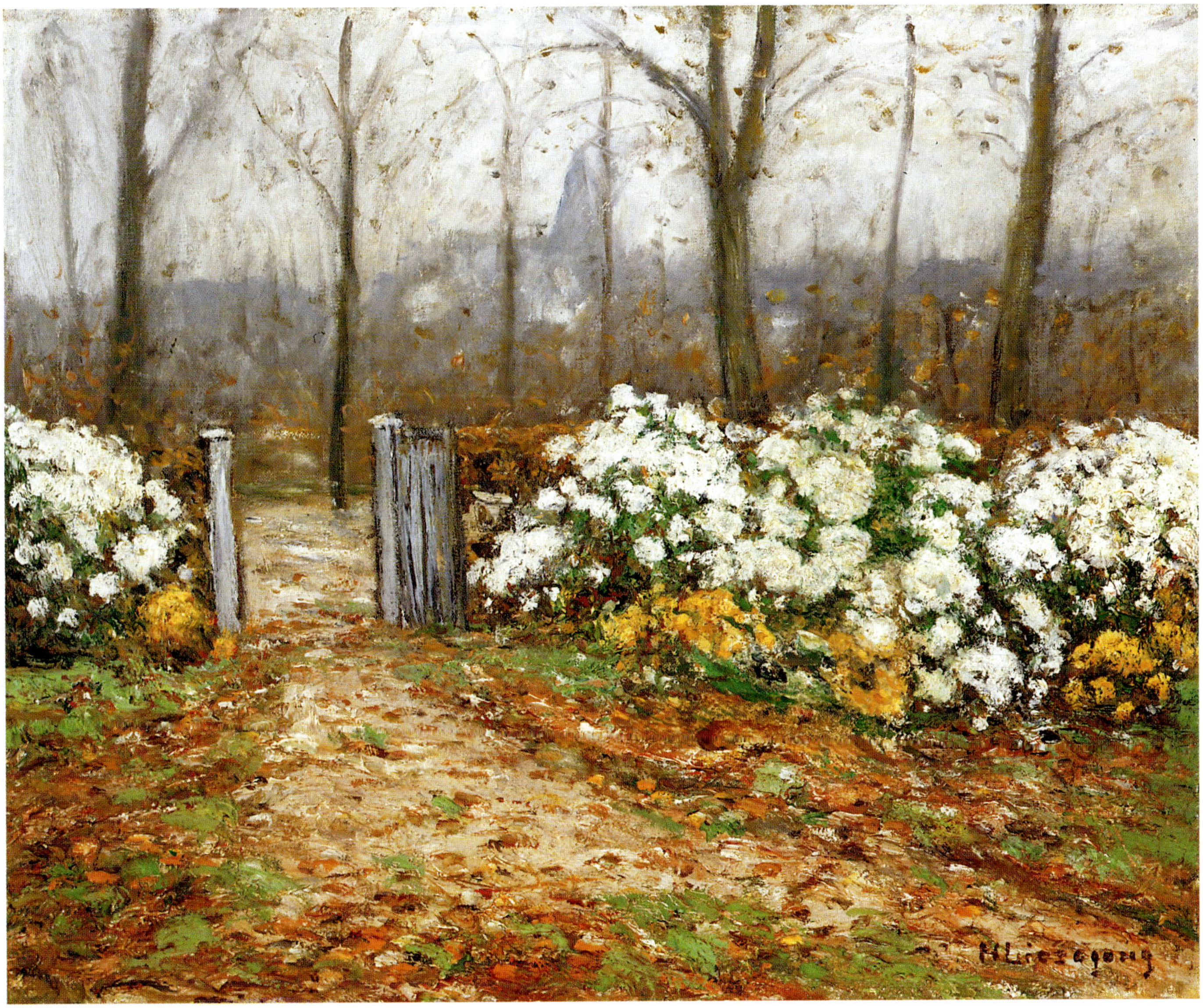

Helmuth Liesegang
1858 Duisburg – Leipzig 1945

„Kanal in Holland“
41 x 50 cm, Öl auf Leinwand
Signiert unten rechts: H. Liesegang

Helmuth Liesegang gehörte neben Eugen Kampf, Olof Jernberg und Heinrich Hermanns zu einer Gruppe junger Maler, die gegen Ende des 19. Jahrhunderts neue Motive und einen vorimpressionistischen Malstil in die Düsseldorfer Landschaftsmalerei einbrachten.
Zwischen 1877 und 1886 studierte Liesegang an der Düsseldorfer Akademie als Schüler Eugen Dückers, der mit seinem ausgeprägten Naturalismus die Stilwende unter den jungen Landschaftern vorbereitet hatte. Ausgedehnte Studienreisen der neuen Künstlergeneration nach Holland und Belgien wirkten wie eine Befreiung aus der Enge der akademischen Tradition, die für die neue Freilichtmalerei keinen Raum ließ. An der holländischen Küste begegneten Liesegang und sein Freundeskreis den Malern der Haager Schule und trafen mit Max Liebermann zusammen, dessen kompromißloser Naturalismus seine Wirkung auf die Düsseldorfer Maler nicht verfehlte.
Als erster deutscher Maler hatte Liebermann Holland in seiner malerischen Schönheit wiederentdeckt: Er schreibt: „Mit Recht hat man Holland das Land der Malerei par excellence genannt... Die Nebel, die aus dem Wasser emporsteigen und alles wie mit einem durchsichtigen Schleier umfluten, verleihen dem Land das spezifisch Malerische... die grellen Lokalfarben werden gedämpft, die Schwere der Schatten wird aufgelöst durch farbige Reflexe: alles erscheint wie in Licht und Luft gebadet.“
Liebermanns Vorliebe für holländische Motive führte gegen Ende des 19. Jahrhunderts zu einer künstlerischen Bewegung, die Aufenthalte in Holland zu einer Verpflichtung für junge Landschaftsmaler machte. Das Nachbarland mit seinen malerischen Häfen, belebten Stränden und farbigen Grachten war regelrecht „in Mode“ gekommen und galt während der achtziger und neunziger Jahre als Jungbrunnen der deutschen Landschaftsmalerei.

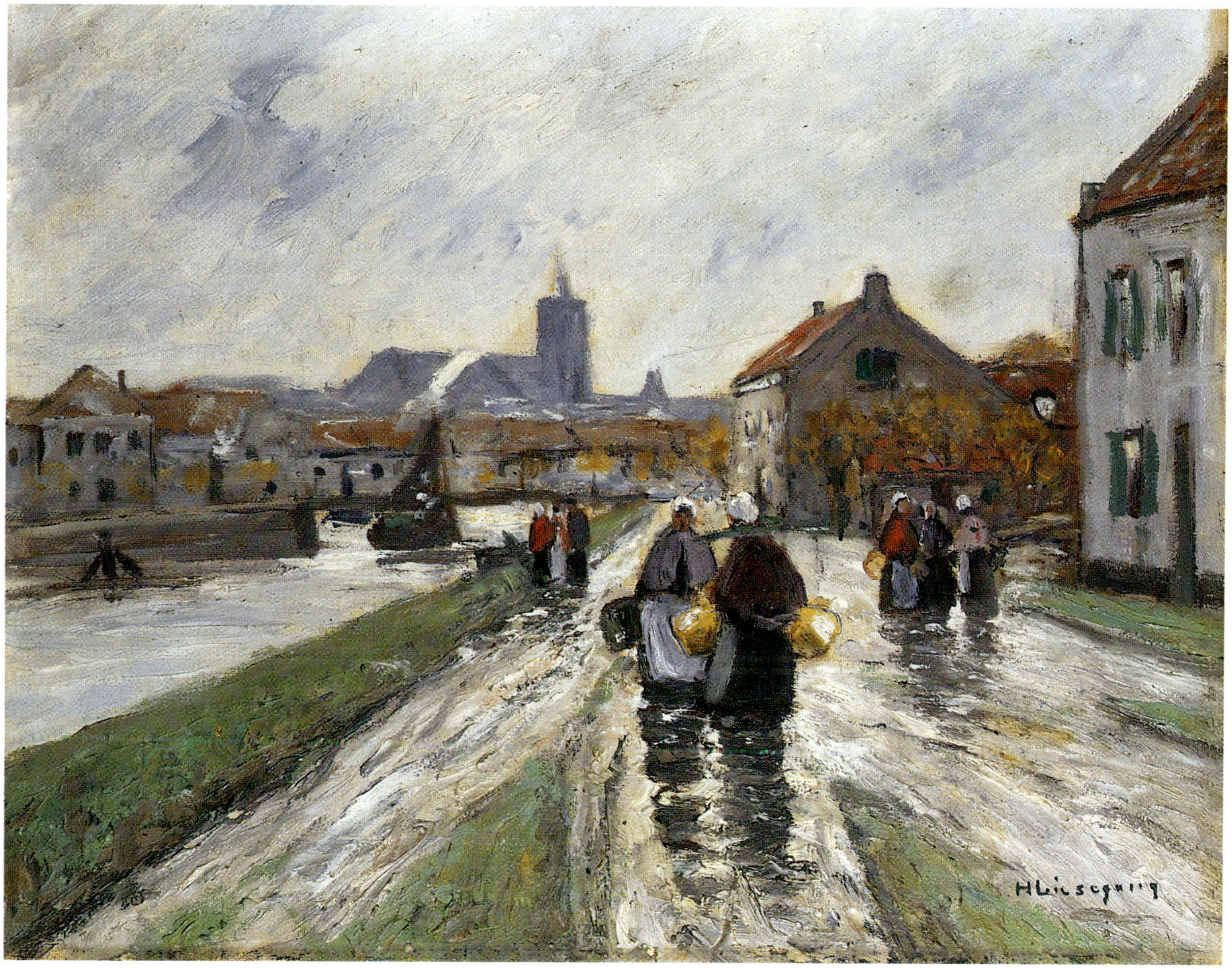

Eugen Kampf

1861 Aachen – Düsseldorf 1933

„Gehöft in Flandern"
61 x 80 cm, Öl auf Leinwand
Signiert unten links: E. Kampf

Eugen Kampf gehörte zwischen 1880 und 1910 neben Liesegang, Hermanns und Jernberg zu den bekanntesten rheinischen Landschaftsmalern der jüngeren Generation.
Während seiner Ausbildung hat er an den Akademien von Antwerpen (1878–1880), Düsseldorf (1880–1883) und Brüssel (1883–1884) studiert und sich erst 1889 endgültig in Düsseldorf niedergelassen.
Rote Dächer, bewölkte Himmel und vom Wind gebeugte Baumgruppen sind unverwechselbare Merkmale seiner gesuchten Flandern-Ansichten, die im Gesamtwerk häufiger auftreten als Niederrheinmotive.
Aus der berühmten Dücker-Schule an der Düsseldorfer Akademie war Eugen Kampf als ausgeprägter Naturalist hervorgegangen, der einen sicheren Instinkt für Motivwahl und Farben besaß: „...die glückliche Wahl derselben, die geschickte räumliche Anordnung und die auf schwere satte Farbenakkorde gestimmte, echt flämische Tonigkeit seiner Palette haben ihm früh zu großen Erfolgen verholfen", bemerkte Thieme-Beckers Künstlerlexikon noch zu Lebzeiten des Künstlers.
Kräftiges Kolorit und ein lockerer Duktus prägen seine Malerei, die sich aus dem traditionellen Detailrealismus der Düsseldorfer Schule löst.
„Kampf ist tiefer, satter und energischer in der Farbe als die meisten anderen Düsseldorfer", schrieb Schaarschmidt 1902.
Das *Gehöft in Flandern* ist exemplarisch für seinen reifen Stil. Eine einzelne Figur setzt einen kräftigen Rotakzent vor einer monochromen Häusergruppe, die rechts von einzelnen Bäumen eingerahmt wird.
Die gesättigten Farben in der Landschaft ergeben sich durch die dichte Bewölkung am Himmel, aus der nur vereinzelt Sonnenstrahlen durchbrechen, was zu einem ausgeprägten Wechsel von Licht- und Schattenzonen führt.
Eugen Kampf beschickte regelmäßig die Kunstausstellungen in Deutschland, war aber auch in Wien, Rom, Paris und Buenos Aires mit Gemälden vertreten. 1906 wurde er in Berlin mit der Großen Goldenen Medaille ausgezeichnet.
Seine Wertschätzung bei Sammlern und von offizieller Seite sicherte ihm Eingang in die Museen von Berlin, Aachen, Bonn, Darmstadt, Düsseldorf, Köln, Krefeld und Münster.

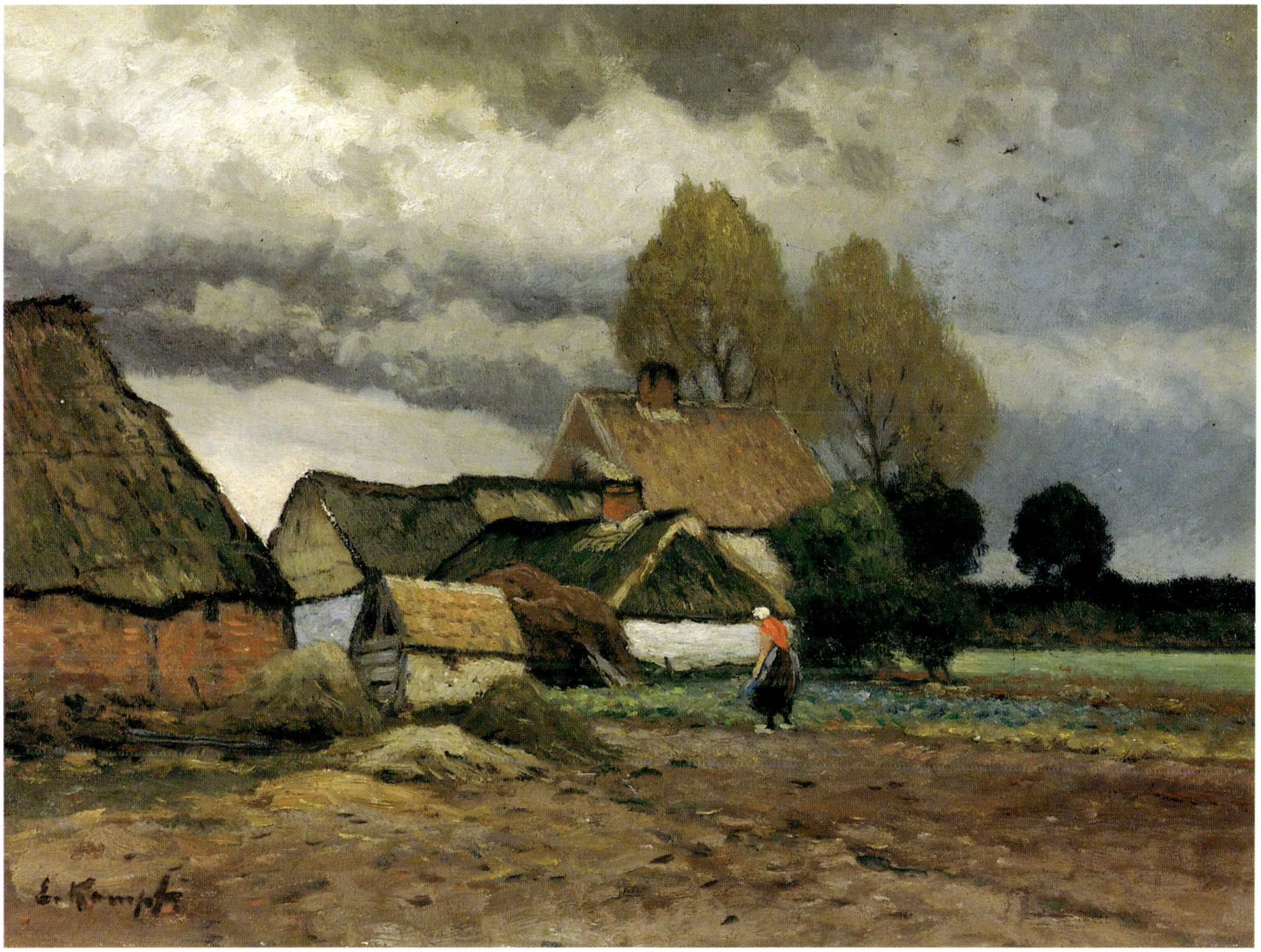
E. Kampf

Carl Irmer

1834 Babitz b. Wittstock – Düsseldorf 1900

„Auf Sylt“ 1895
81,2 x 122 cm, Öl auf Leinwand
Signiert unten rechts: C. Irmer 95

Carl Irmers Gemälde bilden in der Düsseldorfer Landschaftsmalerei die Brücke zwischen Schirmers Romantik der ersten Jahrhunderthälfte und Dückers Naturalismus nach 1870. 1855 kommt Irmer als Schüler des Norwegers Gude an die Düsseldorfer Akademie, wo er einige Jahre später bereits seinen Lehrer als Leiter der Landschaftsklasse vertreten kann. Studienreisen führen ihn an die deutsche Nordsee, nach Wien, Paris und Brüssel. Mit hohen Auszeichnungen versehen, werden zahlreiche seiner Gemälde für deutsche und internationale Museen erworben.

Irmer wird innerhalb der Düsseldorfer Malerschule als Sonderling beschrieben, der nur mit Eugen Dücker und Christian Kröner in engerem Kontakt stand. Seine frühen Landschaftsdarstellungen stehen noch in der Tradition der Düsseldorfer Spätromantik. Erst durch den Einfluß von Charles Daubigny kam Irmer dann in Kontakt mit der Schule von Barbizon und entwickelte sich zu einem Freilichtmaler.

„Nicht die unanfechtbare Treue der Naturschilderung ist es, was den eigentlichen Reiz seiner Ölgemälde und Aquarelle bildet, sondern ein zarter Stimmungszug, der durch das Ganze geht. Irmer hat die Natur des deutschen Mittelgebirges und der Nordsee verherrlicht, indem er sie zugleich mit den scharfen Augen des Realisten und der zarten Seele des Lyrikers anschaute; er hat in seinen Bildern vom Teutoburger Wald und von den friesischen Inseln Stimmungen von schlichtester Wahrhaftigkeit geschaffen, die zugleich Idyllen voll köstlichen Duftes und Zaubers sind“, beschreibt Thieme-Beckers Künstlerlexikon den Stil Carl Irmers.

Die Darstellung einer Schafherde an einem Bauernhof ist an der Ostküste der Insel Sylt entstanden, etwa in Höhe der Braderuper Heide.

Das malerische Gehöft am Munkmarscher Hafen, links im Bild, besteht leicht verändert heute noch. Die holländische Windmühle stammt aus dem Jahr 1759 und wurde 1921 niedergelegt.

Zwischen Mühle und Gehöft erkennen wir die Silhouette von Keitum mit dem aufragenden Turm der Keitumer Kirche.

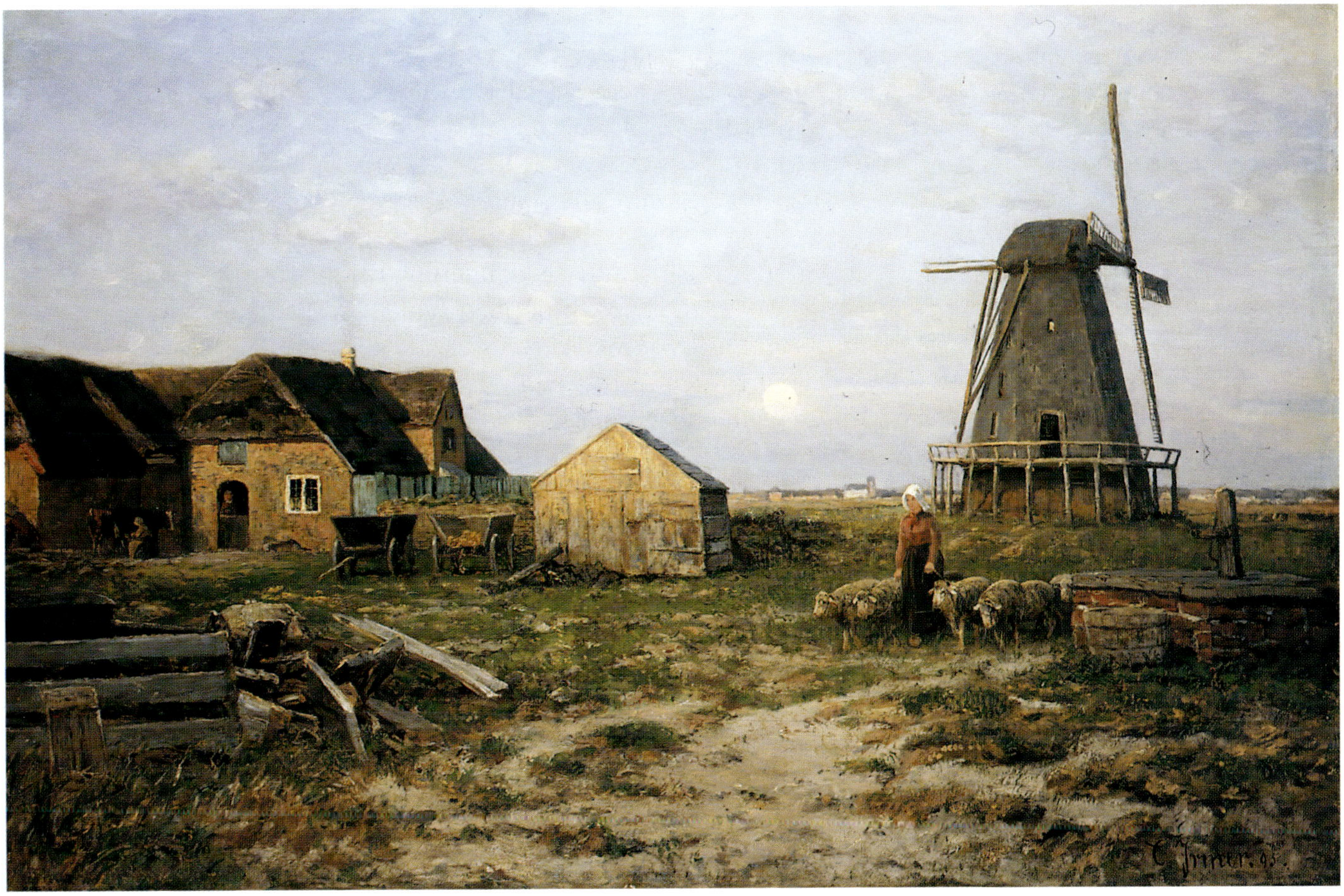

Arthur Nikutowski

1830 Königsberg – Düsseldorf 1888

„Jahrmarkt" 1882
32 x 52 cm, Öl auf Leinwand
Signiert unten links: A. Nikutowski 1882

Arthur Nikutowski, der Vater des „Eifelmalers" Erich Nikutowski, hat sich in Düsseldorf einen Namen als Genre- und Historienmaler gemacht.
Nach einem begonnenen Studium an der Königsberger Akademie kam Nikutowski 1847 nach Düsseldorf, wo er Schüler Carl Friedrich Lessings wurde.
Als Lessing 1858 nach Karlsruhe ging, folgte ihm Nikutowski zunächst, kehrte aber 1865 nach Düsseldorf zurück und übernahm in den achtziger Jahren an der Düsseldorfer Akademie ein Lehramt in Anatomie. Neben anatomischen Studien arbeitete er an einer Proportionslehre, die sich mit den Größenverhältnissen von Figuren in Relation zu ihrer Umgebung beschäftigte. Selbst in vielfigurigen Gemälden soll Nikutowski jede einzelne Person durchgezeichnet und ihren Standort im Bildgefüge damit genauestens vorbereitet haben.
Der *Jahrmarkt* ist in formaler Hinsicht und wegen des Figurenreichtums ein auffällig detailorientiertes und erzählfreudiges Werk des Malers, der für seine einfallsreichen Bilderfindungen bekannt war. Mit einer *Rohrernte*, einer *Eisernte* und einem *Doktorwagen im Winter* sind für Nikutowski Bildtitel überliefert, die in der Düsseldorfer Malerschule keine ikonographische Tradition hatten.
Den Blick über den *Jahrmarkt* ermöglicht uns der Maler aus einer erhöhten Betrachterperspektive, die sowohl das Geschehen im Vordergrund, als auch den Blick über die verschneiten Dächer in die Bildtiefe erschließt. Nikutowski zeigt einen Wohnwagen mit rauchendem Schornstein; eine Frau, die in klirrender Kälte am Waschtrog steht; Pferdeschlitten in den Stallungen eines Gasthauses; in der Ferne die bunte Menge der Marktbesucher. Das alles ist genau beobachtet und mit objektiver Schärfe ins Bild gesetzt. Aber Nikutowski zeigt mehr als die sichtbare Welt. Die schneebedeckten Dächer verwandelt er zu weißen Flächen, zu geschickt gestaffelten, nahezu abstrakten Formen, die dem Detailreichtum der Bilderzählung eine geradezu überwirkliche Stille beimischen.

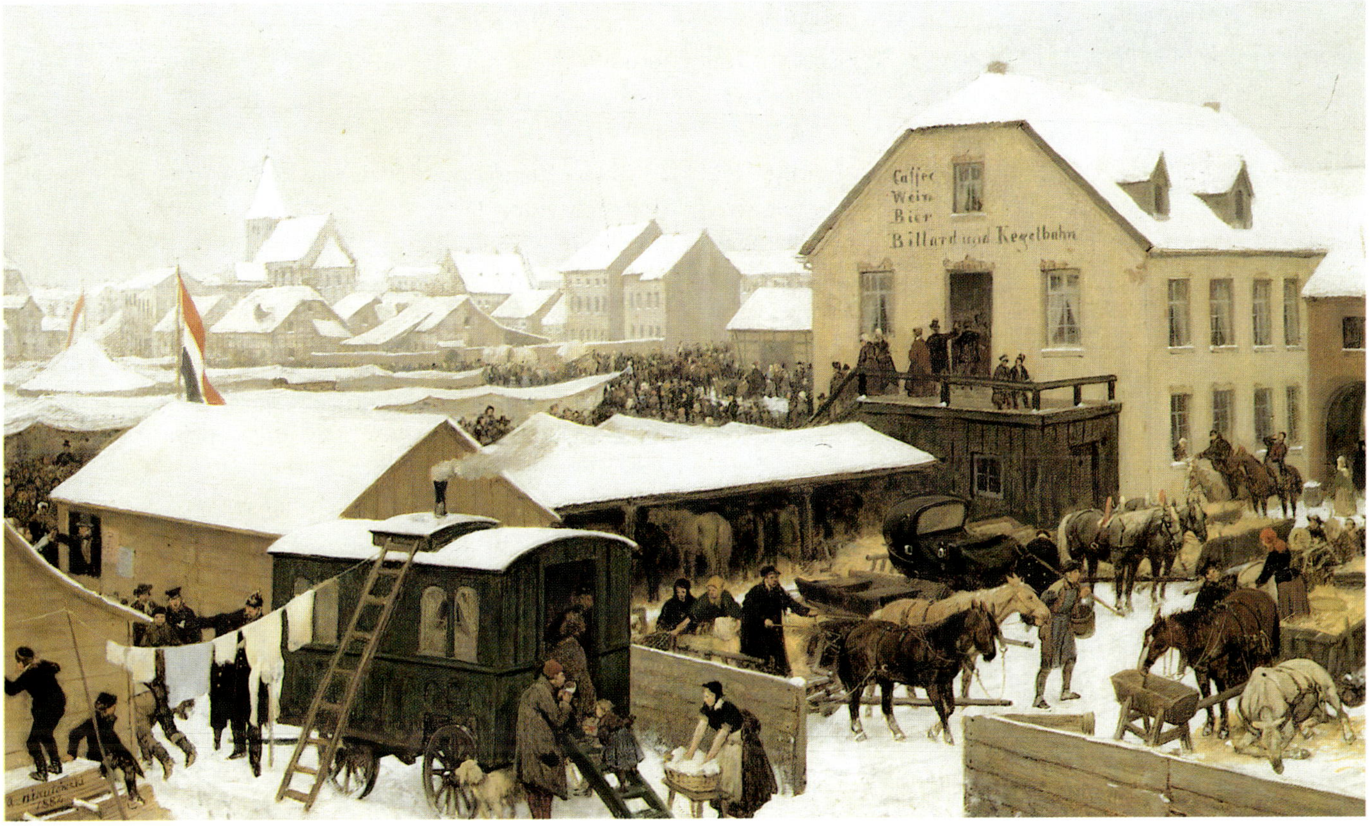
Caffee
Wein
Bier
Billard und Kegelbahn

Wilhelm Lommen
1839 Kleve – Düsseldorf 1895

„Begegnung auf dem Lande"
66 x 104 cm, Öl auf Leinwand
Signiert unten links: W. Lommen

Wilhelm Lommen nimmt als Landschaftsmaler eine Sonderstellung innerhalb der Düsseldorfer Malerschule ein, da seine Motive häufig spätromantische Elemente mit aktuellen, zeitgeschichtlichen Ereignissen in Verbindung bringen.
Wir kennen von ihm beispielsweise die Darstellung einer *Rheinüberschwemmung* mit genauester Wiedergabe der Deichbauarbeiten oder *Straßenarbeiten bei Neuss*, ein im 19. Jahrhundert höchst seltenes Motiv aus dem Bereich des Straßenbaus.
Für die *Begegnung auf dem Lande* hat Wilhelm Lommen einen erhöhten Standpunkt eingenommen, der einen weiten Blick in die vor uns liegende Ebene ermöglicht.
In kräftigen Strahlenbündeln bricht die Sonne durch die dichte Wolkendecke und taucht die Felder und Äcker bis hin zum Horizont in ein hell aufscheinendes, wenngleich natürlich wiedergegebenes Licht.
Romantische Elemente als Stimmungsträger verteilt Lommen geschickt im gesamten Landschaftsraum. Vorne links entdecken wir in der zum Trocknen ausgelegten Wäsche ein Motiv Andreas Achenbachs, die blühenden Obstbäume kennzeichnen die engere Umgebung der Bauerngehöfte, und die Kirchtürme und Windmühlen in der Distanz stehen für den niederrheinischen Charakter der Landschaft.
Auch die *Begegnung auf dem Lande* enthält trotz ihrer romantisch wirkenden Bildstruktur Elemente einer realistischen Landschaftsschilderung. So dürften der umgekehrte Pflug hinter dem Pferdegespann, die Kleidung der Bauernkinder, die Anlage der Gehöfte und der Charakter der Gegend ziemlich genau dem realen Vorbild der Landschaft entsprechen.

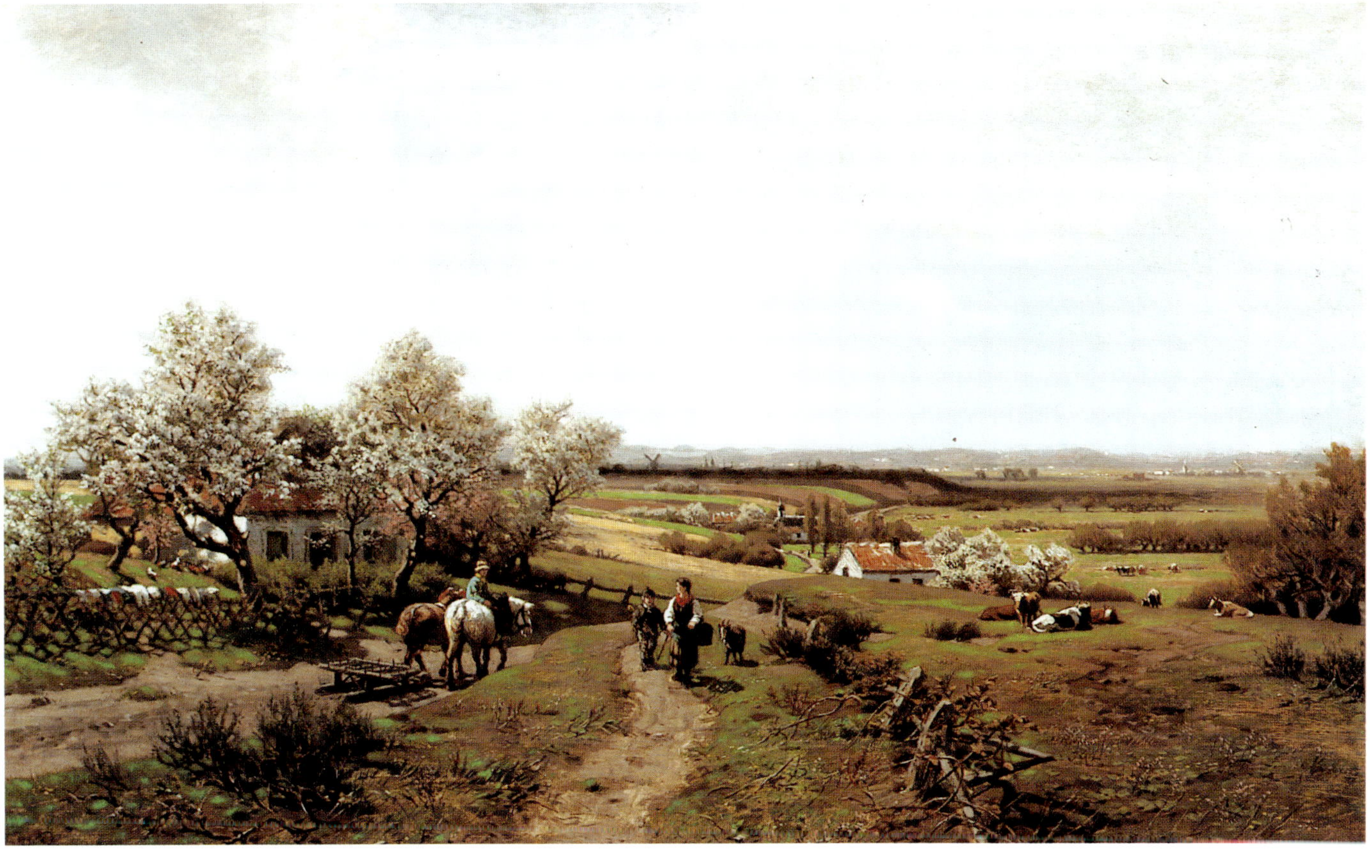

Carl Becker

1862 Hameln – Hamburg 1926

„Am Kohlentor in Düsseldorf“ 1890
52 x 75 cm, Öl auf Leinwand
Signiert unten links: Carl Becker Df. 90

Carl Becker reiht sich mit seinen See- und Strandlandschaften in die lange Tradition der Düsseldorfer Marinemalerei in der Nachfolge Andreas Achenbachs.
Zunächst studierte Becker in Hamburg, wechselte dann an die Düsseldorfer Akademie zu Eugen Dücker, wo er zwischen 1887 und 1893 seine Ausbildung abgeschlossen hat.
Auf den nationalen Kunstausstellungen vor und nach der Jahrhundertwende trafen seine stilsicher gemalten Seebilder genau den Geschmack der gründerzeitlichen Gesellschaft, die in der Marinemalerei ein künstlerisches Äquivalent zur groß in Mode gekommenen Schiffahrt und zur einsetzenden Flottenaufrüstung sehen konnte.
Das Kunstpublikum im Kaiserreich bewunderte Beckers sachverständigen Blick für das Schiffswesen, seine „breite und kühne Technik“ fand in Thieme-Beckers Künstlerlexikon besondere Erwähnung.
Als Schüler Eugen Dückers hatte Carl Becker ein empfängliches Auge für atmosphärische Stimmungen entwickelt, die er in seinen Gemälden auf die Ebene einer Wahrnehmung bringt, die wir als naturalistisch empfinden.
Am Kohlentor in Düsseldorf ist stark geprägt von diesen typischen Elementen der Dückerschule, die bis nach 1900 für alle jungen Düsseldorfer Landschaftsmaler verbindlich blieb. Ein lebhaftes Wolkenspiel in feuchter und etwas dunstiger Luft bestimmt die Atmosphäre des Bildes, die das Düsseldorfer Altstadtufer unter einen zarten Nebelschleier legt. Im Hintergrund erkennen wir die geöffnete Schiffsbrücke, die eben von einem größeren Dampfer durchfahren wurde. Die Brücke besteht aus schwimmenden Pontons, die zu dieser Zeit die einzige Verbindung zwischen rechts- und linksseitigem Rheinufer bildeten. Der Personen- und Güterverkehr auf der Brücke mußte regelmäßig unterbrochen werden, um wartenden Schiffen die Durchfahrt zu ermöglichen.

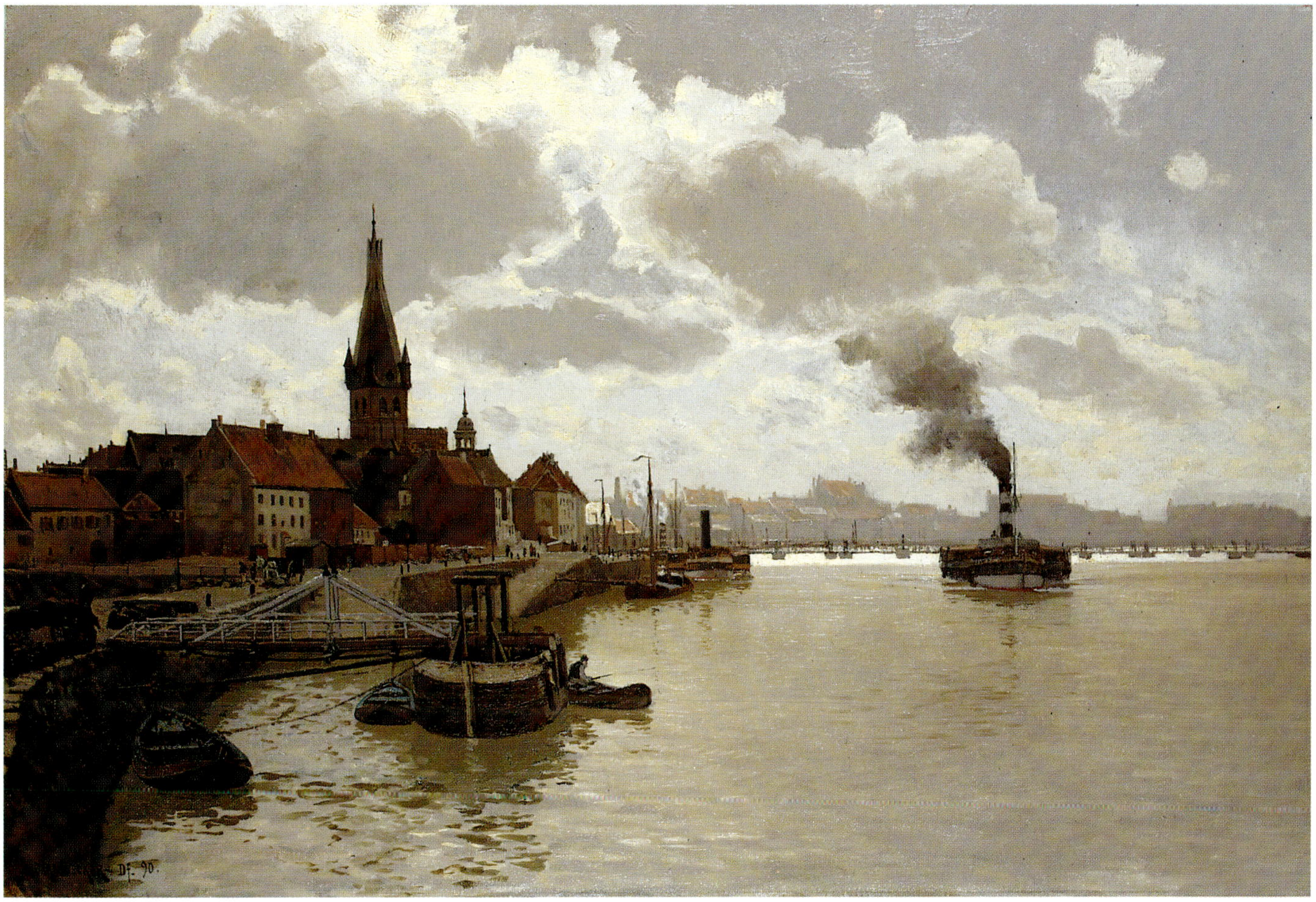

Theodor Hagen
1842 Düsseldorf – Weimar 1919

„Düsseldorfer Altstadtufer von Norden“
73,5 x 116 cm, Öl auf Leinwand
Signiert unten links: Th. Hagen

Theodor Hagen gehörte nach seiner Düsseldorfer Zeit zu den Mitbegründern der Weimarer Malerschule.
Von 1863 bis 1868 war er Schüler von Oswald Achenbach an der Düsseldorfer Akademie und übernahm anschließend sogar für einige Zeit vertretungsweise die Leitung der Landschafterklasse.
1871 wechselte Theodor Hagen als Professor an die neugegründete Kunsthochschule in Weimar, deren Direktion ihm sechs Jahre später angetragen wurde.
„Hagen gehört neben Buchholz zu den bedeutendsten Landschaftsmalern des deutschen Impressionismus“, wertete Thieme-Beckers Künstlerlexikon die Bedeutung des Malers. Und weiter: „Haben auch die Künstler von Barbizon und die niederländische Kunst auf seine Befreiung von der überkommenen Schule eingewirkt, was er selbständig gestaltete, das bleibt: Jene schlichte Einfalt im Erfassen täglicher Blicke, aus denen er die Weite bis zum Unendlichen formte.“
Der Blick auf das *Düsseldorfer Altstadtufer von Norden* ist exemplarisch für den taghellen, an Grauwerten orientierten Malstil Theodor Hagens. Schemenhaft erkennen wir den Turm der Lambertuskirche und das sogenannte „Kohlentor“ rechts davon. Am Horizont erahnen wir in aufgelösten Formen die Schiffsbrücke über den Rhein. Eine feierliche Stimmung liegt über der Darstellung, die vermutlich schon in Weimar als Erinnerung an Hagens Düsseldorfer Studienzeit gemalt wurde.
Künstlerisch noch wichtiger als die Topographie war dem Maler die Darstellung der feinen Wechselwirkung von Licht, Luft und Wasser, die Hagens Gemälde zu einem schönen Dokument deutscher Freilichtmalerei macht.

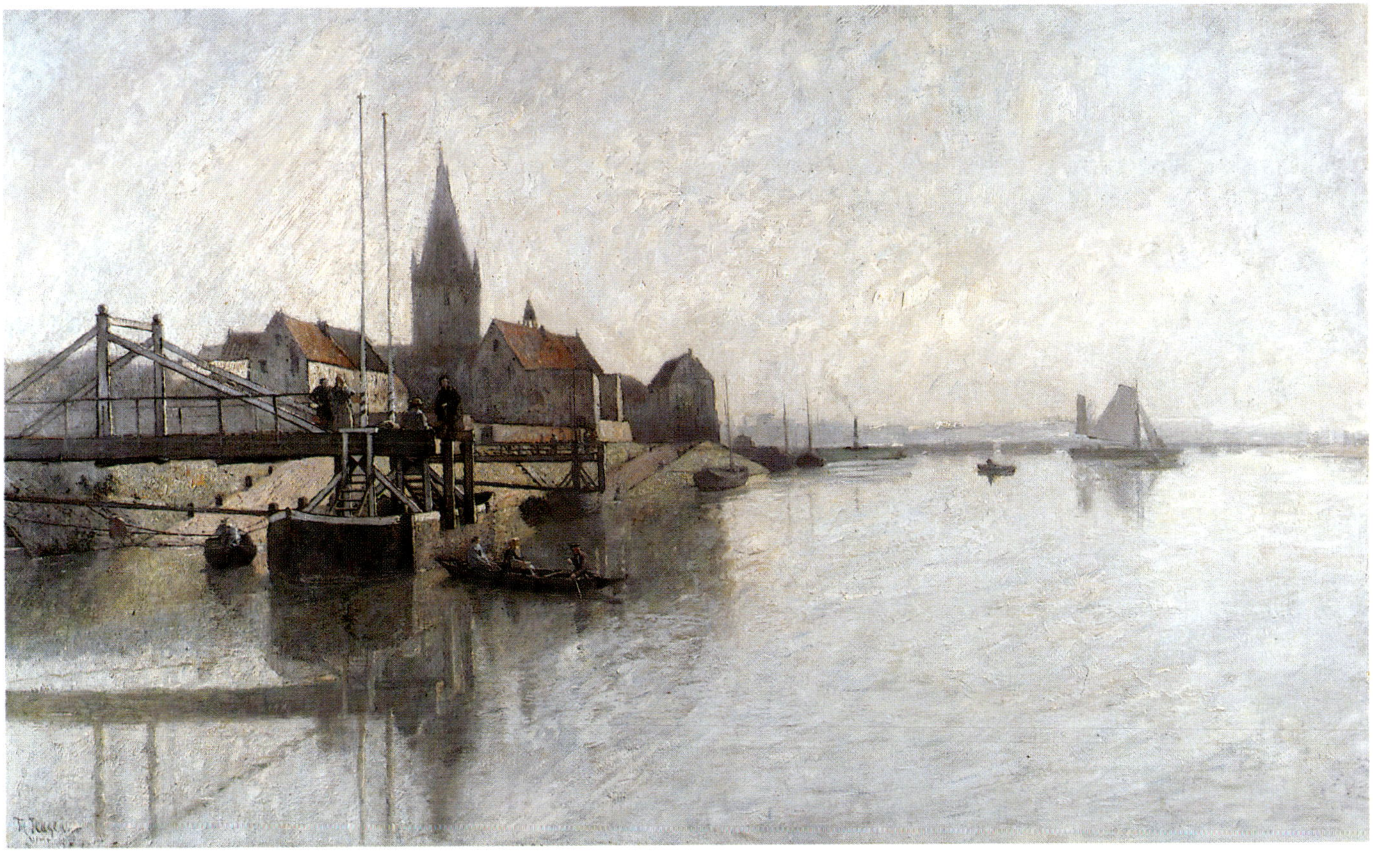

Ludwig Munthe

1841 Aaro in Sundal – Düsseldorf 1896

„Fischende Kinder“
38,6 x 64 cm, Öl auf Holz
Signiert unten links: L. Munthe

Ludwig Munthe war einer der begabtesten Künstler aus einer großen Gruppe von über 50 norwegischen Kunststudenten, die um 1850–1870 im Gefolge von Adolf Tidemand an der Düsseldorfer Akademie studierten. Sophus Jacobsen und Albert Flamm begleiteten als Lehrer Munthes frühe Entwicklung zur Landschaftsmalerei. Auf zahlreichen Studienreisen nach Holland und Frankreich verfeinerte Munthe autodidaktisch seinen Malstil und nahm in Paris Einflüsse der „Schule von Barbizon“ auf.

Mit stimmungsvollen Winterlandschaften, die seinen Namen auf allen großen Akademieausstellungen bekannt machten, traf Munthe nicht nur den Geschmack der Sammler, sondern er wurde infolge seiner modernen Malerei auch den Erwartungen der Kunstkritik gerecht.

„Gerade Munthe war einer der selbstbewußtesten Vorläufer der modernen impressionistischen Bestrebungen in der Landschaft und selbst durchaus Impressionist“, schrieb Schaarschmidt 1902.

Museen in Oslo, Stockholm, Antwerpen, Göteborg, Kopenhagen, sowie zahlreiche deutsche Museen erwarben Gemälde Ludwig Munthes, der zu Lebzeiten zu den bekanntesten deutschen Malern der Gründerzeit gehörte.

Die *Fischenden Kinder* auf zugefrorener Eisfläche, Anfang des 20. Jahrhunderts für die Sammlung Krupp in Essen erworben, sind in ihren feinen atmosphärischen Nuancen exemplarisch für Munthes reifen Stil. Beinahe schemenhaft wirken die Figuren der Kinder, die ein Loch in das dichte Eis geschlagen haben, um mit selbstgebastelten Angeln Fische aus dem eiskalten Wasser zu ziehen.

Das erzählerische Element der fischenden Kinder tritt hinter der differenzierten und mit breitem Pinsel vorgetragenen Sonnenuntergangsstimmung fast ganz zurück.

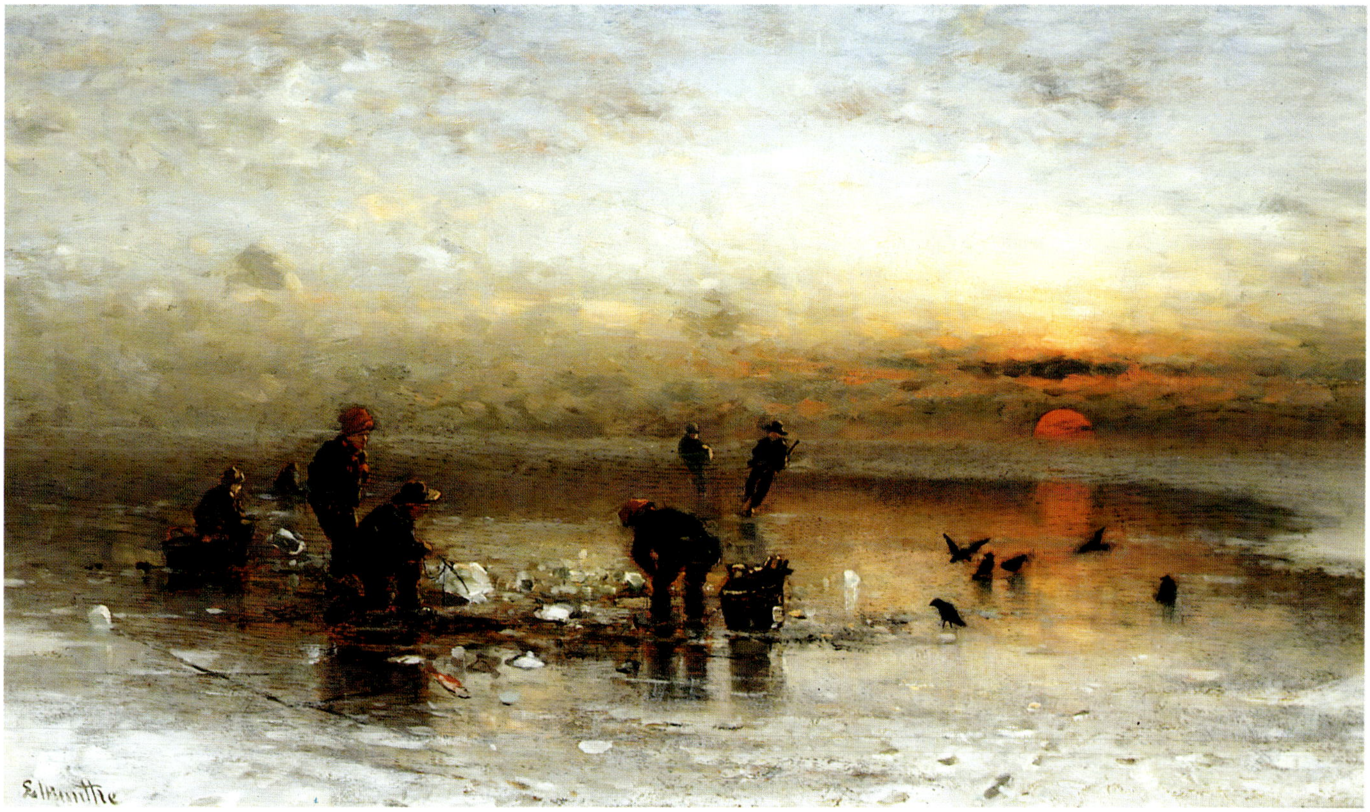

Hans Herrmann

1858 – Berlin – 1942

„Blick auf die Altstadt von Amsterdam"
31,5 x 48 cm, Öl auf Holz
Signiert unten rechts: Hans Herrmann

Hans Herrmanns bevorzugte Themengebiete sind, ähnlich wie beim jüngeren Heinrich Hermanns, holländische Marktszenen und Hafenansichten.
Nach einem Studium an der Berliner Akademie ging Herrmann 1880 nach Düsseldorf zu Eugen Dücker, der führenden Persönlichkeit und stilbildenden Kraft in der fortschrittlichen Düsseldorfer Landschaftsmalerei.
Vom Rheinland aus unternahm er zahlreiche Studienfahrten nach Holland, wo ihn besonders die malerischen Städte mit ihren Häfen, Grachten und Märkten begeisterten.
1886 kehrte Herrmann nach Berlin zurück, wo er mit Liebermann, Leistikow und anderen Künstlern 1892 die Gruppe der „Elf" gegründet hat. Den internationalen Radius seiner Malerei bestätigen Ausstellungsbeteiligungen in Antwerpen, Brüssel, Venedig, Chicago, Melbourne und Paris. Bis in die australischen Museen von Adelaide und Sydney reichen die Standorte seiner Werke in öffentlichen Sammlungen.
Der *Blick auf die Altstadt von Amsterdam* vermittelt uns die stimmungsvolle Atmosphäre, die deutsche Maler in den holländischen Küstenstädten gesucht haben. Ein silbriges Licht liegt wie ein Schleier über der Darstellung, deren zeichnerische Konturen zugunsten einer impressionistischen Weichheit im Farbauftrag aufgegeben werden.
„Er erstrebt den Gesamteindruck im Sinne eines gemäßigten Impressionismus und bindet das Vielerlei der Erscheinung gern durch die holländisch feuchte atmosphärische Stimmung", hat Thieme-Beckers Künstlerlexikon den vorimpressionistischen Malstil Hermanns beschrieben.

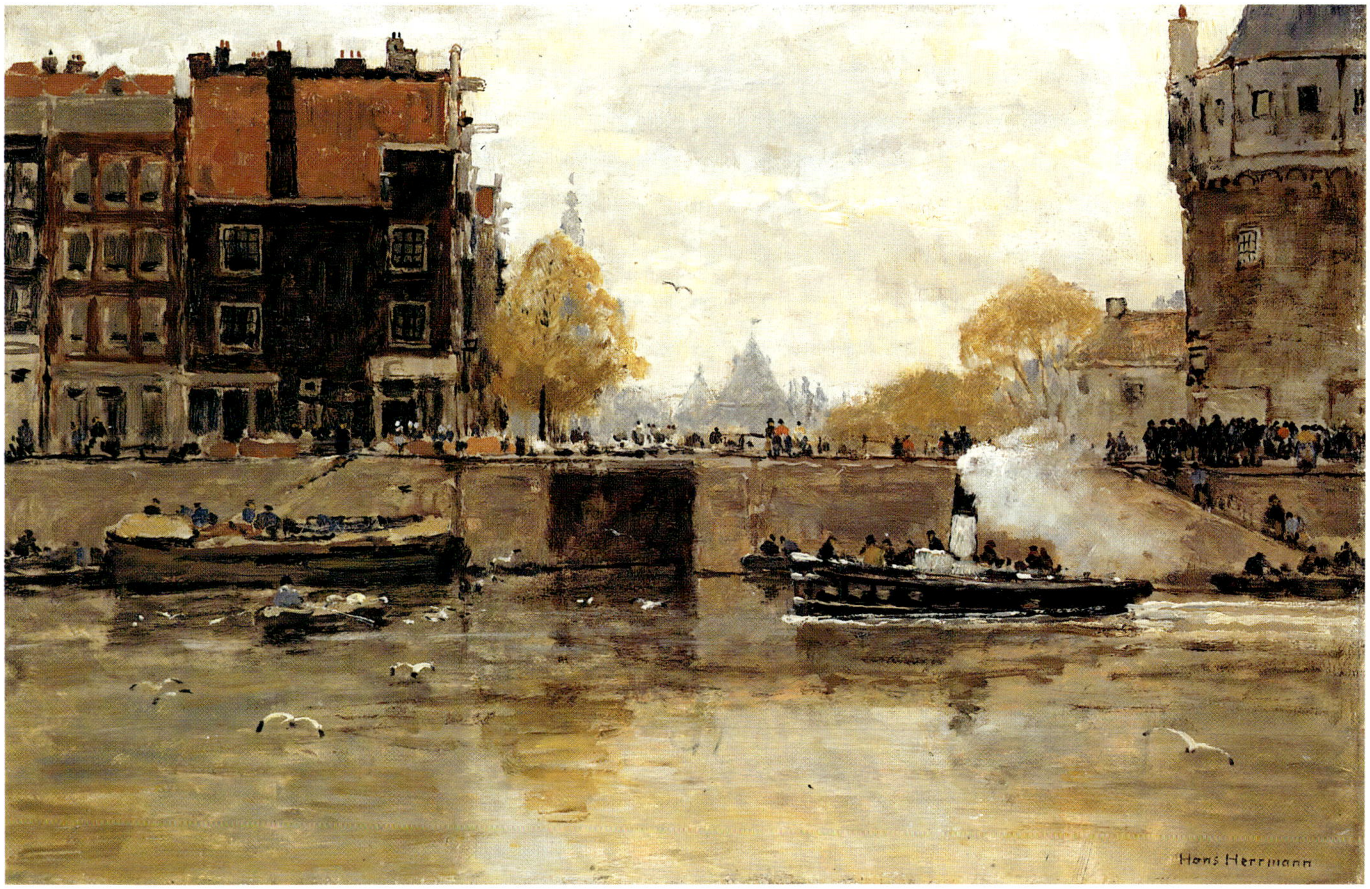
Hans Herrmann

Heinrich Hermanns

1862 – Düsseldorf – 1942

„Markt am Jan Wellem"
61 x 80,5 cm, Öl auf Leinwand
Signiert unten links: Heinrich Hermanns

Mit Ausnahme von Wilhelm Schreuer und Heinrich Hermanns gab es kaum Künstler der Düsseldorfer Malerschule, die Ansichten der Stadt in ihren Gemälden hinterlassen haben.

Von Heinrich Hermanns kennen wir Darstellungen der Ratinger Straße am Ratinger Tor, Motive aus dem Hofgarten und den hier vorliegenden Blick auf den *Markt am Jan Wellem.*

Von Südwesten blicken wir auf die monumentale Reiterstatue des Kurfürsten Johann Wilhelm II., im Volksmund kurz Jan Wellem genannt. Gabriel Grupello hatte das Standbild 1711 vollendet, nachdem 1710 der erste Guß mißlungen war und nach der Überlieferung ein Lehrjunge durch zufällige Beimischung von Erz das komplizierte Gußverfahren zur Vollendung gebracht hatte.

Die Reiterstatue ist im Verlauf der Stadtgeschichte zum Symbol und zum Wahrzeichen Düsseldorfs geworden. Nach dem Ende des Zweiten Weltkrieges begleitete die Bevölkerung „ihren" Jan Wellem, der wegen der Kriegsgefahren in einem Stollen in Gerresheim ausgelagert war, im Triumphzug zurück zum Marktplatz. Tambourkorps, Fahnenschwenker, Schützen und radschlagende Kinder säumten den Weg bei der Rückkehr Jan Wellems im November 1945. Der Festzug wurde gleichzeitig zum Symbol für den überstandenen Krieg und den beginnenden Wiederaufbau.

Links hinter der Reiterstatue erkennen wir die Fassade der spätgotischen Rathausfront, die 1567 nach Plänen eines italienischen Baumeisters errichtet wurde und in deren Mitte die Figur der Justitia über den ausgebreiteten Sonnenschirmen zu sehen ist.

Rechts der Bildmitte sehen wir auf die Kreuzung von Marktstraße und Bolkerstraße, die den Anschluß des mittelalterlichen Stadtkerns zum Marktplatz aus nordöstlicher Richtung herstellen.

Unterhalb der historischen Häuserfront breitet Hermanns ein farbiges Markttreiben aus, das er geschickt in sonnenhelle und leicht verschattete Zonen unterteilt. Zwischen den Ständen prüfen Passanten das Angebot an Blumen und Früchten auf dem ältesten Düsseldorfer Marktplatz.

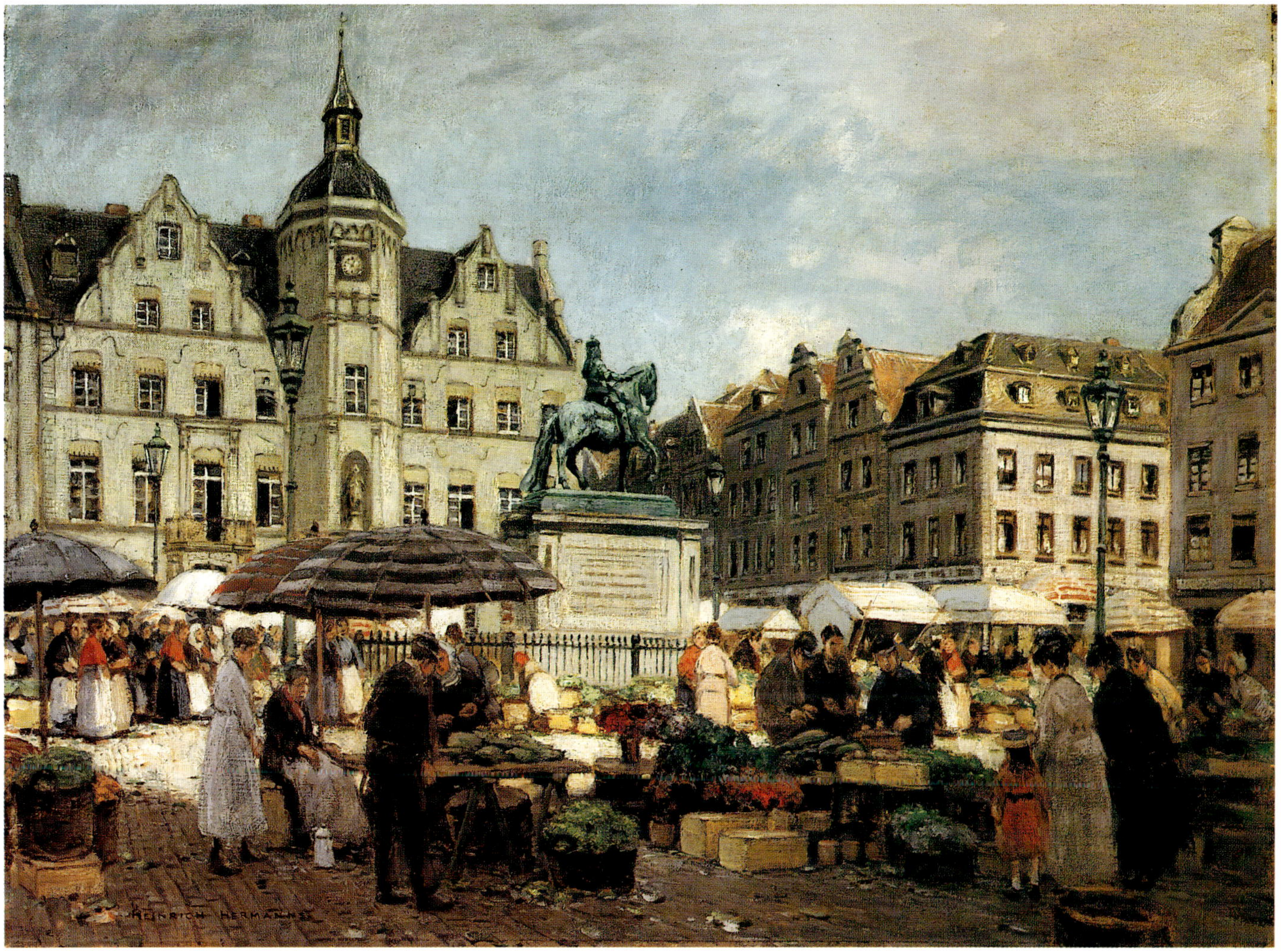
HEINRICH HERMANNS

Heinrich Hermanns
1862 – Düsseldorf – 1942

„Wintertag in Münster"
48 x 41,5 cm, Öl auf Leinwand
Signiert unten rechts: Heinrich Hermanns

Heinrich Hermanns zählt zu den bekanntesten rheinischen Landschaftsmalern im späten 19. und frühen 20. Jahrhundert.
Als Schüler von Eugen Dücker gründete er gemeinsam mit Olof Jernberg, Eugen Kampf und Helmuth Liesegang den „Lucas-Club", die modernste Verbindung von Landschaftsmalern in Düsseldorf um 1890.
Die Neuerungen dieser fortschrittlichen Malervereinigung betrafen die Wahl der Motive wie den künstlerischen Stil gleichermaßen: Anstelle der gewohnten Bilder aus Nord- und Südeuropa, die beispielsweise von Andreas und Oswald Achenbach bekannt waren, traten jetzt niederrheinische und holländische Sujets in sattem Kolorit und breitem Farbauftrag.
Heinrich Hermanns stellte bis Ende der zwanziger Jahre sehr erfolgreich auf den großen deutschen Kunstausstellungen aus, seine Werke gelangten auch in zahlreiche europäische und amerikanische Sammlungen.
In Deutschland erwarben die Museen in Düsseldorf, Wiesbaden, Elberfeld, Weimar, Aachen, Essen, Bonn, Freiburg und Karlsruhe Gemälde von Hermanns.
Markt- und Straßenansichten gehörten zu den erfolgreichen und beliebten Motiven des Malers. Herbststimmungen, vornehmlich Ansichten aus Dordrecht und Amsterdam, dominieren diesen Motivkreis; Winterdarstellungen gehören eher zu den Ausnahmen. Im *Wintertag in Münster* formt Hermanns die Häuserzeilen zu einer stimmungsvollen historischen Kulisse aus, der der impressionistische Pinselstrich die architektonische Schwere nimmt. Die Passanten auf der schneebedeckten Straße bilden in ihren Kleidungen fröhliche Farbtupfer und tragen zur heiteren Stimmung dieser Stadtansicht bei, die an der Schwelle zum beginnenden Impressionismus entstanden ist.

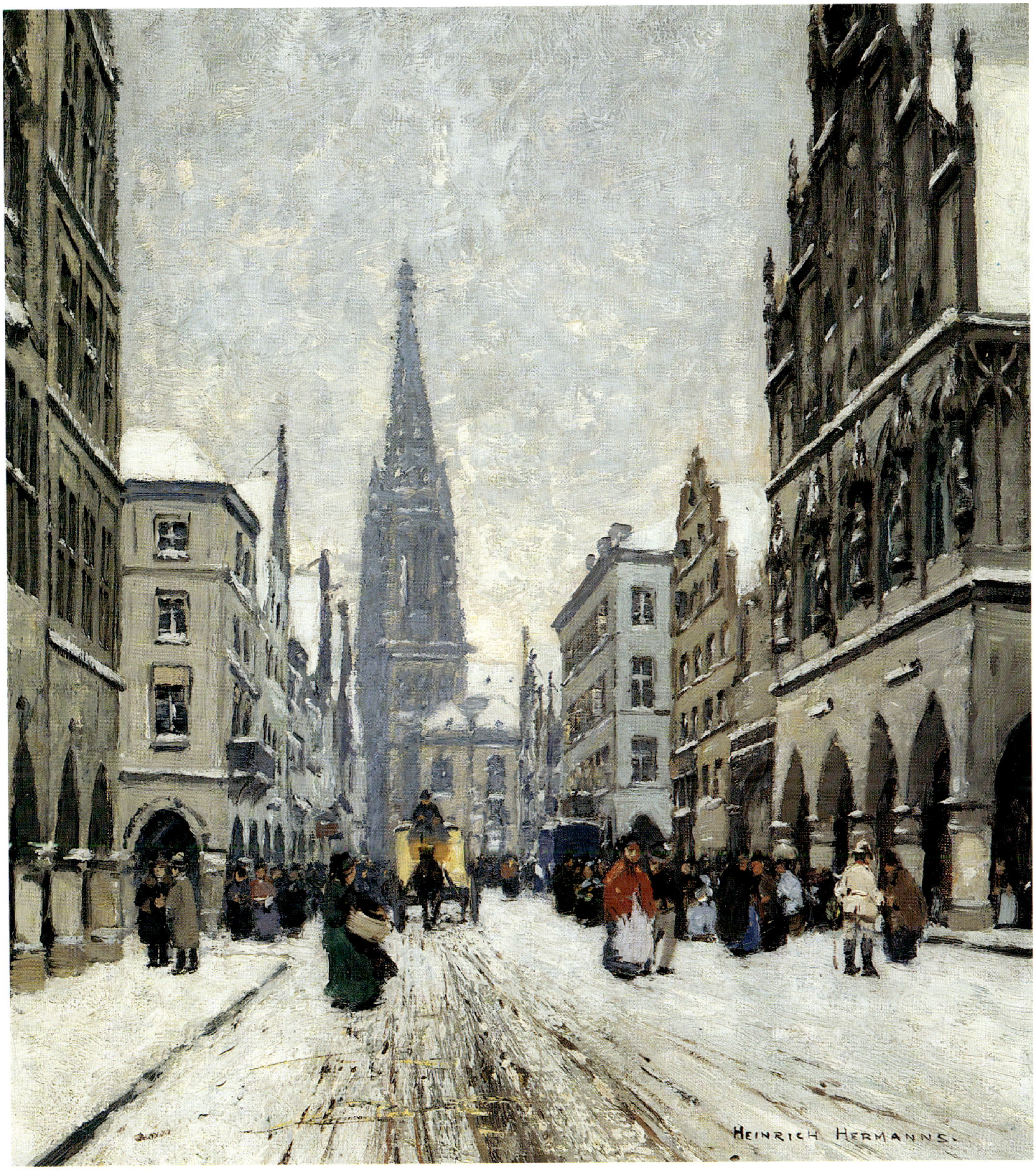
HEINRICH HERMANNS.

Gregor von Bochmann

1850 Gut Nehat/Estland – Hösel bei Düsseldorf 1930

„Fischer am Strand"
17,7 x 24 cm, Öl auf Holz
Signiert unten links: G. v. Bochmann

Nach 1850 hatte der Weltruf der Düsseldorfer Akademie junge Kunststudenten aus Osteuropa, Skandinavien und Amerika an den Rhein geführt.
Aus Estland kam Gregor von Bochmann, der in Reval seine Ausbildung begonnen hatte, bevor er sich 1868 als Schüler von Oswald Achenbach in Düsseldorf einfand.
Wenige Jahre später konnte Bochmann sein eigenes Atelier eröffnen, wo in den folgenden Jahrzehnten die unverwechselbaren Ansichten seiner estnischen Heimat neben holländischen Strandbildern entstanden.
Von den europäischen Tendenzen des Impressionismus kaum beeinflußt, malt Bochmann in einem „außerordentlich feinen, aber etwas altmeisterlichen" Stil und erzielt „eine wundervolle Einheit zwischen Landschaft und Figuren und eine greifbare Deutlichkeit der Erscheinung", wie Thieme-Beckers Künstlerlexikon bemerkte.
Seine Seebilder und Darstellungen aus Estland fanden auf den nationalen Kunstausstellungen auch im kleinen Format ein bemerkenswertes Echo und gelangten in deutsche, englische und amerikanische Privatsammlungen. Einige seiner Hauptwerke wurden für die Nationalgalerie in Berlin, die Dresdener Galerie und die Neue Pinakothek in München erworben.
Die Fischer auf unserer kleinen Strandszene haben den Fang offensichtlich schon entladen und ruhen sich aus, während für die Pferde nun das mühselige Schleppen der Fischkutter auf den Strand beginnt.
Die Farbigkeit der Darstellung beschränkt sich auf wenige Töne, die in ihrem detaillierten Auftrag einen perlmuttartigen Charakter erzeugen und eine malerische Einheit von Mensch und Natur gestalten, die das Fischerleben an den Küsten über Jahrhunderte bestimmt hat.

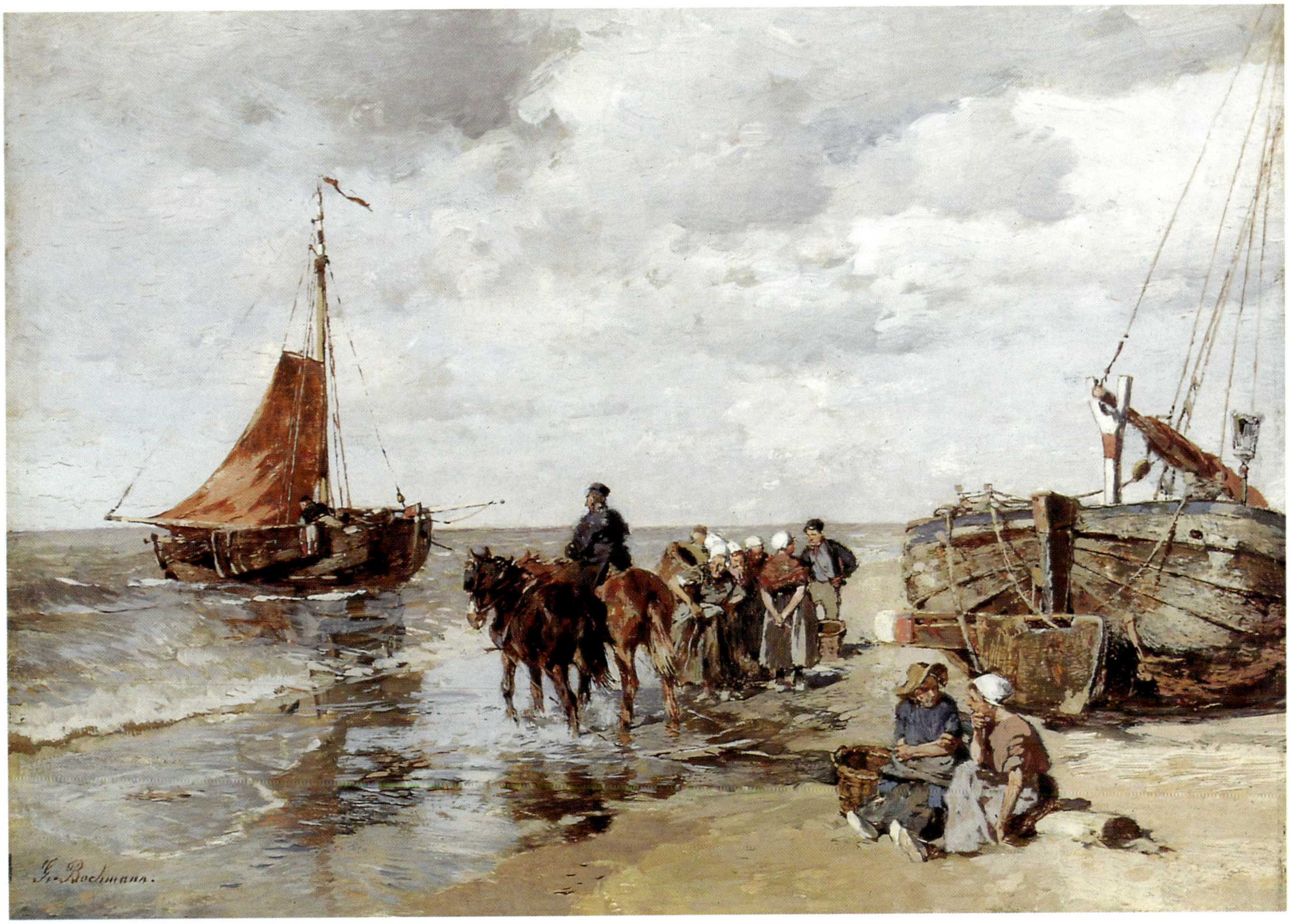

Carl Jutz

1838 Windschläg – Pfaffendorf 1916

„Enten und Hühner am Teich“
38 x 47,5 cm, Öl auf Leinwand
Signiert unten links: Carl Jutz

Aus einer badischen Schuhmacherfamilie stammend, erlebte Carl Jutz 1853 die Emigration aller übrigen Familienmitglieder nach Amerika. Seinem Schicksal selbst überlassen, ging der angehende Künstler zunächst bei dem holländischen Tiermaler August Knip in die Lehre, bevor er sich 1861 dem Münchner Künstlerkreis um Anton Braith und Christian Mali anschloß.
Seine internationale Künstlerkarriere begann erst 1867 mit dem Umzug nach Düsseldorf. Noch im gleichen Jahr stellte Jutz auf der Pariser Weltausstellung aus, später unter anderem in Wien 1873, in Sydney 1879 und in Melbourne 1881.
Nicht nur als Folge dieser internationalen Ausstellungstätigkeit wurden die Gemälde von Carl Jutz in Sammlungen über die ganze Welt verstreut.
Engländer und Amerikaner erwarben viele seiner Hauptwerke, deutsche Museen in Düsseldorf, Karlsruhe, Mannheim, Breslau und Königsberg kauften noch zu Lebzeiten des Malers Bilder aus seinem Oeuvre.
In rheinischen Sammlungen „durfte ein Jutz so wenig fehlen wie ein Achenbach“, bemerkte die Kölnische Zeitung 1916 in einem Nekrolog .
Jutz' brillante Maltechnik, seine unnachahmliche Beobachtungsgabe und Einfühlung in die Tierwelt haben seine Werke zu zeitlosen Kulturgütern werden lassen, deren Qualität sich zu allen Zeiten auch gegen Geschmacks-Schwankungen durchgesetzt hat.
Die *Enten und Hühner am Teich* stammten aus der Sammlung des Kölner Geheimrates Guilleaume und zeigen Carl Jutz auf dem Zenit seines malerischen Leistungsvermögens. Auf diesem Niveau ausgeführte Ölgemälde des Malers standen immer am Ende einer Kette langwieriger und technisch sehr anspruchsvoller Vorarbeiten. Über Zeichnungen, Aquarelle und Ölstudien plante Jutz die Komposition und die Tierstaffage bis in alle Einzelheiten, bevor er mit feinsten Pinseln unter dem Vergrößerungsglas an die Ausführung des Gemäldes ging. Um eine möglichst weitgehende Naturnähe bemüht, hielt sich der Maler im Garten seiner Düsseldorfer Wohnung sogar einen Hühnerhof.
Was im Ergebnis so selbstverständlich aussah, war in Wirklichkeit die Folge einer maltechnischen Präzision, die in Düsseldorf wohl nur noch Johann Wilhelm Preyer in seinen Stilleben erreicht hat.

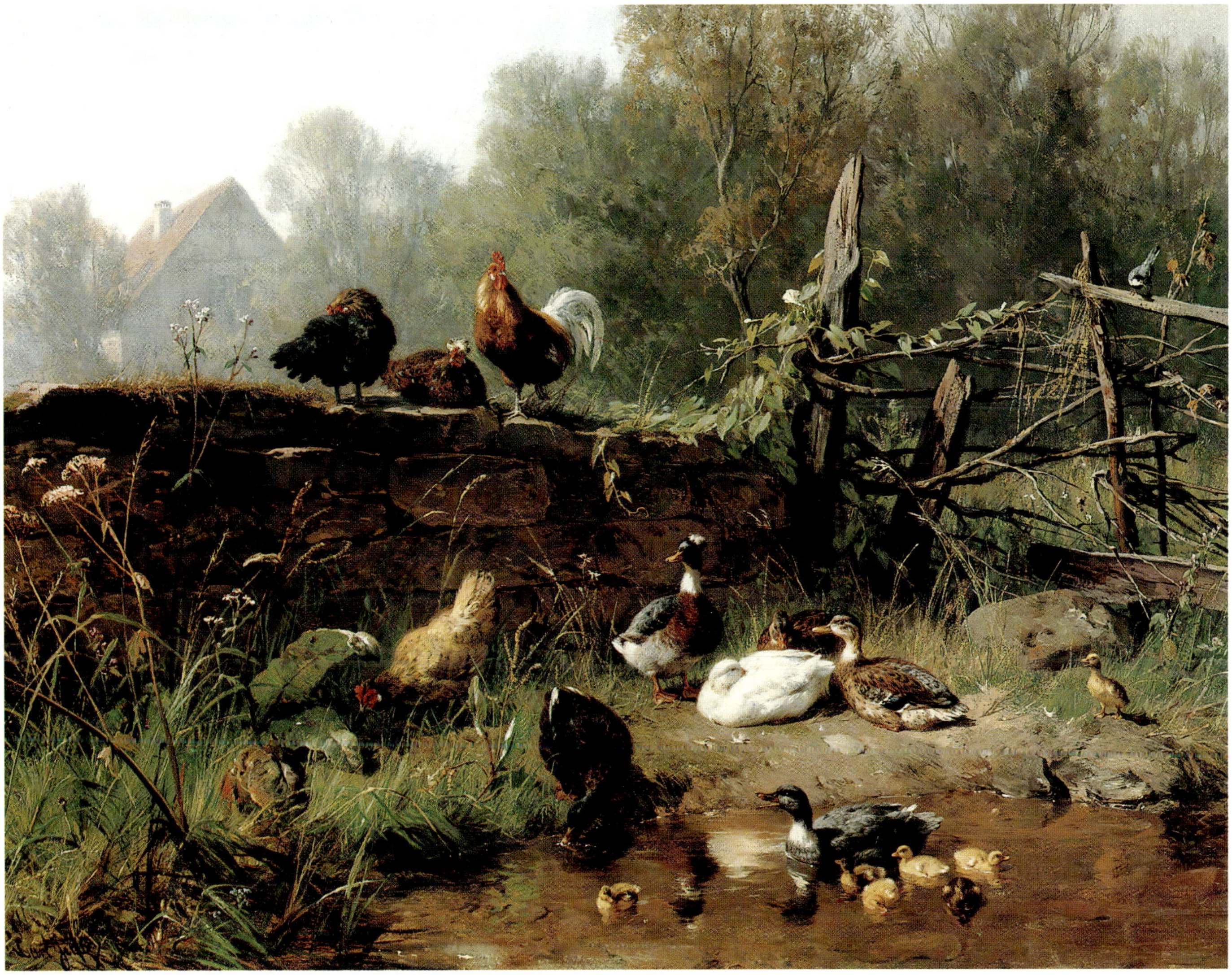

Carl Jutz

1838 Windschläg – Pfaffendorf 1916

„Auf verbotenen Wegen" 1891
32 x 48 cm, Öl auf Leinwand
Signiert unten rechts: Carl Jutz 91

Natur- und Tierbeobachtung bilden in den Gemälden von Carl Jutz eine Einheit, deren komplizierte Balance durch die maltechnischen Fähigkeiten des Künstlers sichergestellt wird.

Im Mittelpunkt der Darstellung *Auf verbotenen Wegen* steht die Bewegung der Tiere in Richtung auf das Kornfeld, an dessen Grenze die ersten beiden bereits angekommen sind. Das Überschreiten des erlaubten Terrains markieren die Hühner am Bretterzaun, die sich gerade durch die Öffnung zwischen zwei Planken hindurchzwängen.

Die Bewegung der Tiere wird von allen Seiten der Komposition aufgefangen, in ihrer Dynamik beruhigt und eingegrenzt. Das hochgewachsene Korn mit den dazwischenstehenden Feldblumen, die Wiese mit Disteln und verschiedenen Gräsern und schließlich der Schlingpflanzenbewuchs am Bretterzaun sind malerisch vollkommene und beinahe selbständige Naturstudien, die das Bildgeschehen harmonisch umgeben und unsere Augen öffnen für den kleinen Kosmos der Tiere.

1992 war das Gemälde Bestandteil der Ausstellung „Carl Jutz" im Museum in Offenburg, wo im Heimatkreis des Malers erstmalig ein Überblick über sein künstlerisches Werk gezeigt wurde. Diese Gesamtschau gab zu Interpretationsansätzen Anlaß, die über den reinen Abbildungscharakter seiner Tierbilder hinaus Analogien zu menschlichem Verhalten im gründerzeitlichen Deutschland vermuten ließen. Der Grenzübertritt, das Betreten verbotener Wege und vor allem natürlich die Gier der Hühner auf das unerlaubte Korn sind keine auf die Tierwelt beschränkten Verhaltensmuster und können durchaus gleichnishaft im Sinne einer Allegorie verstanden werden.

Mit seinen originellen und maltechnisch vollendeten Tierbildern war Carl Jutz in der europäischen Malerei unübertroffen. Bis nach Australien und Amerika reichte der Käuferkreis für die Kabinettstücke des Malers, die sicherlich auch mit Erinnerungen an die „Alte Welt" verbunden waren.

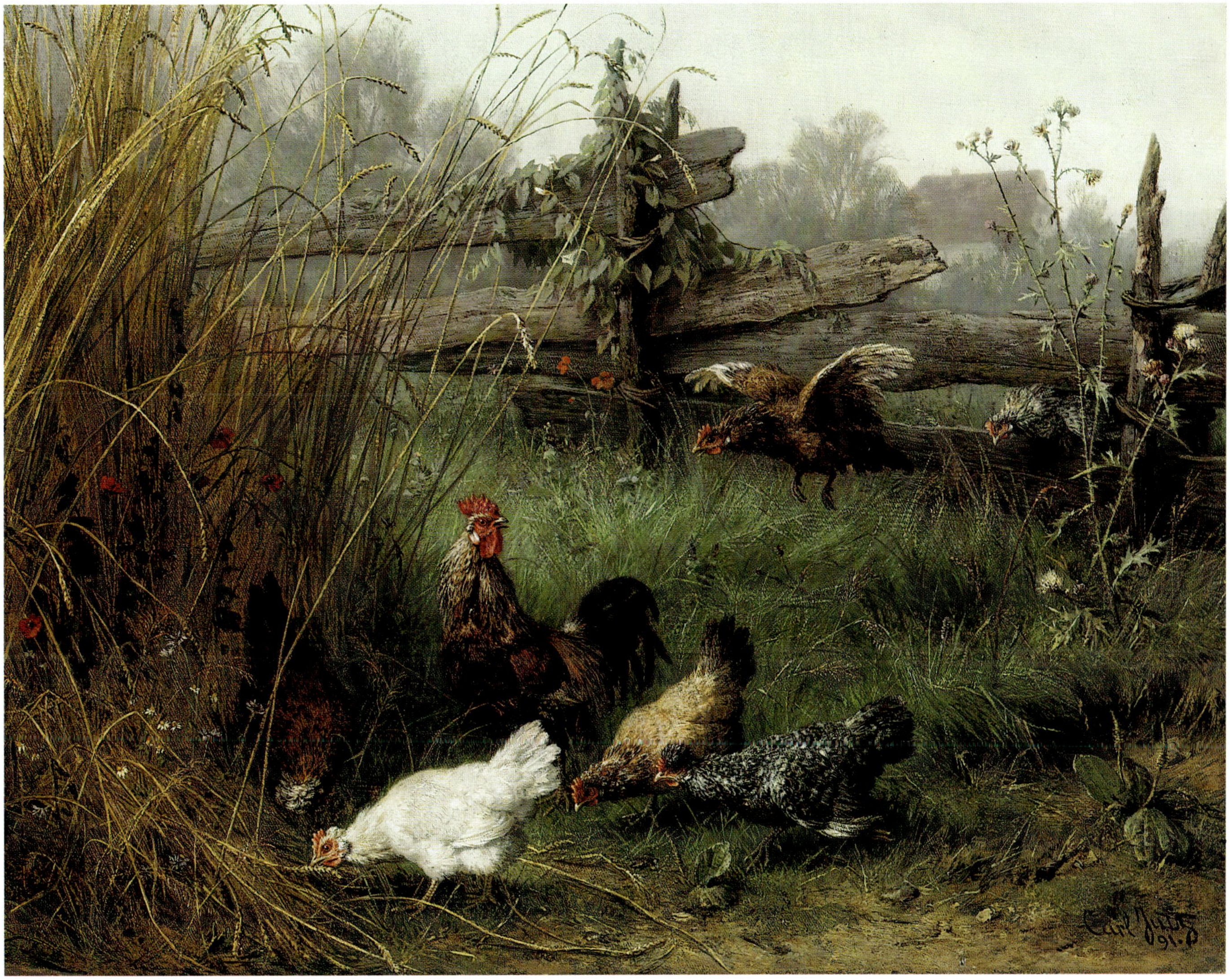

Hugo Mühlig

1854 Dresden – Düsseldorf 1929

„Herbstliche Allee mit Spaziergängern" um 1885
30 x 24,5 cm, Öl auf Leinwand
Signiert unten rechts: Hugo Mühlig

Seine frühe Biographie hat Hugo Mühlig selbst in wenigen Worten eines Briefes zusammengefaßt: „Geboren zu Dresden am 9. Nov. 1854 als Sohn des in Dresden sehr bekannten Historienmalers Meno Mühlig. Besuchte die Dresdner Kunstakademie und war speziell Schüler des jetzt in Berlin lebenden Professor V. P. Mohn, welcher seinerzeit das Atelier für Landschaftsmalerei an Stelle von Professor Ludwig Richter leitete.
Im Jahre 1881 bin ich nach Düsseldorf übergesiedelt ..."
Der akademische Stil der Dresdner Spätromantik blieb für Hugo Mühlig nur kurze Zeit verbindlich. Unmittelbar nach seinem Wechsel nach Düsseldorf prägte sich sein sehr persönlicher und unverwechselbarer naturalistischer Malstil aus, der ihm bereits nach wenigen Jahren eine stete Nachfrage im Rheinland, aber auch Verkäufe nach England und Amerika beschert.
Die *Herbstliche Allee mit Spaziergängern* weist deutliche Merkmale aus Mühligs früher Düsseldorfer Zeit auf, in der er die Umgebung seiner neuen Wahlheimat mit Pinsel und Leinwand auf vielen Spaziergängen erwanderte und wundervolle Impressionen mitbrachte. Die dargestellte Allee könnte sich in unmittelbarer Nähe des Grafenberger Waldes befinden, der schon in dieser Zeit ein beliebtes Naherholungsgebiet der Düsseldorfer war. Bis weit in die Bildtiefe hinein erstreckt sich die schnurgerade Allee, in deren Verlauf wir Spaziergänger und einen Reiter entdecken können. Mittelpunkt der Darstellung ist allerdings die modisch gekleidete Dame im weißen Kleid, begleitet von ihrer Tochter in einem pinkfarbenen Kostüm. Ein Windstoß wirbelt die Blätter von den Bäumen und gibt Mühlig Gelegenheit, den Laubteppich auf der Allee und die restlichen Blätter in den Bäumen malerisch zu einer prächtigen Herbstimpression zusammenzufassen. Das seitlich einfallende Sonnenlicht wird von den Bäumen reflektiert und formt sich in der Mittelzone zu goldgelbem Glanz aus.

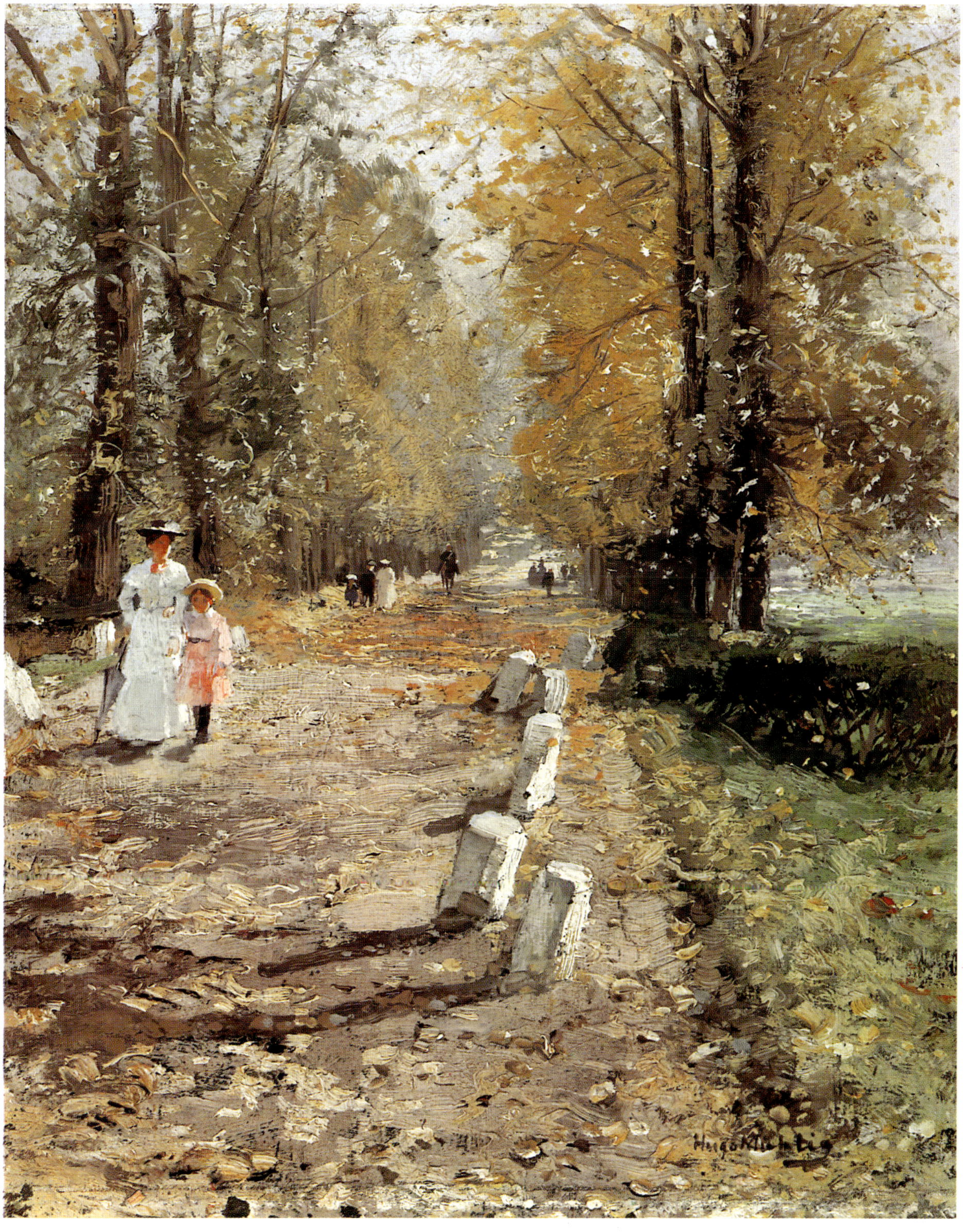

Hugo Mühlig

1854 Dresden – Düsseldorf 1929

„Markttag"
23 x 34,5 cm, Öl auf Holz
Signiert unten rechts: Hugo Mühlig

Marktszenen mit ihrem bunten Treiben hatte Hugo Mühlig während seiner Aufenthalte in der hessischen Künstlerkolonie Willingshausen zwischen 1883–1891 als reizvolle und vielgestaltige Bildvorlagen entdeckt.

Das Motiv gab dem „Meister des kleinen Formates" die Gelegenheit zur Darstellung einer ländlichen Szenerie, die er aus vielen kleinen Einzelbeobachtungen zusammensetzen konnte.

Mehr als 40 Personen versammelt Hugo Mühlig auf dem *Markttag,* der offensichtlich in einer Dünenlandschaft stattfindet. Die Menschenmenge der Marktteilnehmer wird im Mittelgrund nur als Summe vieler Köpfe und Hüte angegeben, vorne stehen dagegen Personen in ganzer Figur.

Obst, Gemüse und Blumen erkennen wir aus dem vielfältigen Warenangebot, das von Eselchen, Pferden und sogar Hunden mit Karren zum Marktplatz gezogen worden ist. Die Menge an Farben und Formen auf der engen Fläche des Marktplatzes fügt der Maler mühelos zu einer übersichtlichen Komposition zusammen, die mit ihrem harmonischen Kolorit eine geschlossene Ordnung ergibt.

„Unvergleichlich, mit welcher Sicherheit Mühlig die Bewegungen seiner Staffagen in die Landschaft einfügte", bemerkt der Düsseldorfer Künstler Georg Hacker und nennt damit das wichtigste Charakteristikum in Mühligs Gemälden.

Die Haltungen und Bewegungen der Figuren vermitteln uns ihre jeweilige Rolle als Anbieter oder Besucher auf dem Markt. Selbst kleinste Details der Kleidung sind in der Musterung und im Schnitt erkennbar. Bei den Kopfbedeckungen stehen Mühlig offenbar ungezählte Varianten zur Verfügung.

Auch die Transportkarren sind in ihrem Aufbau und der Möglichkeit zum Anspannen genau unterschieden, je nachdem, ob sie von Hunden, Eseln oder Pferden gezogen werden. Trotz dieser Vielzahl an Details wirkt die Anlage des Bildes an keiner Stelle überfrachtet. Alles ordnet sich zu einem leicht überschaubaren Ganzen.

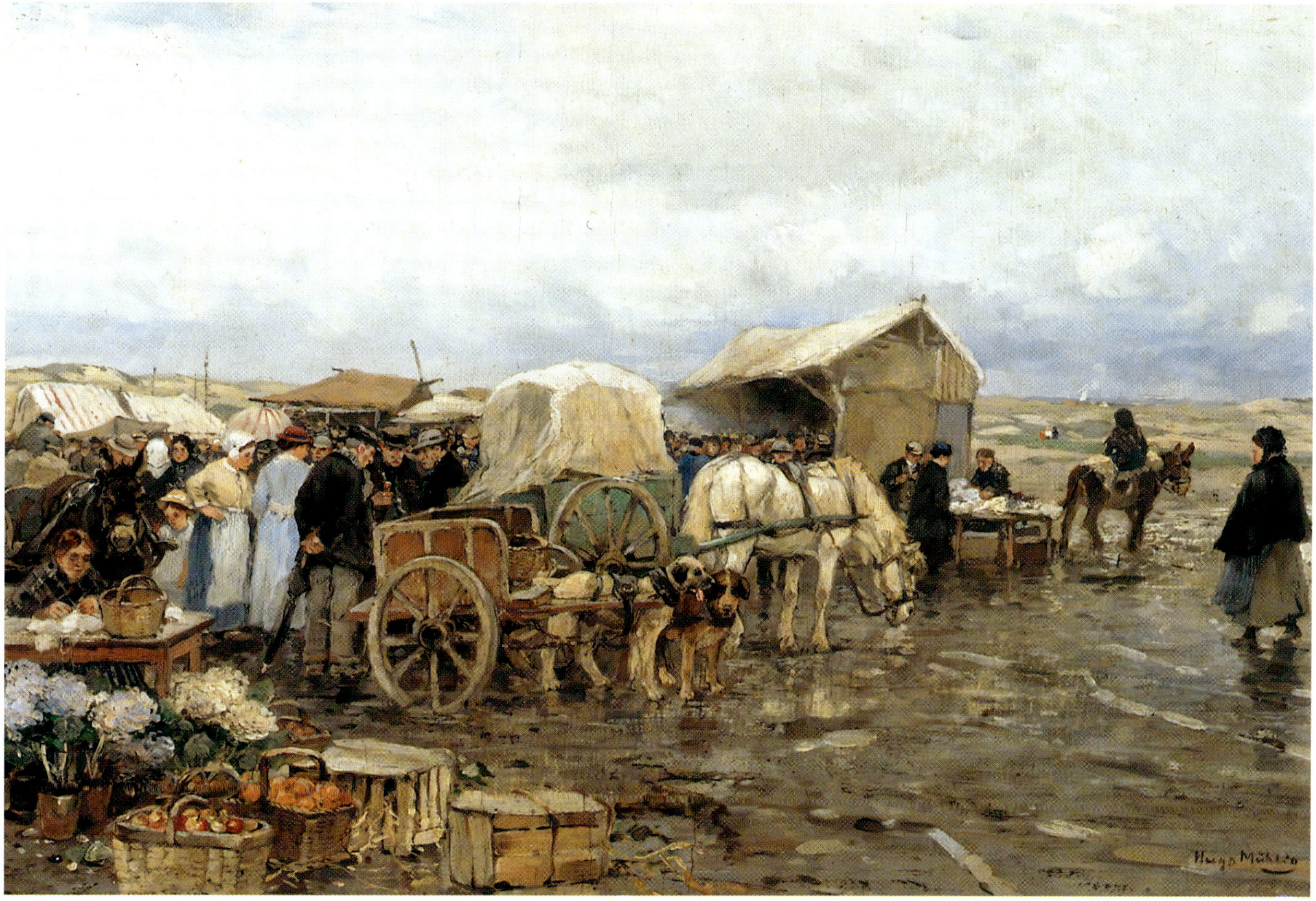

Hugo Mühlig

1854 Dresden – Düsseldorf 1929

„Die Gänseliesl“
40 x 59,5 cm, Öl auf Holz
Signiert unten rechts: Hugo Mühlig

Aus einer leicht erhöhten Betrachterperspektive blicken wir über ein Tal mit vereinzelten Gehöften in eine weite Landschaft, die erst am Horizont in kaum meßbarer Entfernung abschließt.

Eingebettet in die karge Vegetation des Vordergrundes ist eine verstreute Gänseherde mit ihrer kleinen Hüterin, die soeben von einem vorbeifahrenden Fuhrwerk abgelenkt wird.

Aus wenigen Abstufungen von Grau, Blau und Grün baut Mühlig den Bildraum auf, erschließt die perspektivische Tiefe im Wechsel von hellen und dunklen Zonen, die freies Feld und bewaldete Flächen bezeichnen.

Durch diesen gleichmäßigen Rhythmus entsteht der Eindruck eines harmonischen Landschaftsgefüges, das noch keinerlei Spuren der beginnenden Industrialisierung aufweist. Ein Idealbild ländlicher Kultur entsteht vor unseren Augen, das sich um 1900 in vielen Gegenden erhalten hatte, für ein städtisches Kunstpublikum aber nur noch über die Gemälde der Landschaftsmaler oder durch Ausflüge in die Natur erreichbar war.

Ein wesentlicher Grund für den Erfolg der ländlichen Szenen von Hugo Mühlig war sicherlich schon zu Lebzeiten des Malers eine nostalgische Einstellung zur Landschaft. Das Leben in den Städten hatte sich gegen Ende des Jahrhunderts in einer Geschwindigkeit verändert, die den Bauern und seine natürliche Umgebung zur Idealvorstellung einer urtümlichen Lebensform werden ließen. Die Bearbeitung der Felder, das Hüten des Viehbestandes und die Erntearbeit waren einem tages- und jahreszeitlichen Wechsel unterworfen, der sich von der künstlich organisierten Form menschlichen Lebens in den Städten grundsätzlich unterschied.

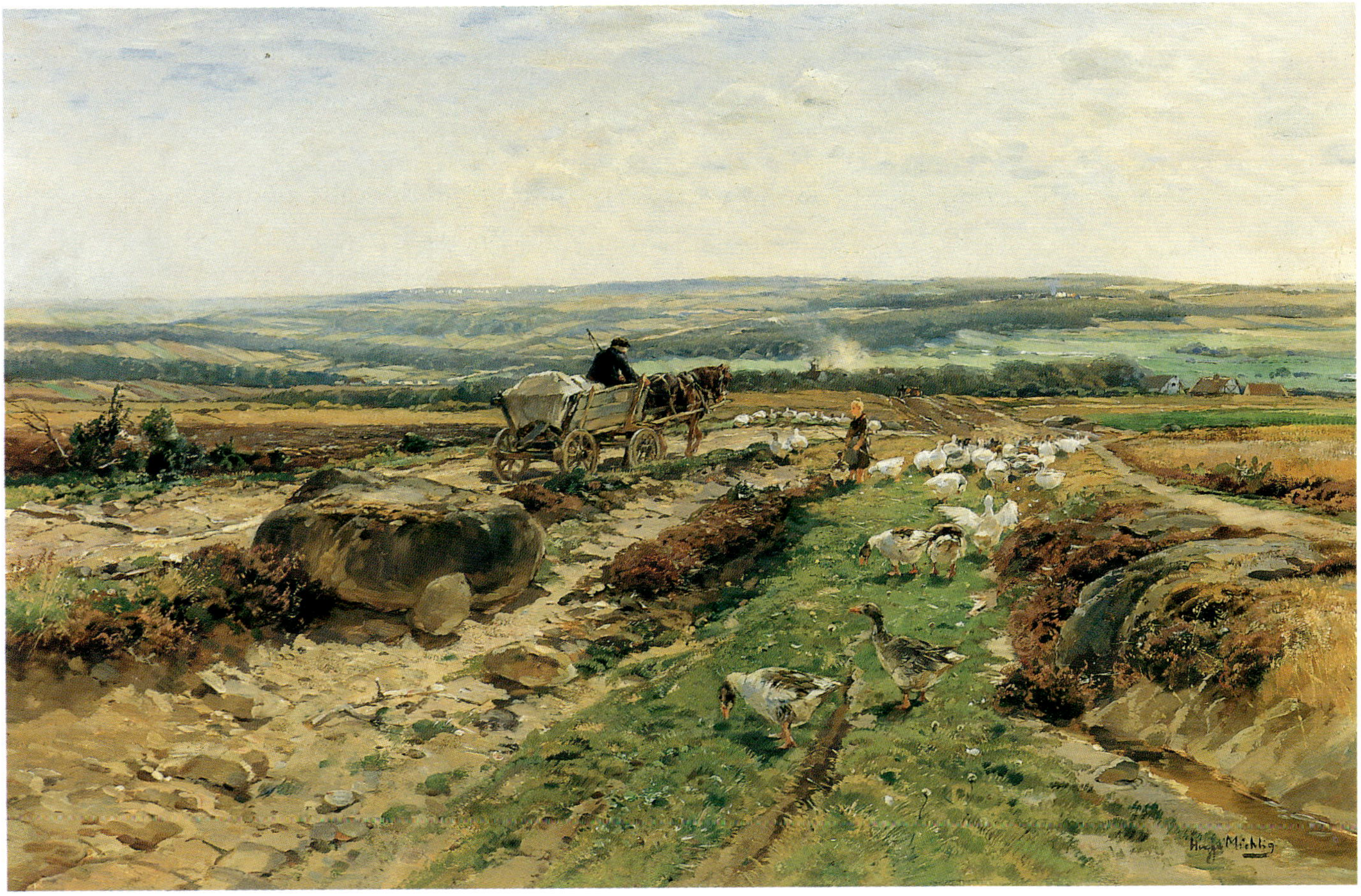

Hugo Mühlig
1854 Dresden – Düsseldorf 1929

„Heimkehrende Musikanten im Winter"
32 x 48,5 cm, Öl auf Holz
Signiert unten rechts: Hugo Mühlig

Mühligs Gemälde *Heimkehrende Musikanten im Winter* gleicht einem Sinnbild der rheinischen Landschaftsmalerei gegen Ende des 19. Jahrhunderts. Es enthält gleichzeitig Elemente einer präzisen Naturbeobachtung wie eine Idealvorstellung ländlichen Friedens.
Auf einem tief verschneiten Feld begegnen zwei Musiker einem städtisch gekleideten Spaziergängerpärchen. Die langen Schatten der Figuren deuten die fortgeschrittene Tageszeit an und erklären den müden Gang des Baßgeigers, der nach einem Konzertauftritt besonders schwer an seinem geschulterten Instrument zu tragen hat. Am Horizont erkennen wir weitere Spaziergänger und einen Gasthof, dem sich von rechts ein Schlittengespann nähert. Zahlreiche Fußspuren und ein ausgetretener Weg begleiten unseren Blick in die Bildtiefe, gliedern die weiße Schneefläche und machen die Distanzen nachvollziehbar.
Die Helligkeit der Bildfläche und die bläulich schimmernden Schatten in den Fußspuren sind gestalterische Elemente, die einen modernen, von den französischen Impressionisten abgeleiteten Malstil enthalten, ohne allerdings Strukturen impressionistischer Auflösung zu entwickeln.
In der Detailgenauigkeit, die auch am weit entfernten Horizont noch Einzelheiten erkennen läßt, ist Mühligs Pinselschrift viel mehr exemplarisch für den Stil der Düsseldorfer Malerschule.
Seine Malerei ist keine „l'art pour l'art" im französischen Sinne, sondern gewinnt gerade aus den erzählerischen Elementen der Darstellung ihren Sinn und ihren besonderen Charme. Geschmacksgeschichtlich kann der bleibende Erfolg von Mühligs Bildern ländlichen Friedens und intakter Natur nur aus der Perspektive der städtischen Kultur verstanden werden: als Idealvorstellung eines Landschaftserlebnisses, das durch die gestalterische Kraft des Künstlers zu einer vollendeten Illusion wird.

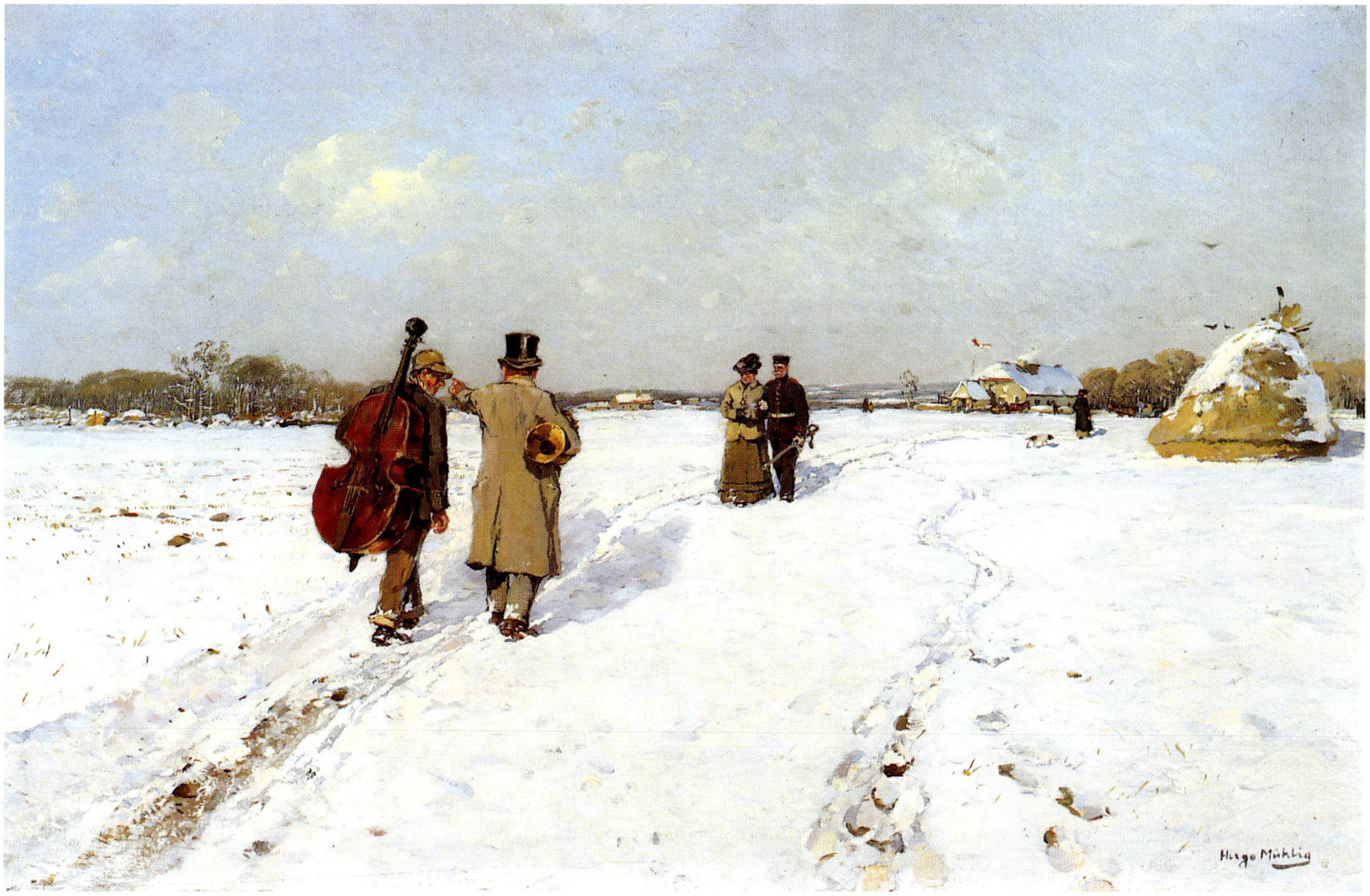
Hugo Mühlig

Hugo Mühlig

1854 Dresden – Düsseldorf 1929

„Heimkehr von der Treibjagd"
48 x 62 cm, Öl auf Leinwand
Signiert unten rechts: Hugo Mühlig

Darstellungen einer winterlichen Treibjagd galten beim Publikum schon zu Lebzeiten Hugo Mühligs als Spezialität des Malers, die er in allen Stationen vom Aufbruch über die Pause bis zur Heimkehr der Jäger bildlich dargestellt hat.

In der *Heimkehr von der Treibjagd*, die sich lange in amerikanischem Privatbesitz befand, schildert Mühlig die Atmosphäre eines kalten Wintertages am späten Nachmittag, der die Schatten der Figuren länger werden läßt. Über tief verschneite Felder stapfen Jäger und Jagdhelfer in die Tiefe des Bildes, wo wir am Horizont vereinzelte Gehöfte erkennen können.

Malerische Glanzpunkte setzt Hugo Mühlig vor allem in der Wiedergabe der winterlichen Landschaft, die er in ihrer räumlichen Ausdehnung wie in den zahlreichen Farbnuancen der gefrorenen Oberfläche für den Betrachter erfahrbar macht.

Das endlose Weißblau der geschlossenen Schneedecke verwandelt sich unter seinem Pinselstrich in die Illusion einer begehbaren Raumtiefe. Mit einem kleinen Kunstgriff erleichtert uns Mühlig die räumliche Vorstellung: Einzelne Fußstapfen, Tierspuren und ausgetretene Trampelpfade lenken unseren Blick „schrittweise" in Richtung Horizont und vermitteln uns dadurch das Gefühl für die Tiefe der Landschaft.

Mühlig kannte die Treibjagd aus eigener Anschauung. Auf ungezählten Jagdeinladungen hatte sich sein Auge für die Stimmung eines winterlichen Jagdtages geschärft. Selbst die Verfärbung der Schatten in rosa und blaue Zonen entging seiner Beobachtung nicht und dokumentiert seine Kenntnis impressionistischer Malweise.

„Mühlig war sowohl als Mensch wie als Künstler hochgeachtet. Seine Werke sind in zahlreichen Museen zu finden", erinnerte sich Carl Bantzer als Mühligs Wegbegleiter der Willingshauser Jahre.

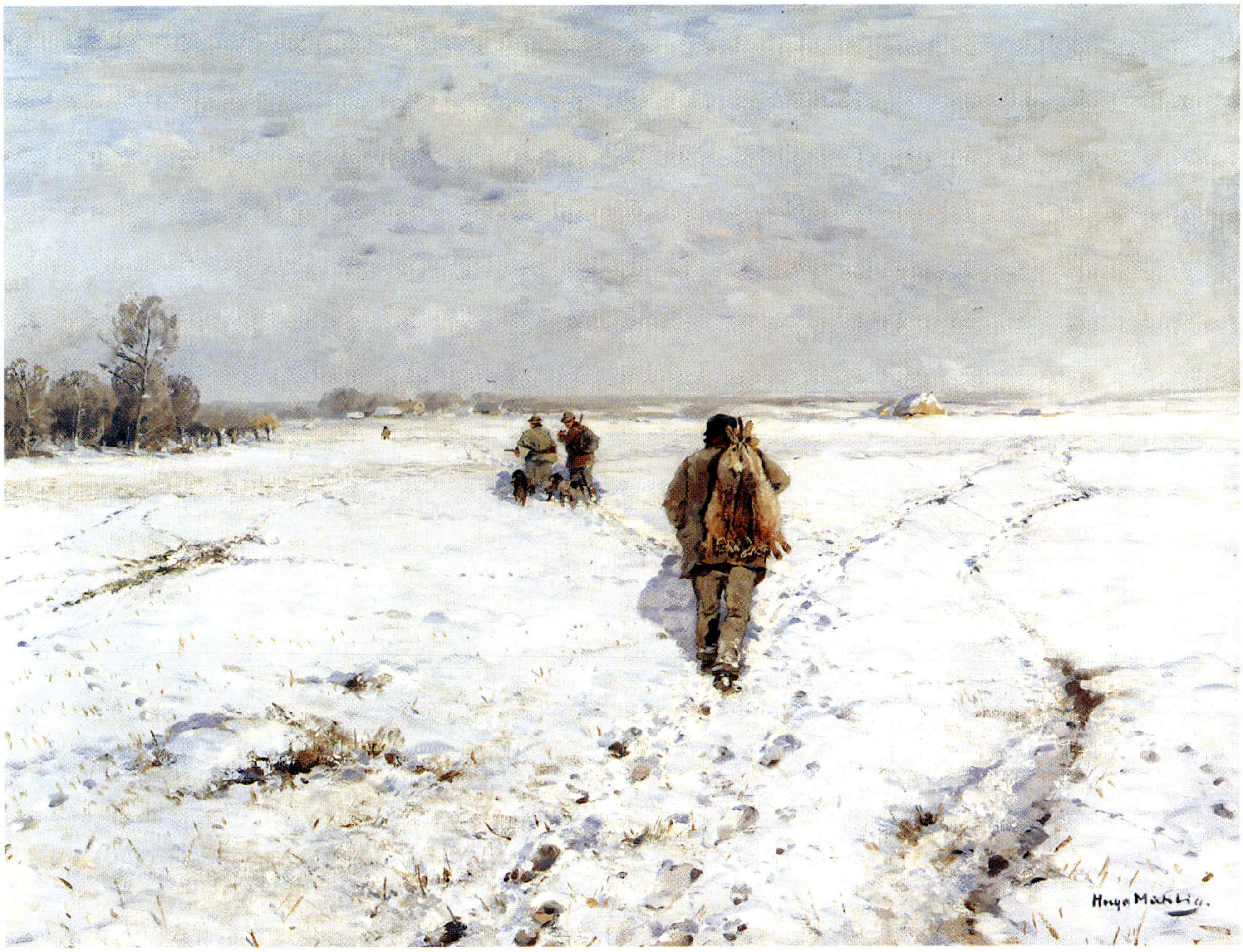
Hugo Mühlig

Wilhelm Schreuer
1866 Wesel – Düsseldorf 1933

„Am Stadttor"
49,8 x 60,4 cm, Mischtechnik auf Papier
Monogrammiert unten links: WS

Wilhelm Schreuer gehörte zu den originellsten Erscheinungen in der Spätzeit der Düsseldorfer Malerschule. Seine Werke fielen schon durch die Technik stark verdünnter Ölfarben aus dem Rahmen des Üblichen.
Schreuer hatte von 1884-90 bei Peter Janssen studiert, der die zeichnerische Begabung seines Schülers früh erkannt und gefördert hat.
Über die Studienzeit schrieb W. Schäfer 1913 rückblickend: „... unter seinen Genossen war er jedenfalls der begabteste und direkt eine geniale Natur. Seine Fähigkeit Bewegungen und Gruppen als Ganzes aufzufassen und aus der Erinnerung hinzuschreiben in einer witzigen malerischen Auflösung aller Details hat etwas Phänomenales."
Ungezählte Anekdoten ranken sich um das Werk des Künstlers, dem eine enorme Arbeitsgeschwindigkeit auch zur Sicherung der Existenz seiner vielköpfigen Familie verholfen hat. Mit wenigen Strichen in Bleistift, Tusche oder lasierender Öltechnik konnte Schreuer die Bewegung einer Figur im Raum und die Atmosphäre der Umgebung überzeugend wiedergeben. Glaubt man der Überlieferung, dann benötigte der Maler auch für seine mehrfigurigen Kompositionen keine Studien und Skizzen, da er einmal Gesehenes aus dem Gedächtnis abrufen konnte.
Sein Gesamtwerk besteht überwiegend aus Szenen aus dem Düsseldorfer Milieu und aus dem Stadtbild. Vor historischer Kulisse läßt er die Russen über die Ratinger Straße reiten, malt Napoleons Visite am Rhein oder den Einzug des 11. Bergischen Husaren-Regiments durch das Bergertor.
Noch überzeugender als in seinen monumentalen Kompositionen aus der Düsseldorfer Stadtgeschichte wirkt Schreuer mit zügig gemalten Schilderungen aus dem Milieu. *Am Stadttor* ist eine dieser Momentaufnahmen, wo wir aus der Froschperspektive eine Mädchengruppe in Bewegung sehen und rechts davon die Verfolgungsjagd zweier Straßenhunde. In der scharfsinnigen Beobachtung und dem ungeschminkten Realismus erinnert die Darstellung an den Berliner Maler und Zeichner Zille.

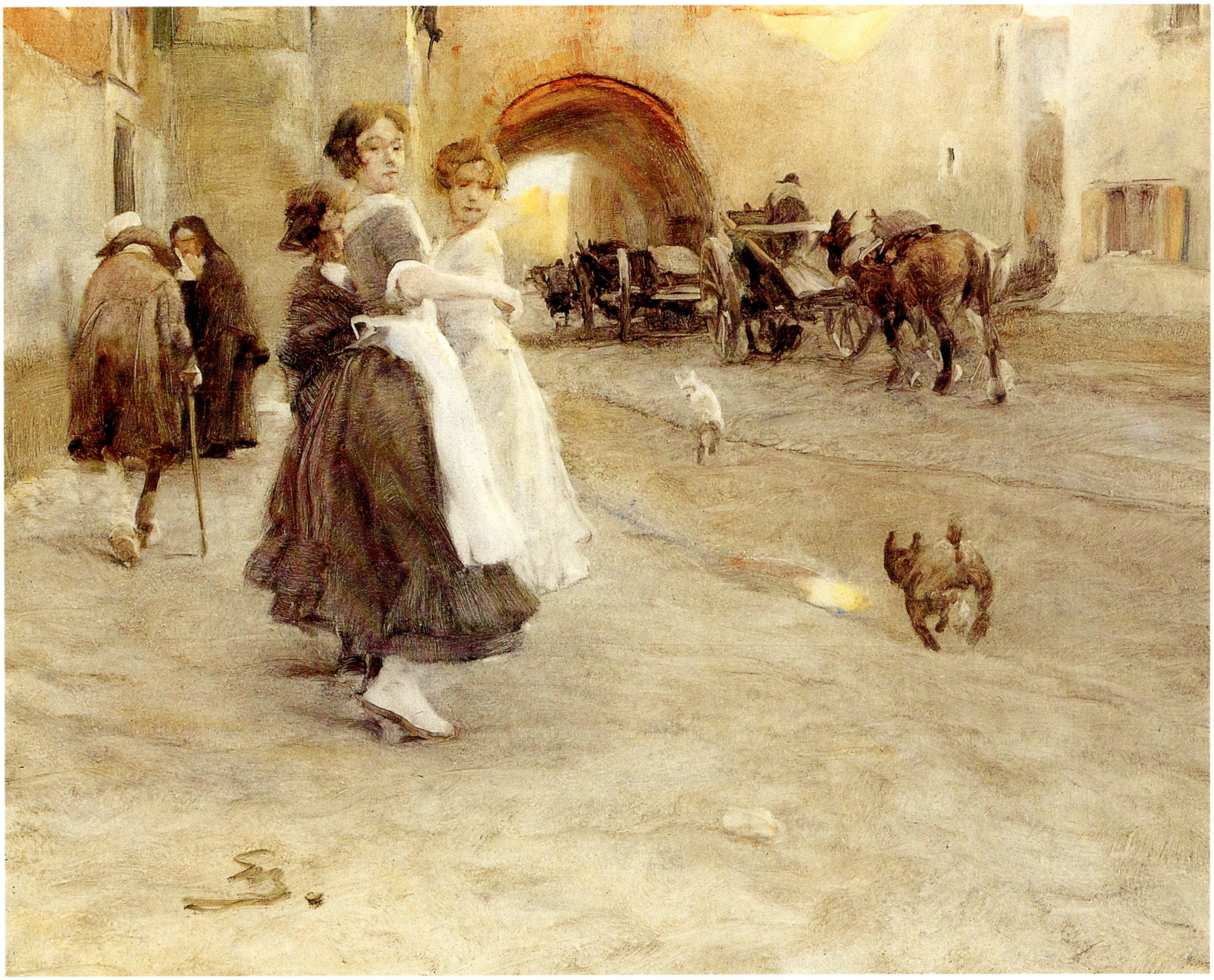

Fritz von Wille
1860 Weimar – Düsseldorf 1941

„Blick auf Reifferscheid"
51,5 x 61 cm, Öl auf Leinwand
Signiert unten rechts: F. v. Wille

In die rheinische Kunstgeschichte ist Fritz von Wille als Maler der Eifel eingegangen. „Vor der Jahrhundertwende war die Eifel ein noch unbekanntes, bestenfalls bemitleidetes Notstandsgebiet… Diesem Land hatte sich mein Vater als Maler verschrieben, und er wollte in den Städten von den Schönheiten mit seinen Bildern Zeugnis ablegen", erinnerte sich Otto von Wille, der Sohn des Malers.
Fritz von Willes Künstlerkarriere war zunächst begünstigt durch den Ruhm seiner malenden Eltern, des romantischen Landschaftsmalers August von Wille und der Tiermalerin Clara von Wille. Fritz besuchte zunächst die Zeichenklasse der Düsseldorfer Akademie, um sich später auf Studienreisen autodidaktisch weiterzubilden.
Seit 1890 dominierten die bekannten Eifellandschaften sein Œuvre und machten ihn innerhalb weniger Jahre zu einem der bekanntesten Maler der Düsseldorfer Malerschule. Mit den Goldenen Staatsmedaillen in München 1901, Wien 1906 und 1909, sowie weiteren Auszeichnungen in Salzburg und London weckte Fritz von Wille auch das Interesse Kaiser Wilhelms II., der 1908 die *Blaue Blume* erwirbt. Museumsankäufe für Aachen, Berlin, Bonn, Dortmund, Düren, Düsseldorf, Essen, Köln, Krefeld, Münster und Stuttgart dokumentieren neben privater Sammlergunst auch das öffentliche Interesse der Zeitgenossen an Fritz von Willes künstlerischem Schaffen.
Im *Blick auf Reifferscheid* kombiniert Fritz von Wille die Nahsicht auf den blühenden Ginster im Vordergrund mit einem panoramaartigen Ausblick in die Bildtiefe zu einer klassischen Eifellandschaft, die zu seinen beliebtesten und mehrfach wiederholten Kompositionen gehörte.

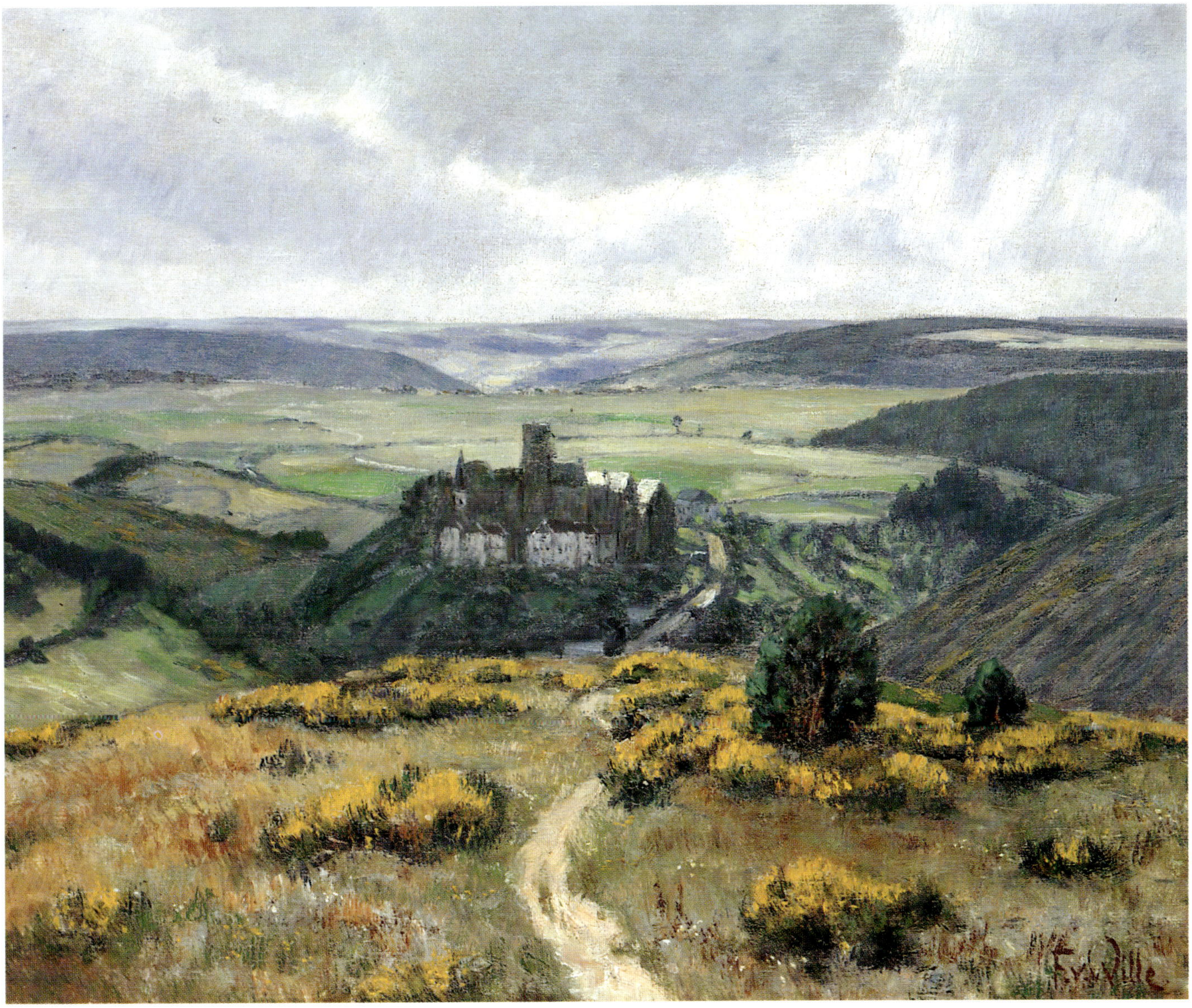

Adolf Maennchen
1860 Rudolstadt – Düsseldorf 1920

„Kindergeburtstag“ um 1904
116,5 x 132 cm, Öl auf Leinwand
Signiert unten rechts: A. Maennchen

Adolf Maennchen bringt kurz nach der Jahrhundertwende mit einem hellen, beinahe impressionistischen Malstil eine eigene Komponente in die Düsseldorfer Landschafts- und Figurenmalerei ein.
Zunächst war der gebürtige Rudolstädter zwischen 1883–1888 Schüler bei Eugen Bracht, anschließend Lehrer an den Kunstgewerbeschulen von Halle und Danzig. 1902 kommt Maennchen nach Düsseldorf, wo er ansässig wird und zahlreiche nationale Ausstellungen mit seinen originellen Kompositionen beschickt.
Der *Kindergeburtstag* ist wohl das bekannteste Hauptwerk des Malers; es wurde erstmalig in der Düsseldorfer Kunstpalastausstellung von 1904 gezeigt. Helles Sonnenlicht und eine fröhliche Farbigkeit dominieren die Geburtstagsfeier im Freien, die für die Düsseldorfer Malerei ein ungewöhnliches Motiv darstellt. Vergleichbare Motive kennen wir eher aus der skandinavischen Freilichtmalerei, etwa von Carl Larsson.
Um 1900 wurde im Rheinland erstmalig der Einfluß der französischen Impressionisten sichtbar, ohne deren Kenntnis die lichtdurchflutete Landschaft in Maennchens Gemälde kaum zu erklären ist. Auch das Vorbild des französischen „Picknick im Freien“ ist als thematische Anregung denkbar.
Das lockere Gefüge der spielenden Kinder in ihren feinen Kleidern zeigt Maennchens Geschick im kompositorischen Aufbau und trägt zum harmonischen Gesamteindruck des Gemäldes bei.
Zwischen 1905–1912 war der *Kindergeburtstag* auf mehreren Ausstellungen zu sehen: Zunächst auf der Internationalen Kunstausstellung im Düsseldorfer Kunstpalast, dann auf der Internationalen Kunstausstellung in München, gefolgt von der Deutschen Kunstausstellung in Rom und schließlich auf der Gesamtschau „Eugen Bracht und seine Schüler“ in Dresden, Berlin und München.

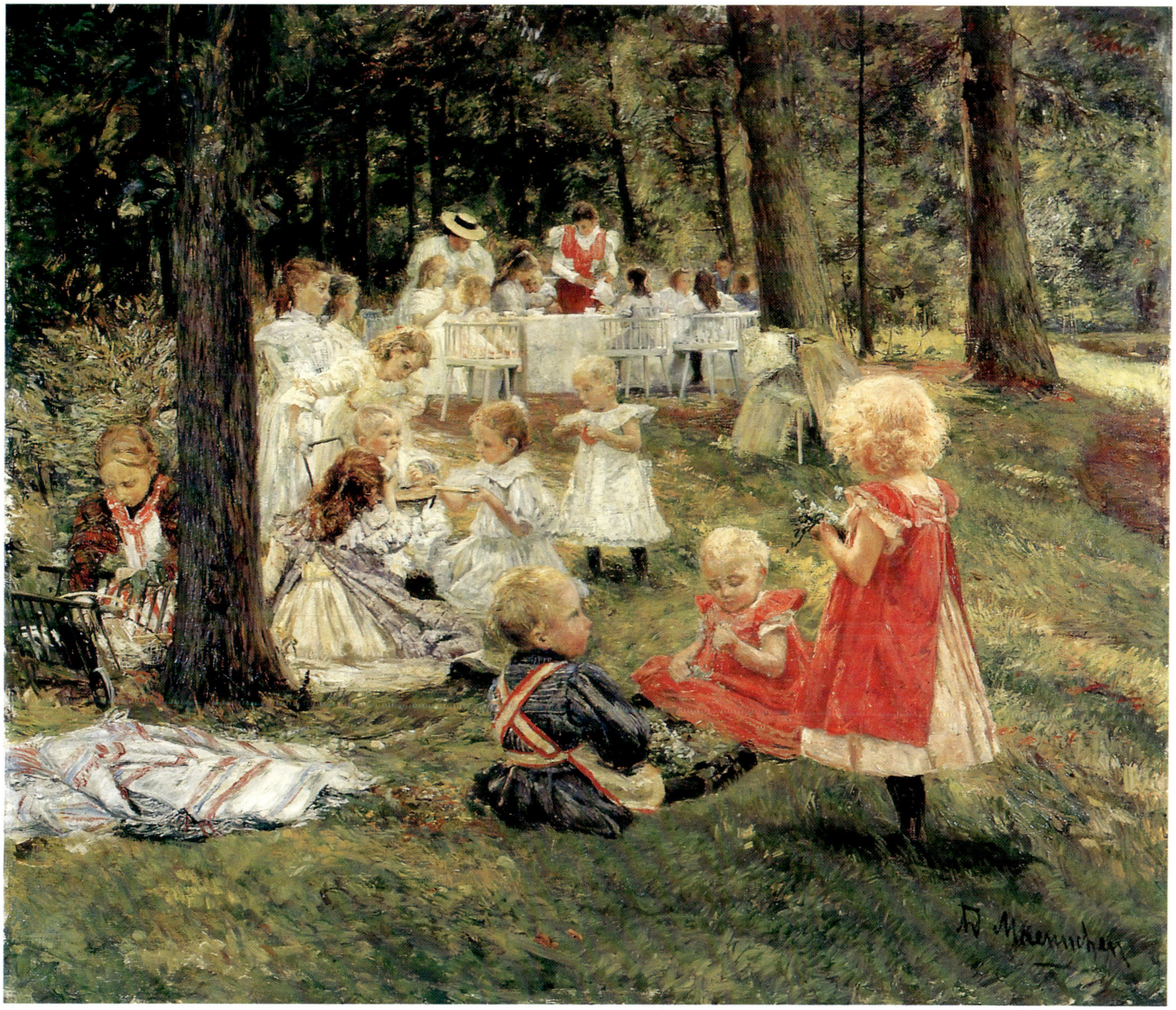

Magda Kröner

1854 Rendsburg – Düsseldorf 1935

„Mohnblumen im Tonkrug" 1907
82 x 60 cm, Öl auf Leinwand
Signiert oben links: Magda Kröner Düss. 07

Stilleben waren im 19. Jahrhundert die einzige Thematik der Malerei, die überwiegend von Frauen behandelt wurde.
Besonders im letzten Drittel der Düsseldorfer Malerschule treten einige Künstlerinnen gleichzeitig in Erscheinung, deren Werke, wie bei Helen Searle und Emilie Preyer, noch in der romantischen Tradition stehen oder, wie bei Magda Kröner, bereits einem neuen Naturalismus angehören.
Magda Kröner heiratete1883 ihren Lehrer, den bedeutenden Jagd- und Landschaftsmaler Johann Christian Kröner. Ein Jahr später ist sie auf den ersten Kunstausstellungen in Berlin und im Münchner Glaspalast mit taghellen und farbigen Blumenstilleben vertreten.
1895 erhielt sie im Londoner Crystal Palace für ein Stilleben mit Blumen und Früchten die Bronzemedaille, 1899 an gleicher Stelle für ein Blumenbild die Silbermedaille.
Nach der Jahrhundertwende erreichte Magda Kröner den Zenit ihrer öffentlichen Anerkennung: Der deutsche Kaiser Wilhelm II. erwirbt 1901 die Gemälde *Stiller Winkel* und *Roter Mohn,* der Erbprinz von Sachsen-Meiningen 1903 den *Marientag.*
Die *Mohnblumen im Tonkrug* entstehen wenige Jahre später als hochformatiges Blumenstilleben mit allen typischen Merkmalen der Werke von Magda Kröner. Im Unterschied zur Tradition der holländischen Stilleben sucht die Malerin keine teuren Zuchtblumen, sondern Wiesenblumen aus, die sie in betonter Zufälligkeit auf der Bildfläche verteilt. Dadurch wird der Eindruck der arrangierten Komposition vermieden, der bis dahin charakteristisch für die Düsseldorfer Stillebenmalerei gewesen ist.

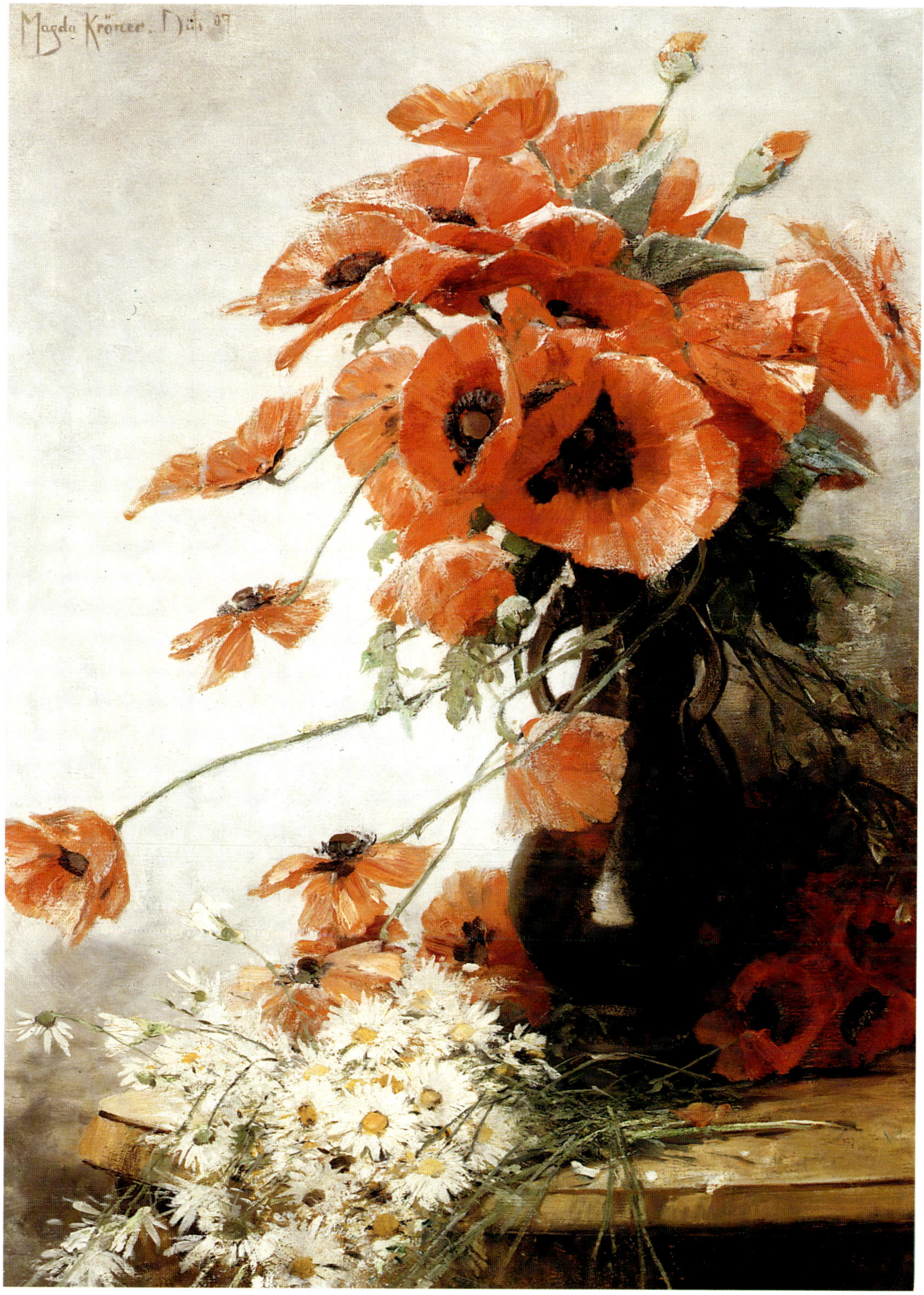
Magda Kröner. Düs 07

Julius Bretz

1870 Wiesbaden – Honnef 1953

„Kohlfeld" um 1907
69 x 89,5 cm, Öl auf Leinwand
Signiert unten rechts: J. Bretz

Julius Bretz' künstlerisches Werk entsteht in der Spätzeit der Düsseldorfer Malerschule, als nach der Jahrhundertwende die Akademie ihre zentrale Bedeutung verliert und sich allerorten Sezessionen gegen die offizielle Kunstrichtung bilden.
Bretz hatte unter Anleitung von Helmuth Liesegang die ersten Schritte in der Ölmalerei unternommen und griff nach 1890 stilistische Einflüsse der holländischen Haager Schule auf, deren monochrome See- und Stranddarstellungen vorbildlich für die gleichzeitige rheinische Landschaftsmalerei wurden. Nach der Jahrhundertwende entwickelte Bretz einen sehr individuellen Stil, der Jugendstilelemente in Landschaftsausschnitte der Düsseldorfer Umgebung einflechtet.
1909 gelang ihm gemeinsam mit Clarenbach, Deusser und Ophey ein entscheidender Schritt in der Annäherung an die moderne französische Malerei. Als „Sonderbund Westdeutscher Kunstfreunde Und Künstler" gründeten die Maler eine Bewegung, die bis 1912 vier bedeutende Ausstellungen moderner Kunst in Düsseldorf und Köln veranstaltet hat.
Auf diesen Ausstellungen wurden Gemälde von Bretz, Clarenbach, Deusser und Ophey gemeinsam mit Cézanne, van Gogh, Monet und Picasso gezeigt.
Bei Julius Bretz sind die Einflüsse des französischen Impressionismus und Expressionismus weniger stark zu verzeichnen als bei seinen Sonderbundfreunden, die noch empfänglicher waren für den neuartigen Kolorismus.
Bretz' Bilder bleiben von der zeichnerischen Struktur bestimmt, auch wenn diese in der Darstellung eines Gartens mit *Kohlfeld* eine neue Dimension erhält. Der Vordergrund setzt sich aus einem Muster kraftvoll aufgetragener Pinselstriche zusammen, deren Dynamik erst durch ein Zaungeflecht und der konventionell gestalteten Landschaft dahinter aufgefangen wird.
Im Vergleich mit Gartendarstellungen von Max Clarenbach bleibt Bretz zurückhaltender in der Farbigkeit und eigenständiger im Bildaufbau.

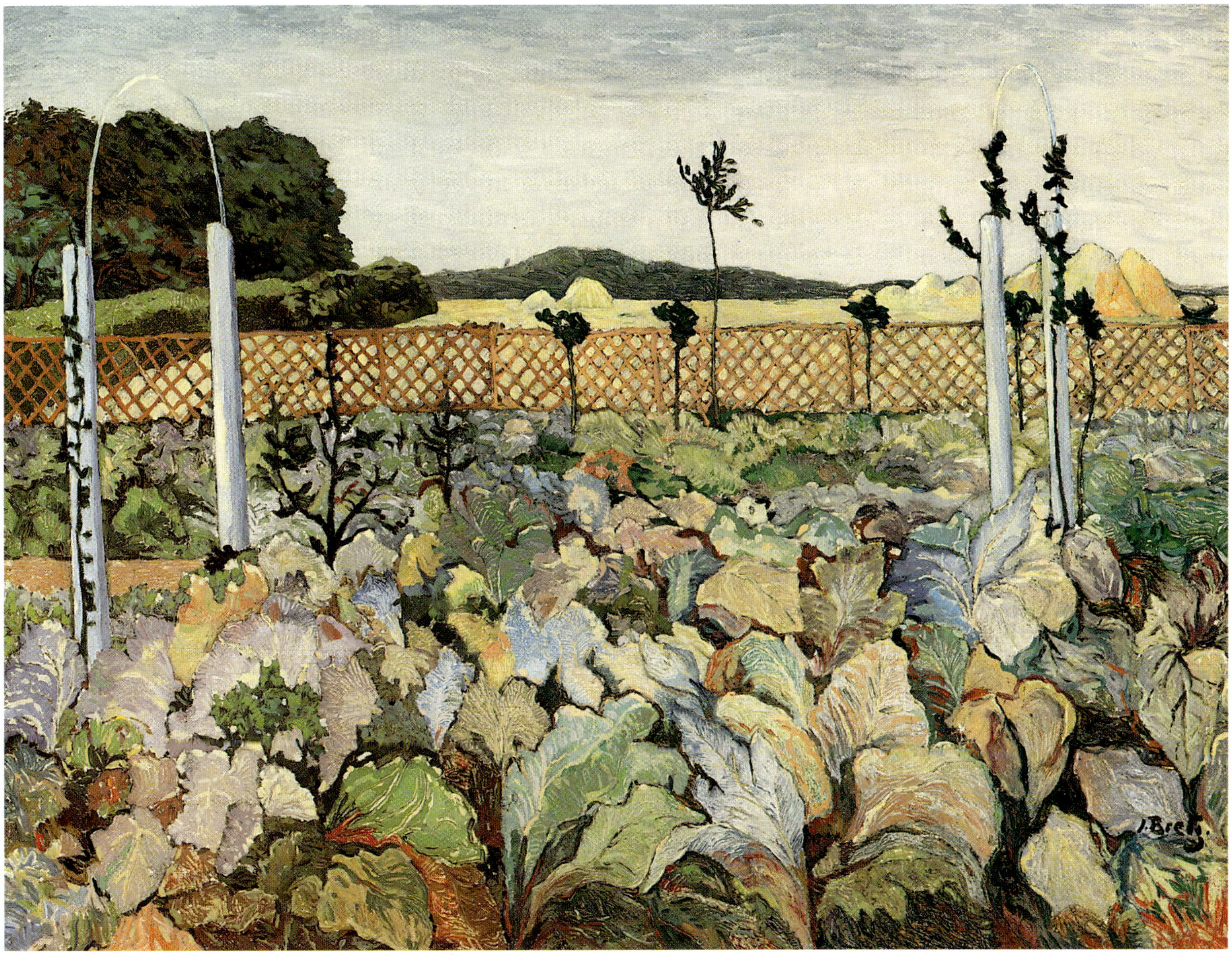

Max Clarenbach
1880 Neuss – Köln 1952

„Winter an der Erft"
91 x 105 cm, Öl auf Leinwand
Signiert unten rechts: M. Clarenbach

Mit Clarenbachs Winterlandschaften beginnt in Düsseldorf die moderne, von der Kunstakademie zunehmend unabhängiger werdende Malerei.
Bereits im Alter von 14 Jahren wurde Clarenbach auf Fürsprache Andreas Achenbachs in die Elementarklasse der Akademie aufgenommen, 1897 wird er Schüler Eugen Dückers.
Ein wegweisendes Bekenntnis zur rheinischen Winterlandschaft enthält bereits sein erstes Hauptwerk *Stiller Tag,* mit dem Clarenbach 1902 erstmalig internationales Interesse weckt und für das er hohe Auszeichnungen erhält. Die nun folgenden Ausstellungseinladungen nach Pittsburgh, Buffalo, New York und Toronto eröffnen dem jungen Maler Einblick in moderne Tendenzen der europäischen und amerikanischen Freilichtmalerei.
Noch bevor Clarenbach gemeinsam mit Deusser und Ophey den „Sonderbund" gründet, beginnt er um 1905 mit einigen Ansichten des *Winter an der Erft* eine Themenreihe, die alle wesentlichen Elemente seiner Malerei enthielt und daher einen hohen Wiedererkennungsgrad hatte.
Die Spiegelung der schlanken Bäume auf der Wasseroberfläche fügt sich in diesen Werken zu einem Rhythmus, der dekorative Elemente des Jugendstils mit beginnender Abstraktion verbindet, ohne sich sehr weit vom Landschaftsvorbild zu entfernen. Ausgestattet mit einem geradezu genialen Naturempfinden hat Clarenbach sich in den Varianten dieses Motivs nie mit einmal gefundenen Lösungen zufrieden gegeben, statt dessen die Unterschiede immer wieder in kleinen Nuancen gesucht.
Ein unerschöpfliches Reservoir an kleinen Unterschieden in Stimmung und Farbton läßt jedes Werk zu einer eigenständigen, im Kolorit und Pinselstrich nicht reproduzierbaren Leistung werden, die dem künstlerischen Schaffensprozeß den Vorrang vor der rein abbildenden Qualität des Werkes einräumt.

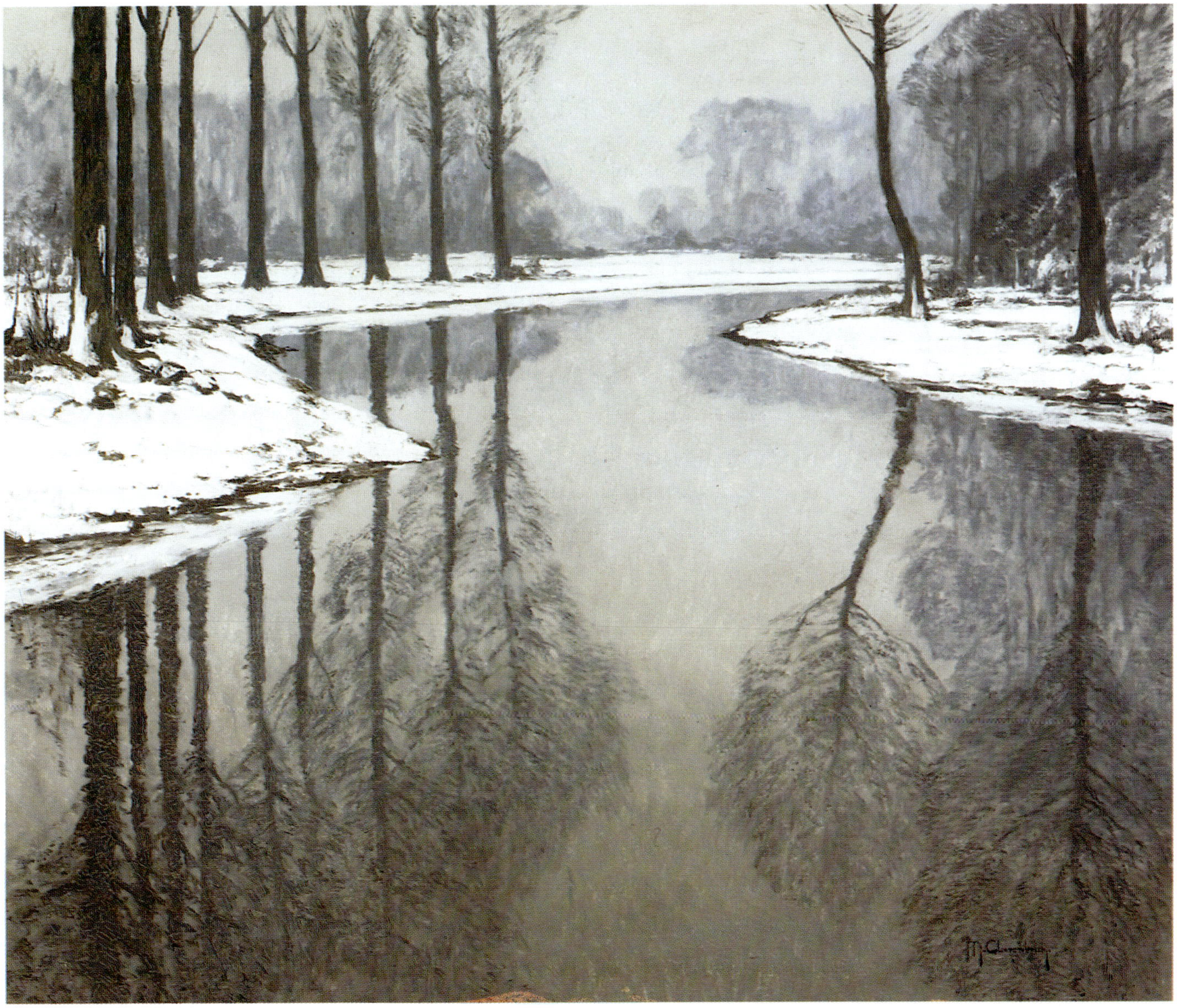

Max Clarenbach

1880 Neuss – Köln 1952

„Wintersonne bei Wittlaer“
43,5 x 53,5 cm, Öl auf Leinwand
Signiert unten rechts: M. Clarenbach

Darstellungen einer sonnigen Schneelandschaft gehören zu den selteneren Bildern in Clarenbachs Gesamtwerk und bilden einen interessanten Kontrast zu den bekannten Werken mit „kalten“ Wintermotiven.
Die Wasseroberfläche und der Himmel erhalten ihren beigen Farbton durch das Licht der Sonne, die den dichten Nebel durchdringt und damit den Eindruck einer wärmenden Winterstimmung beim Betrachter erzeugt.
Die Palette beschränkt sich auf ganz wenige Farbtöne, die aber in zahllosen Nuancen eine Atmosphäre erzeugen, wie sie charakteristisch für den niederrheinischen Winter ist und in den Gemälden von Max Clarenbach eine bleibende Interpretation gefunden hat.
Ein Porträt von *Max Clarenbach in Winterlandschaft,* gemalt von Wilhelm Schmurr um 1907, dokumentiert die Genese dieser Bilder auf eindrucksvolle Weise. Während an der Düsseldorfer Akademie über eine stabile Temperatur in den verglasten Freilichtateliers diskutiert wurde, ist Max Clarenbach bei winterlichem Wetter am Rheinufer zu sehen. Dick verhüllt steht er malend vor seiner Leinwand, die er zum Schutz gegen den Wind im schneebedeckten Boden gesichert hat.
Durch diesen unmittelbaren Kontakt zur Landschaft sichert der Maler sich die Unmittelbarkeit und Frische des Natureindrucks, die auf dem Umweg über das Atelier wohl verlorengegangen wäre.
Das zeitlose Element seiner Landschaftsdarstellungen gewinnt er über den Verzicht auf Figurenstaffage, die er nur selten in seinen Gemälden verwendet. Eine Aalreuse, ein Fischerboot, vereinzelte Gehöfte oder die Spitze eines Kirchturmes tauchen in einigen Werken auf und erinnern an die Nähe von Dörfern oder Städten, die als Stimmungsträger eingesetzt für den künstlerischen Gehalt der Darstellung kaum eine Rolle spielen.

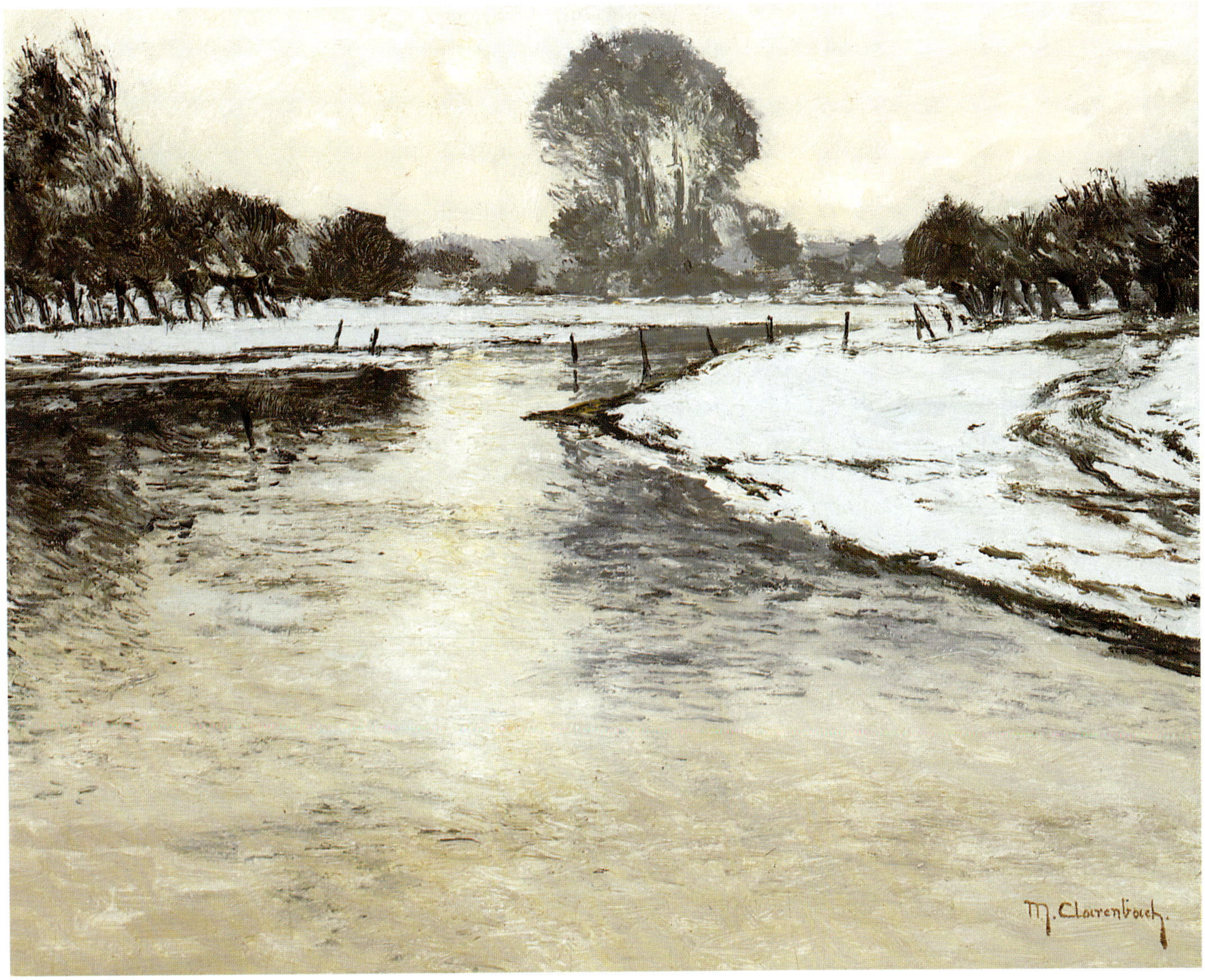
M. Clarenbach.

Max Clarenbach

1880 Neuss – Köln 1952

„Blumengarten am Clarenbach-Haus"
50 x 60 cm, Öl auf Leinwand
Signiert unten links: M. Clarenbach

Clarenbachs sommerliche Gartenbilder gehören zu den Ausnahmen im Gesamtwerk des niederrheinischen Landschaftsmalers und lassen sich auf eine Zeitspanne von vier Jahren zwischen 1908–1912 begrenzen.
Der Beginn dieses Zeitraumes wird markiert durch die Fertigstellung der Clarenbach-Villa mit Gartenanlage durch den bedeutenden Architekten J. M. Olbrich, der dem jungen Maler ein auffällig repräsentatives Anwesen in seiner neuen Wahlheimat in Wittlaer entwirft.
Unter dem Einfluß der französischen Impressionisten entstehen dort seit 1908 die ersten Ansichten der neuen Gartenanlage mit den symmetrisch angelegten Blumenbeeten und Hecken.
Die Farbigkeit der Blütenpracht vor grünem Untergrund bot Clarenbach ein Motiv vor der eigenen Haustür, das geradezu prädestiniert für seine impressionistischen Ansätze war.
Auf der Sonderbund-Ausstellung von 1910 sollen Clarenbachs Sommerbilder wechselweise mit Claude Monet gehangen haben, der mit seinen dort gezeigten Gartenbildern sicherlich nicht ohne Einfluß auf die Maler des Sonderbundes geblieben ist.
Die französische Malerei war darüber hinaus mit den „Fauves" Derain, van Dongen und Matisse vertreten, die eine starkfarbige und kaum noch an Abbildung im traditionellen Sinne orientierte Malerei vertraten. 1912 kamen mit fast 200 Werken von Cézanne, van Gogh, Gauguin und Picasso die bekanntesten Erneuerer der modernen Malerei hinzu. Der Sonderbund war inzwischen zu einer kulturellen Institution angewachsen, der 1911 mehr als 300 Künstler, Museumsleute, Journalisten, Sammler und Kunsthändler angehörten.
Die gemeinsamen Ausstellungen mit den französischen Im- und Expressionisten haben in der Malerei von Bretz, Deusser, Ophey und Clarenbach deutliche Spuren hinterlassen. Ihre Gemälde wurden heller und farbfreudiger, impressionistische Ansätze mündeten bei Deusser und Ophey sogar kurzzeitig in einen farbigen Expressionismus, während Clarenbach bei seinen impressionistischen Ansätzen blieb.

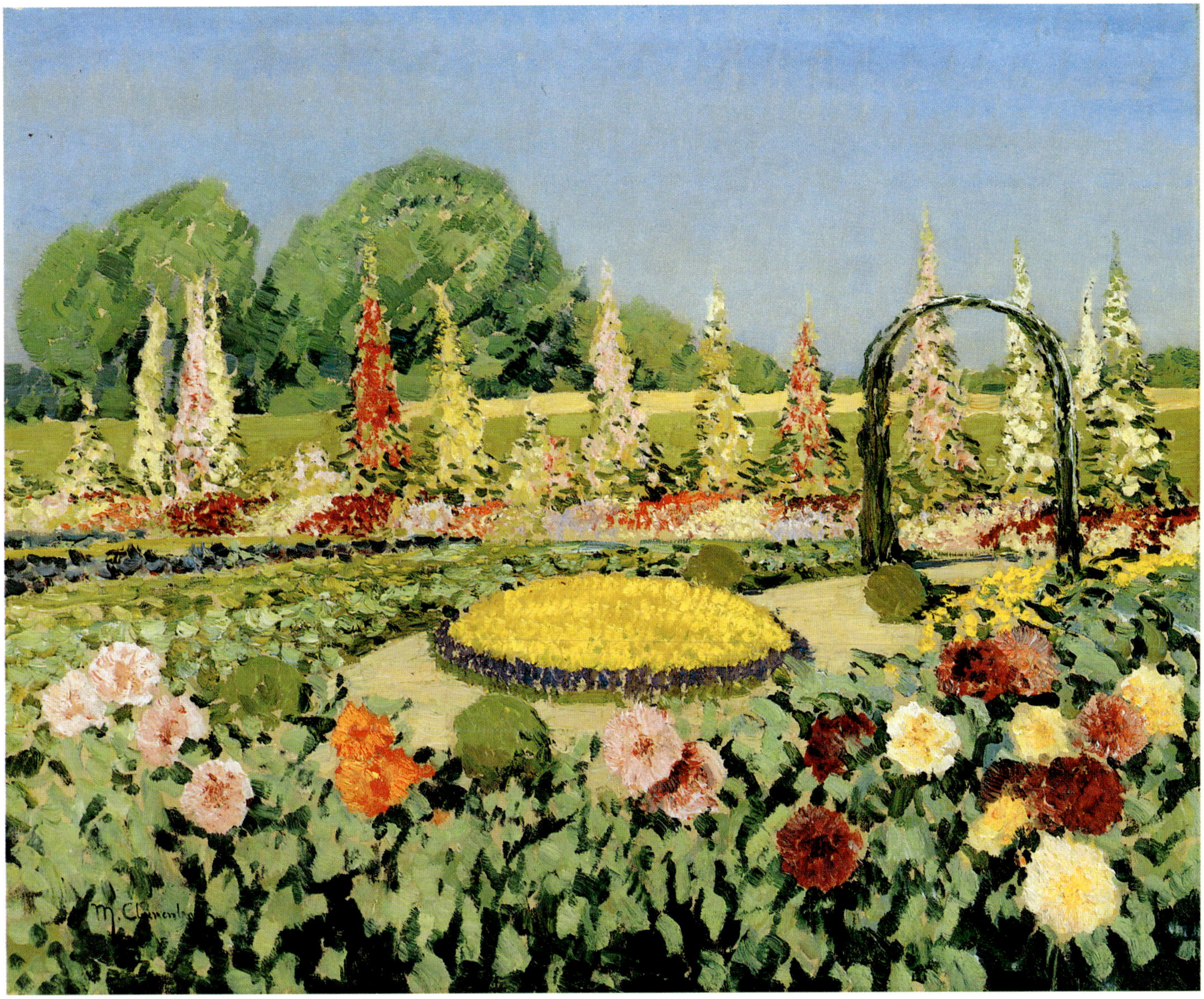

August Deusser
1870 Köln – Konstanz 1942

„Eltville“
52 x 60 cm, Öl auf Leinwand
Signiert unten rechts: A. Deusser

August-Deusser-Museum, Bad Zurzach / Schweiz

August Deussers herausragende Leistung war der Anschluß der rheinischen Malerei an die internationale Moderne zu Beginn des 20. Jahrhunderts. Gemeinsam mit Bretz, Clarenbach und Ophey organisierte sich Deusser zwischen 1909 und 1912 in der Künstlervereinigung Sonderbund und unternahm dadurch einen entscheidenden Schritt in Richtung einer impressionistischen und expressionistischen Malweise.
Bei den Anschlußbemühungen der jungen rheinischen Maler an die französische Moderne kommt August Deusser als Kunstpolitiker und Maler eine führende Rolle zu. Sowohl die Gründung des Sonderbundes als auch die legendären Sonderbundausstellungen sind wesentlich seiner Initiative und seinem liberalen Geist zu verdanken.
Während die erste Sonderbundausstellung 1909 noch im Zeichen des deutschen und französischen Impressionismus stand, wurden ab 1910 mit der Beteiligung der französischen Fauves und der Expressionisten Stilrichtungen vorgestellt, die bis dahin im Rheinland unbekannt waren.
Deussers Bilder hingen in enger Nachbarschaft zu Werken Cézannes, Gauguins, van Goghs oder Picassos, und dieser Eindruck hat bei den Malern des Sonderbundes deutliche künstlerische Spuren hinterlassen.
Bei August Deusser läßt sich neben Walter Ophey die heftigste Reaktion auf das Gesehene feststellen, seine Gemälde werden heller und noch farbiger. Einflüsse von Cézanne lassen sich ableiten, einige Kürassierbilder stehen unter dem Eindruck von Matisse. Erst nach dem Ende des Sonderbundes verliert Deusser an Stilsicherheit, bis dahin verarbeitet er Gesehenes in eine eigene und unverwechselbare Form.
Der Blick auf das Ufer bei *Eltville* gehört zu einer größeren Gruppe von Ansichten rheinischer Städte und stammt aus dem Nachlaß August Deussers, der im schweizerischen Bad Zurzach in einer Stiftung verwaltet und ausgestellt wird.

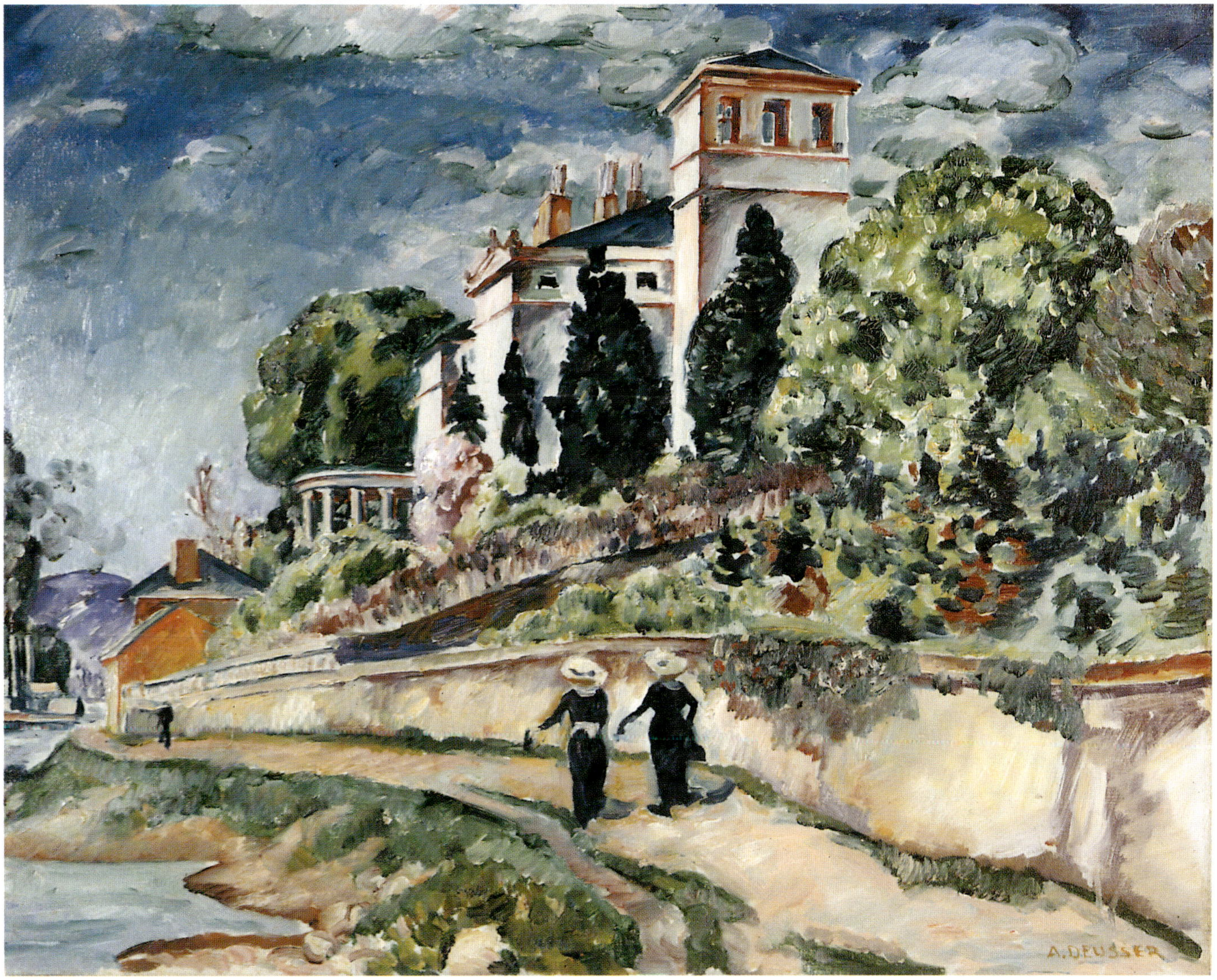
A. DEUSSER

Walter Ophey

1882 Eupen – Düsseldorf 1930

„Tulpenstilleben“
50,5 x 40,3 cm, Öl auf Leinwand
Signiert unten rechts: W. Ophey

„Als jüngstes Mitglied des ‚Sonderbundes‘ und als einer der Ältesten im ‚Jungen Rheinland‘ stand Ophey von 1905 bis zu seinem Tode 1930 an der Spitze der rheinischen Avantgarde. Sein Werk ist durch permanente Erneuerung gekennzeichnet, was eine Einordnung in die künstlerischen Tendenzen seiner Zeit durchaus erschwert. Nach Beginn seines Studiums an der Düsseldorfer Akademie im Jahre 1900 und dem Eintritt in die Landschafterklasse von Eugen Dücker, Ende 1904, strebt Ophey bald nach künstlerischer Eigenständigkeit und erkennt – noch unbeeinflußt vom französischen Impressionismus – die Notwendigkeit, zu einer neuen Auffassung der Landschaftsmalerei zu gelangen.“ (S. Kraus 1991)
Gelegentlich hat Ophey auch Stilleben gemalt und sich in dieser Gattung als rücksichtsloser Neuerer tradierter Düsseldorfer Formen erwiesen.
Das *Tulpenstilleben* besitzt kaum noch Räumlichkeit im eigentlichen Sinne; die schemenhaft erkennbare Tischplatte ist eher aus lebhaften Pinselstrichen als aus Farben zusammengesetzt. Mit urwüchsiger Kraft scheinen die Tulpenknospen sich ihren Weg aus dem engen Blumentopf gebahnt zu haben; in ihrem kräftigen Volumen kontrastieren sie merkwürdig mit dem schlaffen Textil des gehäkelten Deckchens, das als Untersetzer dient. Die malerische Struktur des *Tulpenstillebens* wirkt ausgesprochen modern und entfernt sich weit von akademischen Konventionen.
Während der Sonderbundzeit zwischen 1908–1912 hatte sich Opheys Stil unter dem Eindruck der französischen Malerei radikaler verändert als der seiner Weggenossen Clarenbach und Deusser. Auch die weitere malerische Entwicklung nach der Auflösung des Sonderbundes unterstreicht Opheys ständigen Erneuerungswillen hin zu expressionistischen und kubistischen Tendenzen.
Mit Stilleben, vor allem mit Tulpenmotiven, trat Ophey erst 1912 auf Ausstellungen regelmäßig in Erscheinung. In diesem Jahr notierte der Zeitgenosse Niermann: „Eine glückliche Zeit! Ophey neben Braque, Munch, Nauen, Nolde, August Macke, unter den Vorkämpfern für die neuentdeckte Welt der Lichtfarben.“

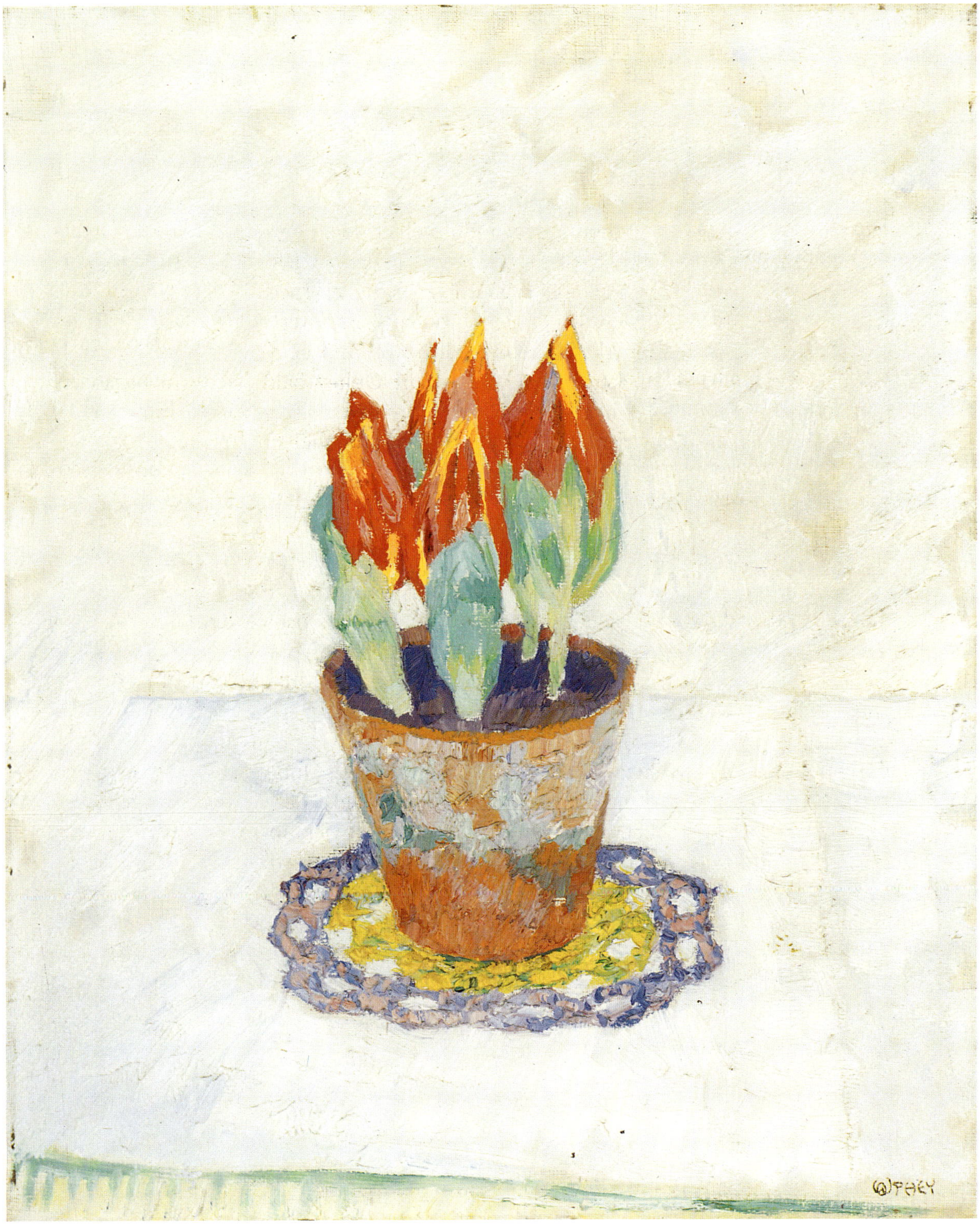

Max Stern

1872 – Düsseldorf – 1943

„Sommertag"
60 x 50 cm, Öl auf Leinwand
Signiert unten rechts: Max Stern

Im *Sommertag* führt Max Stern unseren Blick in die Tiefe einer schattigen Allee, an deren Rändern die Wiedergabe der zahlreichen Passanten nur noch als Impression zu sehen ist. Die Bildmitte wird beherrscht von einer elegant gekleideten Dame mit einem Kind im modischen Matrosenanzug und Strohhut. Das leuchtende Rosé im Kleid konkurriert im Helligkeitswert mit dem Streifen aus Sonnenlicht, der sich über die Mitte der Allee erstreckt und hinten in eine schmale Straße einzumünden scheint. In den Schattenpartien unter den Bäumen brechen einzelne Sonnenstrahlen durch und formen farbige Lichtflecken, die den Bildraum rhythmisch beleben und auflockern.

Straßenszenen in der lichten Farbigkeit der französischen Impressionisten waren vor 1900 kein bekanntes Thema in der rheinischen Malerei und gewinnen erst mit den Bildern Max Sterns an Bedeutung.

In seinem Beitrag zur Max-Stern-Ausstellung 1993 schreibt Werner Alberg: „Diese Gemälde vermitteln eine kultivierte Idealität und eine von Beschaulichkeit bestimmte Welt; es sind poetische Licht- und Farbsensationen einer scheinbar angehaltenen und verlorengegangenen Zeit." Und etwas weiter: „Über ihre ästethische Präsenz haben sie auch eine Botschaft: Max Sterns Bemühen, durch Malerei eine von Harmonie bestimmte Welt herzustellen."

Das Gesamtwerk des Malers geriet lange vor seinem Tod in Vergessenheit und wurde als eigenständige Variante eines rheinischen Impressionismus erst vor einigen Jahren wiederentdeckt.

Die meisten Gemälde Max Sterns befinden sich heute in Privatbesitz.

Für die städtischen Kunstsammlungen Düsseldorf und für das Wallraf-Richartz-Museum in Köln wurden mehrere Werke erworben, darunter *Die Wäscherin, Hochamt in den Dünen* und *Kinderwärterinnen.*

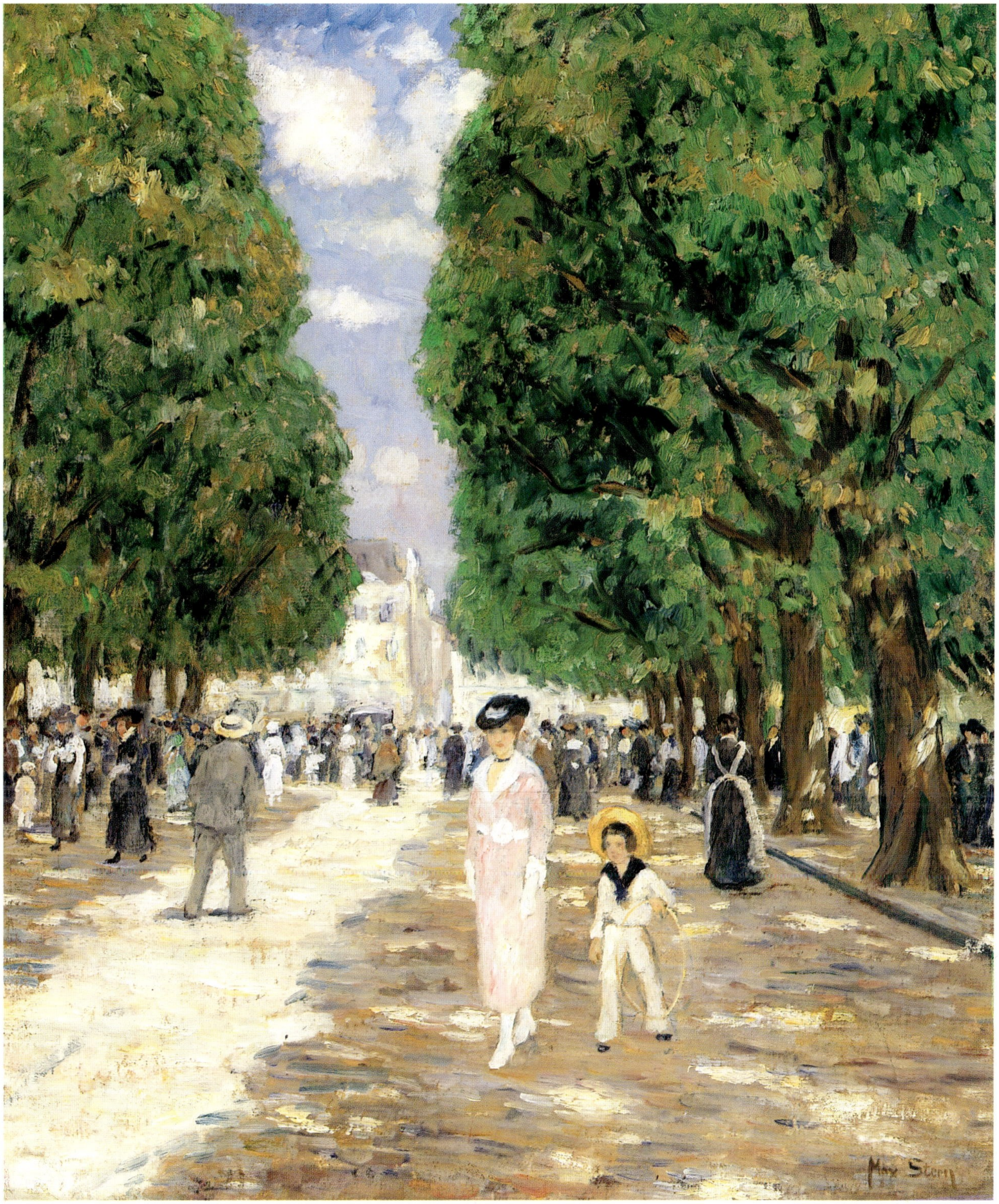
Max Stern

Max Stern
1872 – Düsseldorf – 1943

„Blumenmarkt an der Rochuskirche"
61 x 70,5 cm, Öl auf Leinwand
Signiert unten rechts: Max Stern

Max Stern gehört zu den wenigen Düsseldorfer Malern, die sich dem französischen Impressionismus stilistisch weitgehend angenähert haben.
Eine Ausbildung an der Düsseldorfer Akademie von 1888 bis 1892 konnte Stern nicht wesentlich mehr als die Grundlagen der Malerei vermitteln, die er 1892–94 in München festigte, um anschließend seinen eigenen, im Rheinland relativ isoliert stehenden Malstil zu entwickeln.
Auf zahlreichen Reisen hatte Stern die europäischen – vor allem natürlich französischen – Tendenzen der neuen Freilichtmalerei kennengelernt und in seinen Werken eigenständig und unverwechselbar verarbeitet.
Urbane Bildthemen, von Menschen belebte Plätze in einem hellen und farbigen Kolorit oder Markt- und Straßenszenen kennzeichnen die besten Kompositionen Max Sterns und verleihen ihnen bereits um die Jahrhundertwende ein internationales Flair.
Den *Blumenmarkt an der Rochuskirche* gestaltet er als reine Impression, die unser Auge nur im Vordergrund gegenständlich wahrnimmt, während der Hintergrund in schnellen Pinselstrichen eine Menschenmenge mehr andeutet als wirklich beschreibt.
Das Gespräch der beiden Frauen steht kompositorisch im Mittelpunkt der Marktszene. Malerisch gestaltet Max Stern aber die Farben der Blumenauslagen zum Höhepunkt. In pastosen Strichlagen entsteht beinahe ein abstraktes Farbrelief, das als „l´art pour l´art" der puren Freude an der Malerei Ausdruck verleiht.
Wesentlich weiter als im *Blumenmarkt an der Rochuskirche* ist Max Stern in der impressionistischen Auflösung gegenständlicher Motive nicht gegangen. Seine helle und farbfreudige Malerei war aber ein wichtiger Schritt auf dem Weg in die rheinische Moderne nach dem Ersten Weltkrieg, die letztlich durch den Impressionismus vorbereitet wurde.

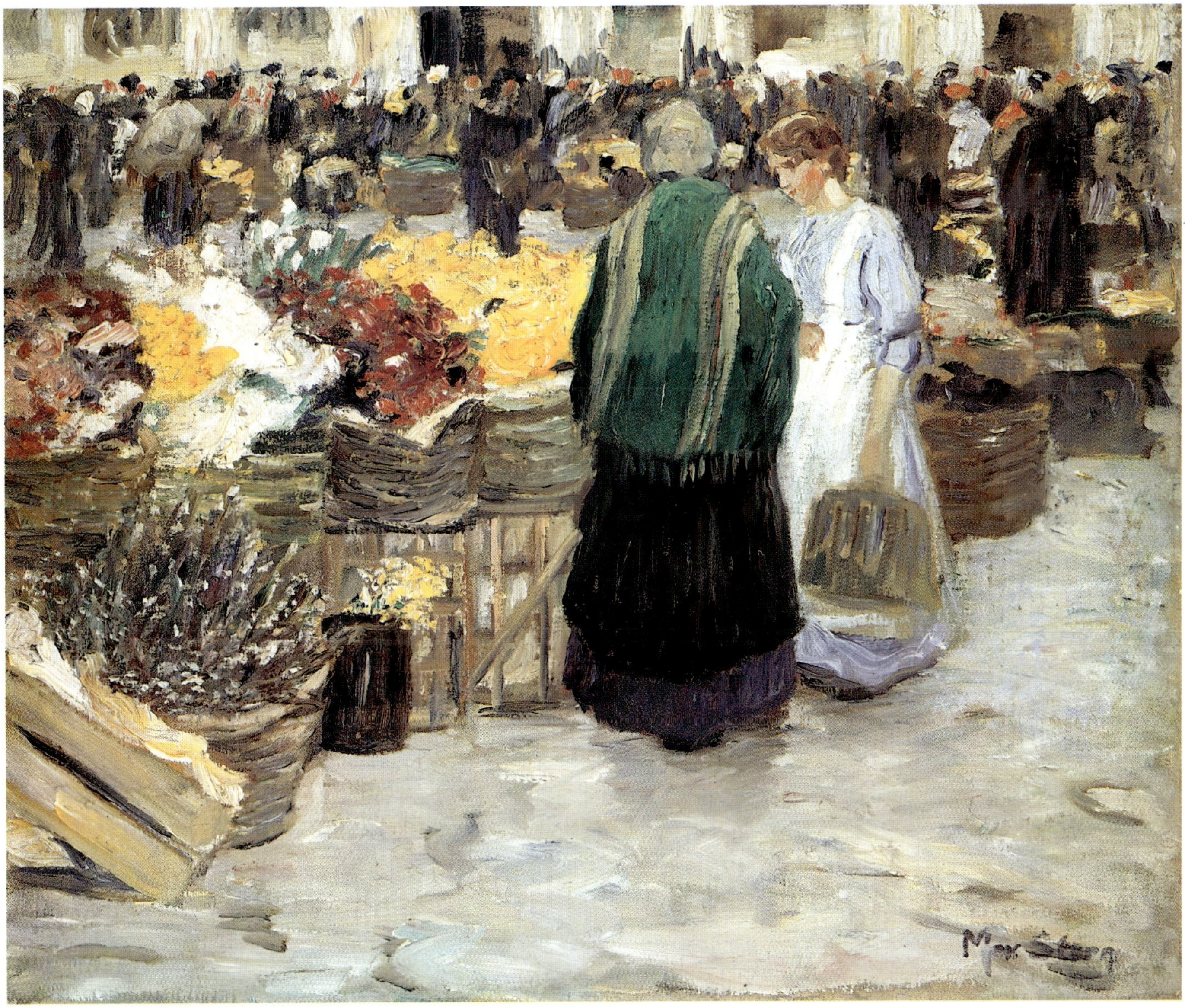

Willy Lucas
1884 Bad Driburg – Partenkirchen 1918

„Sommertag“ um 1916
80 x 100 cm, Öl auf Leinwand
Signiert unten rechts: W. Lucas

Im Anschluß an sein Studium an der Düsseldorfer Kunstakademie (seit 1904) benötigte Willy Lucas nur wenige Jahre, um über eine grautonige Variante des rheinischen Naturalismus zu einer eigenständigen Form impressionistischer Malerei zu gelangen.
Zeitlich parallel, aber ohne erkennbare Abhängigkeit von den Sonderbund-Mitgliedern Julius Bretz, Max Clarenbach, August Deusser und Walter Ophey entwickelte Lucas seine moderne Bildgestaltung, die einen eigenen und sehr individuellen Weg in der Aneignung impressionistischer Stilmittel einschlägt.
Der *Sommertag* ist in die Spätzeit seines Gesamtwerkes zu datieren.
Der Bildvordergrund wird eingenommen von einem halbrunden Uferbereich, der mit Bäumen, Büschen und einer Blumenwiese bewachsen ist. Der rechte Baum ragt hoch hinauf bis an den oberen Bildrand; seine Zweige bilden ein bizarres Ornament, das wie ein schwebendes Gebilde vor dem Blau des Himmels steht.
Sommerliche Stimmung beherrscht die Atmosphäre des Bildes. Das Kolorit ist durch die sonnenhelle Beleuchtung in Pastelltöne abgestuft, die sich aus zarten Grün- und Blauwerten zusammensetzen.
Reines Weiß setzt Lucas nur im Kleid der eleganten Figur am rechten unteren Bildrand ein, die dadurch trotz ihrer verhältnismäßig kleinen Rolle im Bildganzen zum strahlenden Mittelpunkt und zum eigentlichen Thema der Darstellung wird.
Inhaltlich und stilistisch nähert sich Willy Lucas mit seinem *Sommertag* den französischen Impressionisten, deren Auffassung er als einer von wenigen Malern im Rheinland übernommen hatte. In breit aufgesetzten, teilweise pastosen Pinselstrichen formt Lucas eine lebhafte Bildstruktur aus Farbe, die an einigen Stellen die helle Grundierung durchscheinen läßt. Der Vordergrund verliert durch dieses gestalterische Element an Schwere, während in der Wasseroberfläche und im Himmel die kompakte Pinselstruktur durch Beimischung von zarten Rottönen und gebrochenem Weiß zurückgenommen wird.

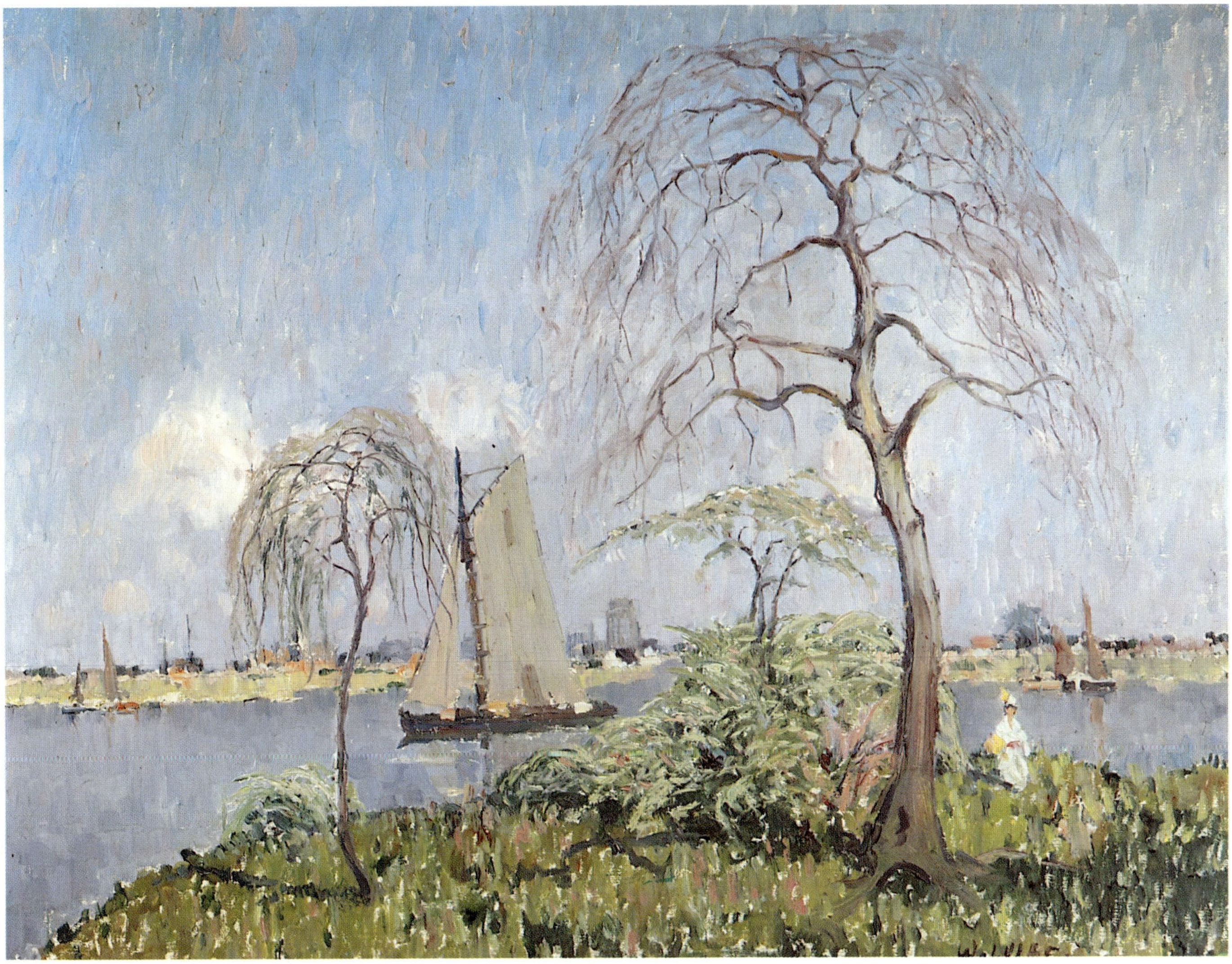

Willy Lucas

1884 Bad Driburg – Partenkirchen 1918

„Heidelberg“ 1916
70 x 80 cm, Öl auf Leinwand
Signiert unten links: W. Lucas Df. 16

Die Künstlerkarriere des jungen Impressionisten Willy Lucas war in wenigen Jahren von zahlreichen künstlerischen Höhepunkten geprägt, aber auch schon früh von gesundheitlichen Tiefschlägen überschattet.

Nach einer Ausbildung an der Düsseldorfer Kunstakademie seit 1904 schwenkte der hochbegabte junge Künstler stilistisch auf die Richtung der französischen Impressionisten ein. Seine anfangs noch dunkel gehaltenen Niederrheinlandschaften werden unter dem Eindruck der Freilichtmalerei zunehmend heller. Licht und Farbe werden innerhalb weniger Jahre zum Inhalt seiner Kunst. In Stadtansichten, wie der Ansicht von *Heidelberg*, entdeckt er eine Thematik voller Leben und Bewegung, für seine moderne Malerei ein geradezu ideales Sujet. Im lebhaften Duktus seiner Pinselstriche vermischen sich Straßenbild und Passanten zu einem Nebeneinander von Formen und Farben, die erst aus der Distanz betrachtet ihre perspektivische Tiefenwirkung und gegenständliche Bedeutung erhalten.

Den künstlerischen Fortschritten des Malers blieb die öffentliche Anerkennung versagt. Für den etablierten rheinischen Kunstgeschmack um 1910 ist Lucas mit seinen Gemälden zu fortschrittlich, und der Verkauf seiner Werke gerät ins Stocken. Durch die Hochzeit mit der Tochter eines vermögenden Kölner Kaufmanns erreichte er letztlich die materielle Unabhängigkeit, die es ihm erlaubte, seinen künstlerischen Kurs zu halten.

Auf dem Höhepunkt seiner künstlerischen Schaffenskraft verstirbt Willy Lucas 1918 an den Folgen einer Lungenkrankheit, die die Ausübung seiner Malerei bereits in den Jahren zuvor gelegentlich eingeschränkt hatte.

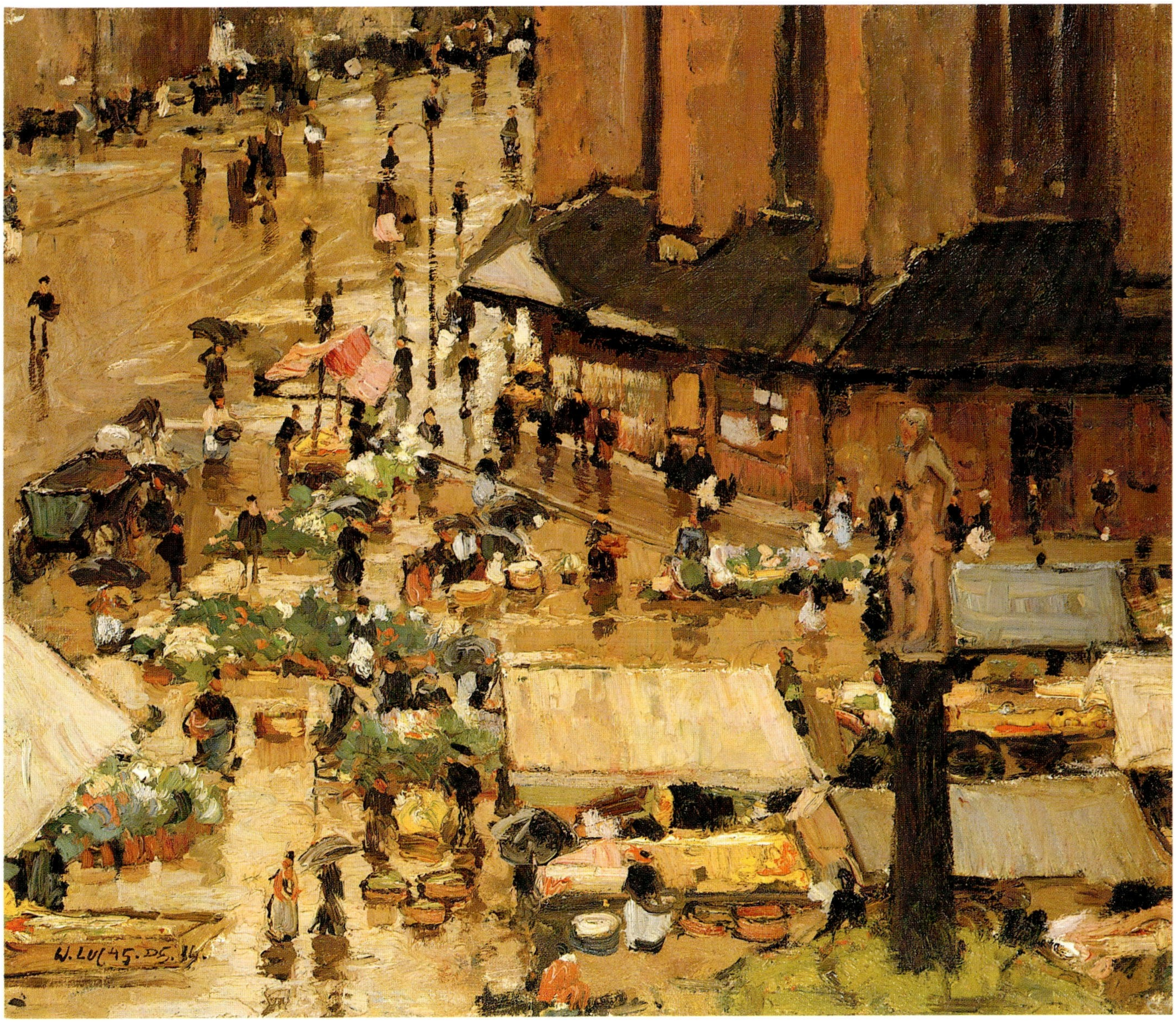

Richard Bloos

1878 Brühl – Düsseldorf 1957

„Frühling in Paris" 1911
101 x 82 cm, Öl auf Leinwand
Signiert unten links: Richard Bloos Paris 11

Gemeinsam mit Willy Lucas, Max Stern und einigen Malern des Sonderbundes bildete Richard Bloos nach 1900 eine helle Freilichtmalerei in Düsseldorf aus, die dem französischen Impressionismus nahesteht.
Bloos war Schüler von Peter Janssen an der Düsseldorfer Akademie, wo sich vor der Jahrhundertwende ein breiter und kräftiger Pinselstrich unter den jüngeren Malern durchgesetzt hatte, aber noch keine Hellmalerei, wie sie in Frankreich seit den ersten Ausstellungen der Impressionisten noch vor 1870 bekannt war.
Der kulturelle Austausch zwischen Paris und dem Rheinland war nach dem Deutsch-Französischen Krieg 1870/71 fast vollständig abgebrochen und ist auch auf künstlerischer Ebene in offene Rivalität umgeschlagen.
Von wenigen Ausnahmen abgesehen lernten Düsseldorfer Maler den französischen Impressionismus erst mit einer zeitlichen Verzögerung von drei Jahrzehnten auf Ausstellungen im Rheinland kennen.
1906 entschloß sich Richard Bloos zu einer mehrjährigen Studienreise nach Paris, wo er künstlerisch den Anschluß an die moderne Malerei herzustellen hoffte.
Die relativ lange Dauer des Aufenthaltes von 1906 bis 1914 führte bei ihm zu einer Aneignung impressionistischer Stilmittel, die wesentlich stärker als bei anderen Düsseldorfern ausgeprägt war.
„Er bevorzugt Darstellungen von Prospekten mit Parks, Rasenplätzen u. Alleen, die er mit zahlreichen, spritzig hingesetzten Figürchen belebt: *Konzert im Luxembourg-Garten, Pelouse de St.-Cloud, Sonntag in Charenton, Bal Musette* usw.", vermerkt das Künstlerlexikon Thieme-Becker.
Richard Bloos hat seit 1908 die Ausstellungen der Münchner Sezession und den Pariser Salon mit Gemälden beschickt. 1911 fand eine Kollektivausstellung seiner Werke statt.
Im Rheinischen Landesmuseum in Bonn und im Museum der Bildenden Künste in Leipzig befinden sich zwei *Jardin du Luxembourg* betitelte Gemälde von 1910 und 1911.

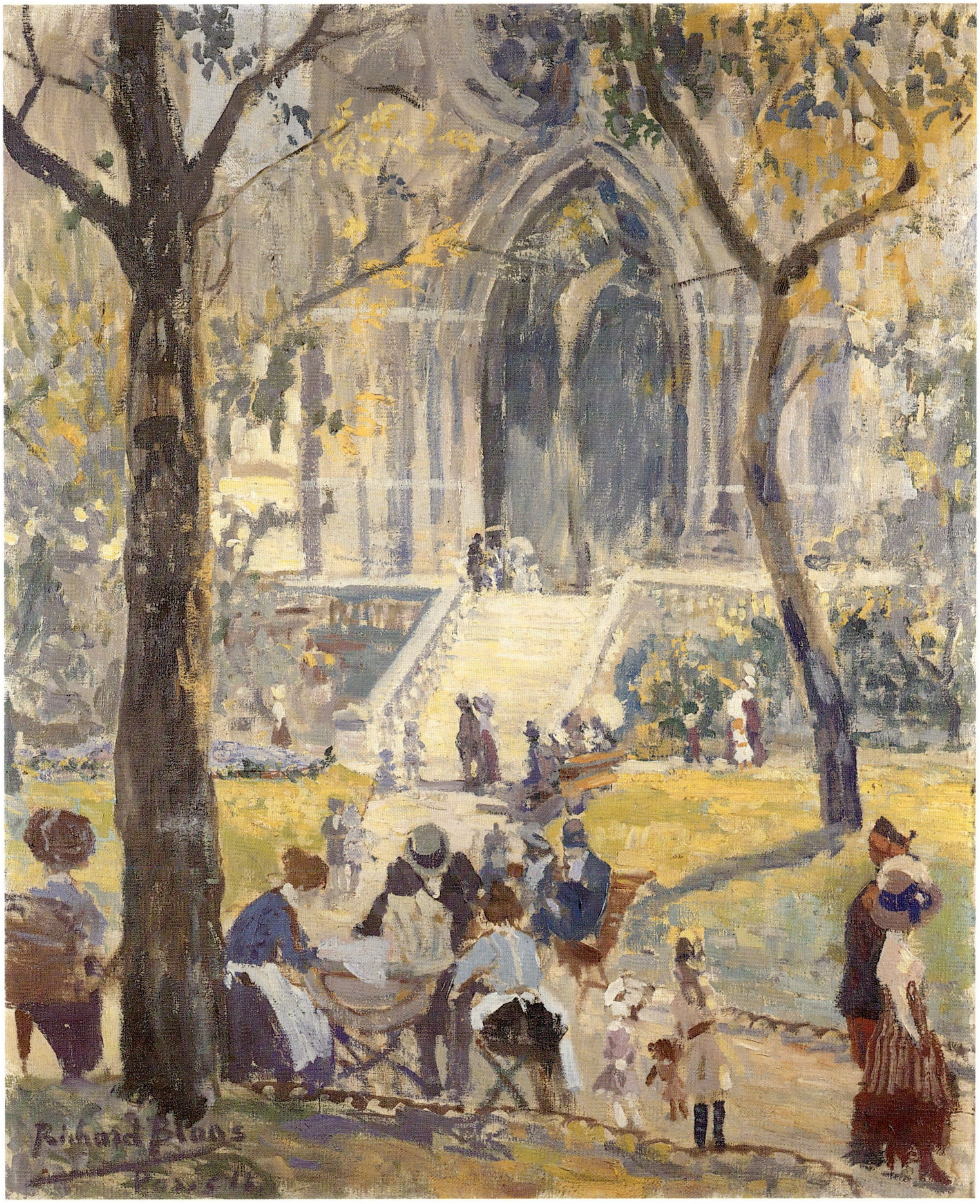

Richard Bloos

1878 Brühl – Düsseldorf 1957

„Königsallee" 1921
84 x 53 cm, Öl auf Leinwand
Signiert unten links: Richard Bloos 1921

Am südlichen Ende der *Königsallee,* wo wir gerade noch den Ausläufer des Stadtgrabens erkennen können, hat Richard Bloos aus einer erhöhten Betrachterperspektive den Blick auf die belebte Straße gerichtet.

Im Sinne des französischen Impressionismus baut sich die Struktur des Gemäldes aus hellen und farbigen Flächen auf, vor denen die Figuren als schwarze Silhouetten mehr angedeutet als durchgezeichnet sind. In Einzelheiten erkennbar sind nur das flanierende Paar im Vordergrund und der Straßenfeger daneben. Alle anderen Figuren entziehen sich durch ihren räumlichen Abstand einer genaueren Beschreibung. Das Malerauge nimmt sie aus der Entfernung nur noch als bewegte Formen im Straßenverlauf wahr und hält den Gesamteindruck fest, anstatt eine Vielzahl von einzelnen Beobachtungen isoliert wiederzugeben.

Die Darstellung regen Treibens an einem sonnenhellen Tag schafft eine fröhliche, großstädtische Atmosphäre, die das moderne Leben in Düsseldorf zwischen den Weltkriegen aus der Sicht eines Impressionisten beschreibt. Zum Entstehungszeitpunkt des Gemäldes war Richard Bloos' farbige Hellmalerei keine Avantgardeerscheinung mehr. Mit der Entstehung der Künstlergruppe „Junges Rheinland" und dem Kreis um Mutter Ey hatten sich nach dem Ersten Weltkrieg expressionistische Tendenzen in Düsseldorf entwickelt, die nun endgültig nicht mehr aus der Düsseldorfer Kunstakademie als dem verbindlichen Sammelbecken der Malerschule hervorgingen.

Das Ende des Ersten Weltkriegs 1918 markiert somit auch das Ende der Düsseldorfer Malerschule, die zwischen früher Romantik und spätem Impressionismus fast ein Jahrhundert Bestand hatte.

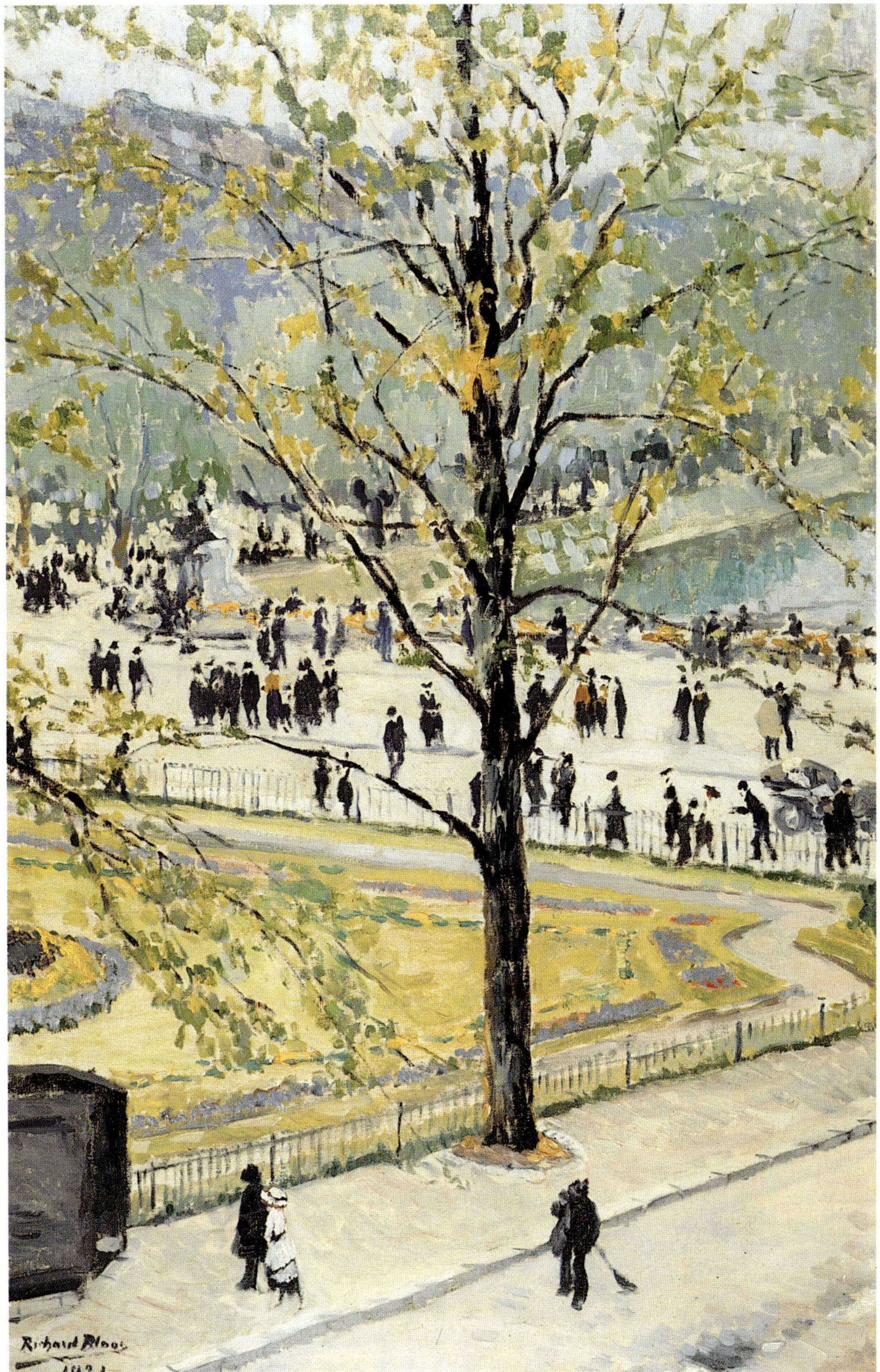

Theo Champion
1887 – Düsseldorf – 1952

„Spaziergang“ 1943
49 x 60 cm, Öl auf Holz
Signiert unten links: Champion 1943

Theo Champions Landschaftsgemälde enthalten noch unübersehbar Elemente des 19. Jahrhunderts und sind doch von eigenwilliger Modernität, die bei den Zeitgenossen und späteren Kunstbeobachtern besondere Aufmerksamkeit fand. So schrieb Anna Klapheck 1961:
„Champions Kunst hatte schon zu Lebzeiten viele Freunde, und seine Bilder fanden stets rasch ihren Besitzer. Die Alten schätzten sein solides handwerkliches Können, das er sich an der Düsseldorfer Kunstakademie bei Gebhardt und später an der Weimarer Kunstschule bei Theodor Hagen erworben hatte; die Jungen empfanden die eigenartige Magie, die von den kleinen Tafeln ausgeht, und die Keckheit, mit der winzige farbige Signale – das Blau einer Jacke, das Rot eines Fähnchens – in die sonst ruhigen Flächen hineingesetzt sind. Champion selbst neigt stets zur Jugend und hat sich immer auf die Seite des Fortschritts gestellt. Auf dem Bilde der ‚Zeitgenossen‘ um Mutter Ey von Arthur Kaufmann hat er seinen Platz zwischen Herbert Eulenberg und Jankel Adler. Bereits ein Sechzigjähriger, rückte er der Jugend nochmals ganz nahe.“
Die Abbildung von Spaziergängern in weiter Landschaft gehörte zu den beliebtesten Bildthemen Theo Champions und erinnert in Farbigkeit und Bildbau entfernt an Landschaften der früheren Romantik.
Die Topographie der Darstellung läßt sich über den Charakter einer niederrheinischen Landschaft hinaus nicht eindeutig feststellen.
Sattes Grün dominiert die Farbigkeit der Natur, die abgesehen von Wanderwegen an dieser Stelle noch weitgehend unangestastet zu sein scheint. Absolute Ruhe und Harmonie bestimmen das Bild, das keinerlei Hinweis auf das gleichzeitige Kriegsgeschehen gibt.
„Ich bin friedlich und male den Frieden“, soll Champion auf Fragen nach den harmonischen Motiven seiner späteren Bilder geantwortet haben.

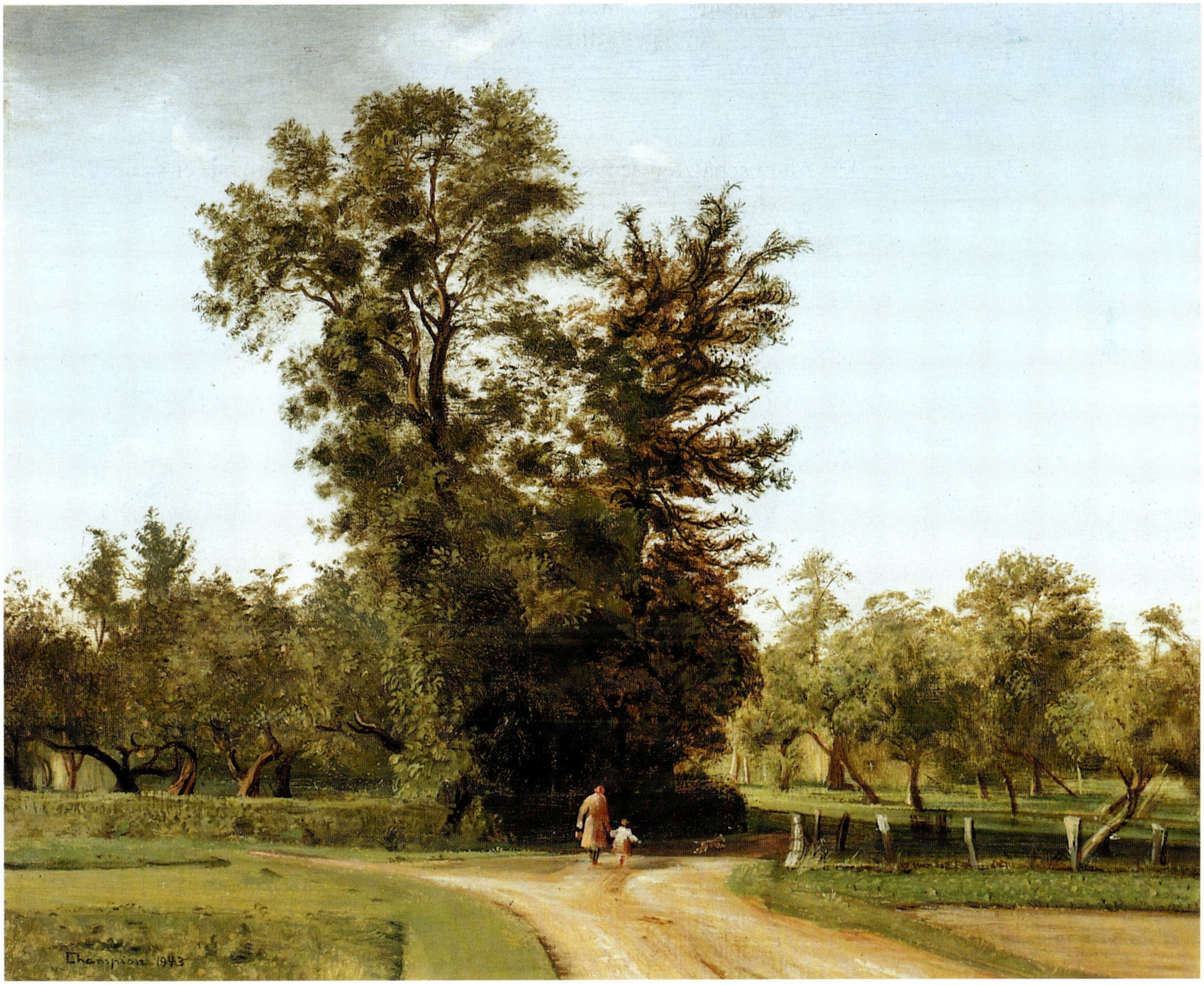
Champion 1943

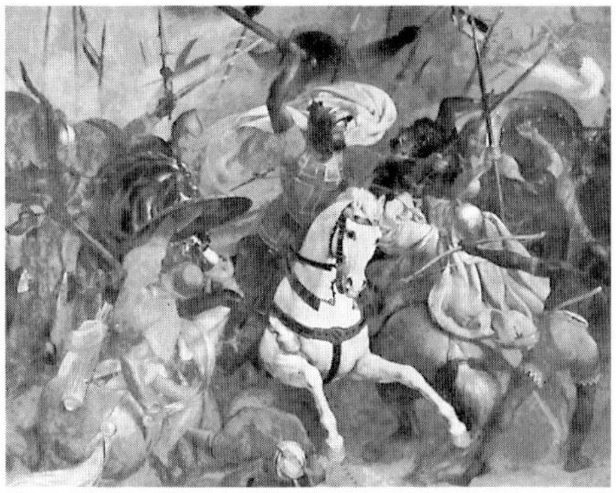

C. F. Lessing
Die Schlacht bei Ikonium. Schloß Heltorf

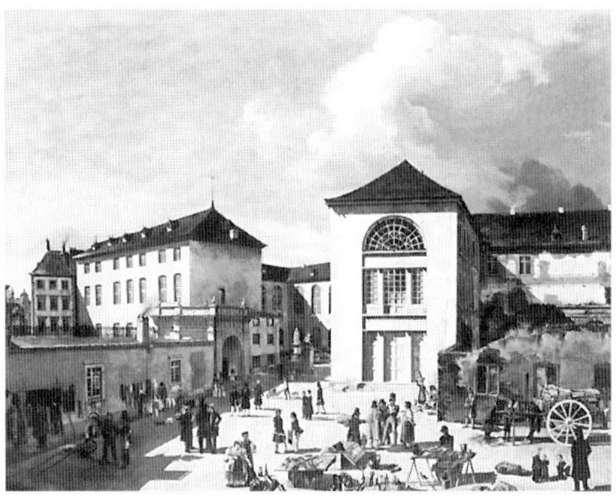

Andreas Achenbach
Die alte Akademie in Düsseldorf, 1831

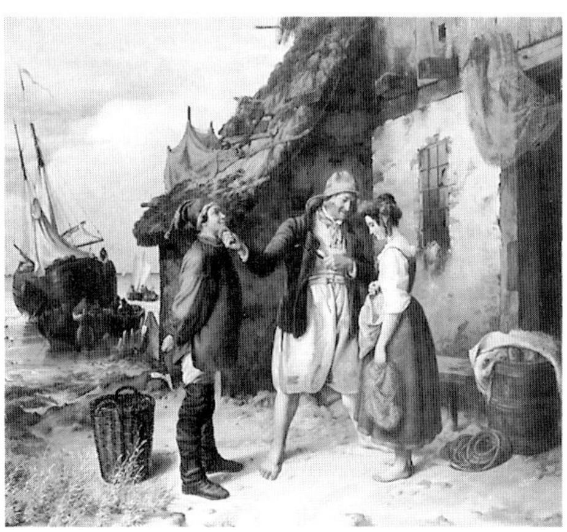

Rudolf Jordan
Heiratsantrag auf Helgoland, 1834

1819 Gründung der Königlich Preußischen Kunstakademie in Düsseldorf unter der Direktion von Peter Cornelius.

1825 Ludwig I. wird König von Bayern. Cornelius folgt mit seinen Schülern dem Ruf an die Münchner Kunstakademie.

1826 Nachfolger von Cornelius wird Wilhelm Schadow. Mit ihm kommen aus Berlin Hildebrandt, Hübner, Köhler, Lessing, Mücke und Sohn.

1827 Lessing und Plüddemann arbeiten an den Fresken im Schloß Heltorf. Schirmer und Lessing gründen den „landschaftlichen Komponierverein". Immermann wird preußischer Landgerichtsrat in Düsseldorf.

1829 Gründung des Kunstvereins für die Rheinlande und Westfalen.

1830 Italienreise von Schadow, Bendemann, Hübner und Sohn.

1831 Andreas Achenbach malt als 16jähriger die „Ansicht der alten Akademie."

1833 Naturstudien in der Umgebung Düsseldorfs von Schirmer und Lessing bereiten Plein-air-Malerei den Weg.

1834 R. Jordan malt den „Heiratsantrag auf Helgoland" als eines der ersten sehr erfolgreichen Genrebilder der Düsseldorfer Malerschule.

1836 A. Achenbach, Ehemant, Pose und Rustige verlassen die Düsseldorfer Akademie, um nach München bzw. Frankfurt zu gehen.

1838 C. Sohn wird Akademieprofessor für Mal- und Zeichenkunst.

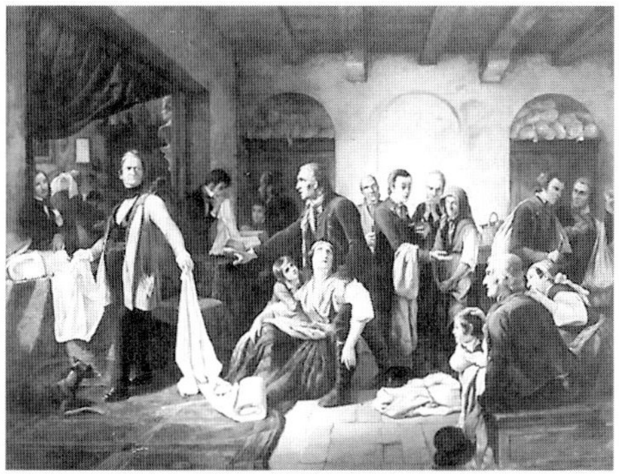

Carl Wilhelm Hübner
Die Schlesischen Weber, 1844

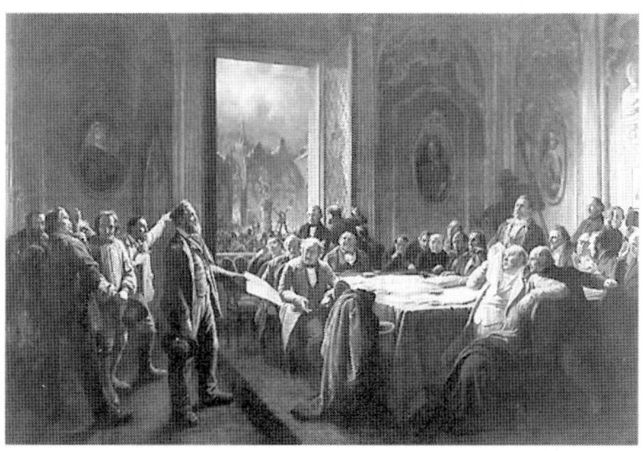

Johann Peter Hasenclever
Arbeiter vor dem Magistrat, 1848

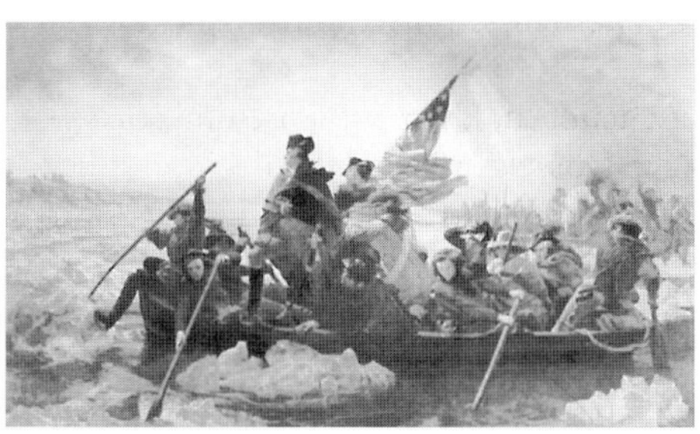

E. Leutze
Washington überquert den Delaware, 1850
New York, Metropolitan Museum of Art

1842 „Rheinische Zeitung" in Köln unter der Redaktionsleitung von Marx.

1843 Presse äußert sich zunehmend zu sozialen Problemen. Verbot der „Rheinischen Zeitung".

1844 Aufstand der Weber in Schlesien, gemalt von C.W. Hübner. Gründung des „Vereins Düsseldorfer Künstler zur gegenseitigen Unterstützung und Hilfe" und des „Lokalvereins zum Wohle der arbeitenden Klasse" unter Mitwirkung von Müller-Königswinter.

1847 Öffentlichkeit aller Landtage, Pressefreiheit, Gleichberechtigung aller Staatsbürger, Sicherung persönlicher Freiheit sowie eine nationale Handelspolitik wird von den rheinischen Städten gefordert.

1848 Gründung der Künstlervereinigung „Malkasten". Demonstration Düsseldorfer Arbeiter unter roter Fahne am 8. Oktober. Hasenclever malt „Arbeiter vor dem Magistrat".

1849 Demokraten siegen bei der Wahl zur Volkskammer in Düsseldorf am 22. Januar, die von der preußischen Regierung nicht anerkannt wird. Marx und Engels emigrieren nach England. Die „Düsseldorf Gallery" eröffnet in New York und bleibt bis 1862 bestehen. Schadow tritt dem „Malkasten" bei und sieht sich einer starken Opposition gegenüber.

1850 Kunstausstellung in Stockholm verweist auf die in Düsseldorf ausgebildeten skandinavischen Maler.
E. Leutze vollendet sein Hauptwerk „Washington überquert den Delaware", dessen Ruhm in den folgenden Jahren zahlreiche amerikanische Maler nach Düsseldorf führt.

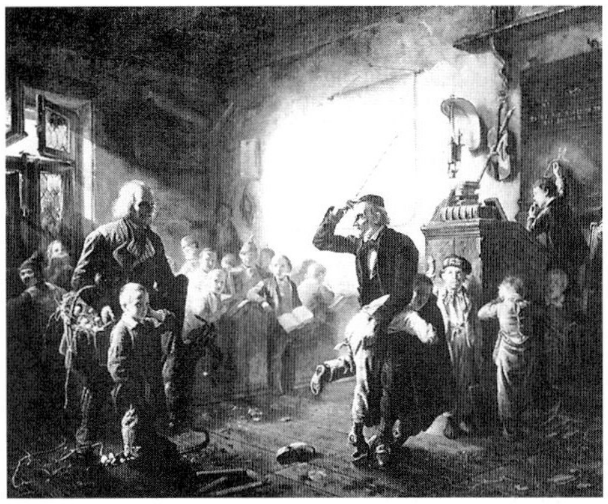

Johann Peter Hasenclever
Der erste Schultag, 1852

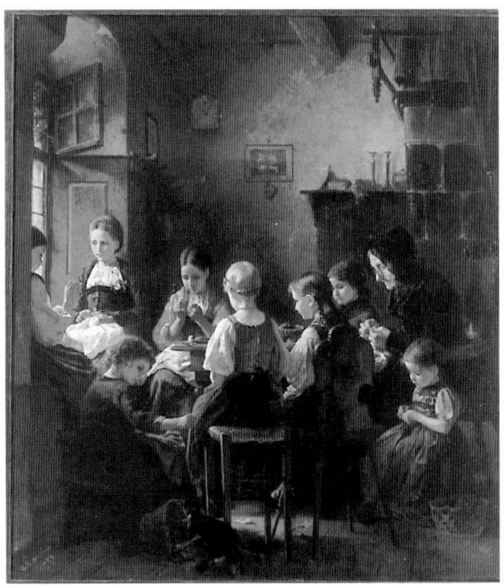

Benjamin Vautier
Die Nähschule, 1859

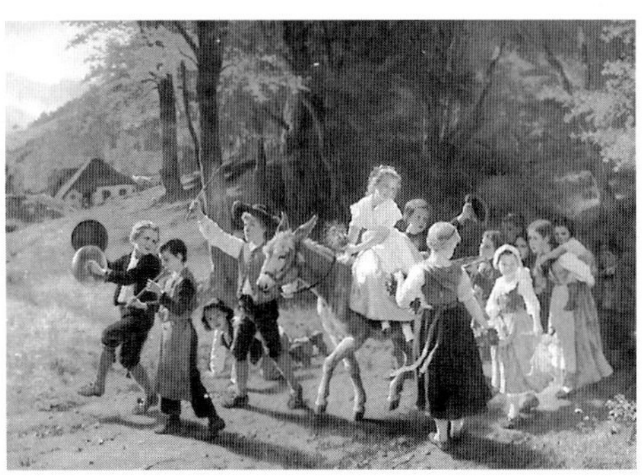

Hubert Salentin
Die Maikönigin, 1867

1852 J. P. Hasenclevers „Der erste Schultag" verbindet ein Kinder- mit einem Schulthema und schafft damit ein Jahrzehnte gültiges Muster der Düsseldorfer Genremalerei.

1855 Gründung der „Allgemeinen Deutschen Kunstgenossenschaft" anläßlich der Zusammenkunft von Künstlern aller deutschen Länder in Bingen, zu der der Vorstand des „Malkastens" aufgefordert hatte.

1857 Weihe von St. Apollinaris in Remagen, wo seit 1843 Wandgemälde von Deger, A. und C. Müller und Ittenbach als Hauptwerk der Düsseldorfer Nazarener entstanden waren.

1859 Schadow tritt nach 33jähriger Amtszeit als Akademiedirektor in den Ruhestand. Sein Nachfolger wird Eduard Bendemann.
B. Vautier vollendet mit der „Nähschule" eines seiner ersten Hauptwerke, das später von der Leningrader Eremitage erworben wird.

1861 L. Knaus malt mit den „Kartenspielenden Schusterjungen" eines der Werke, für das er auf der Pariser Weltausstellung 1867 hohe Auszeichnungen erhält.

1863 Oswald Achenbach übernimmt als Professor die Leitung der Landschafterklasse bis 1873. In der Landschaftsmalerei bleibt Düsseldorf weiterhin die führende Akademie.

1867 Salentins „Maikönigin" verkörpert den Typus des sentimentalen Düsseldorfer Genrebildes auf höchstem technischen Niveau. Engländer und Amerikaner treten vermehrt als Käufer dieser Bilder auf.

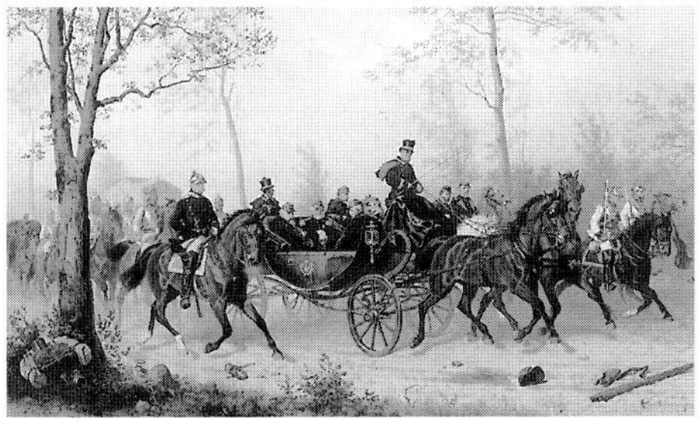

Wilhelm Camphausen
Bismarck begleitet Napoleon III.

1870/71 Nach dem Sieg im Deutsch-Französischen Krieg erhält die offizielle Historienmalerei neuen Auftrieb. Ein Hauptwerk dieser Zeit ist W. Camphausens „Bismarck begleitet Napoleon III“ .

1872/74 Eugen Dücker übernimmt die Landschafterklasse als Nachfolger von O. Achenbach. Die Düsseldorfer Landschaftsmalerei findet Anschluß an die französische „Ecole de Barbizon“.

1874 Wilhelm Sohn erhält eine Professur für Genremalerei, die damit erstmalig akademischen Rang erhält.
Die Düsseldorfer Genremalerei steht mit L. Knaus und B. Vautier international im Mittelpunkt.

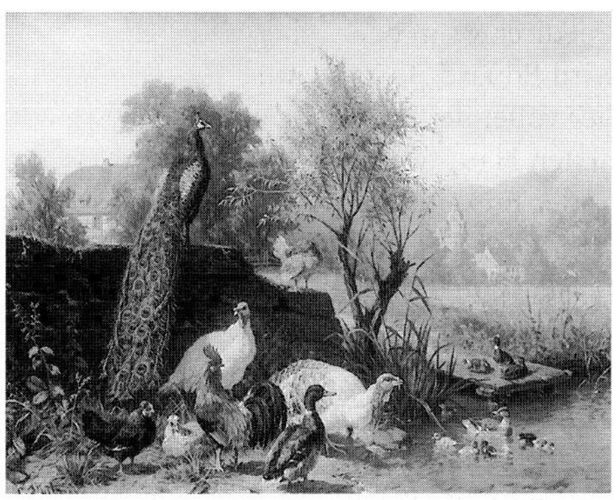

Carl Jutz
Geflügelszene mit Pfau

1877 Peter Janssen übernimmt die Professur für Historienmalerei und führt eine in Düsseldorf neuartige, liberale Unterrichtsmethode an der Akademie ein.

1881 C. Jutz wird in Melbourne mit einer goldenen Medaille ausgezeichnet. Dieselbe Ehrung hatte er bereits 1879 in Sydney erhalten.

1889 Der Künstlerclub St. Lucas wird durch E. Kampf, H. Liesegang, O. Jernberg, H. Hermanns u. a. gegründet. Sezessionistische, d. h. gegen die Akademie gerichtete Tendenzen breiten sich aus. „Alte“ und „junge“ Kunst stehen sich rivalisierend gegenüber.

1889/92 Die jungen Düsseldorfer Landschaftsmaler reisen im Sommer an die holländische Nordseeküste nach Katwijk. Holland „wird Mode“ in der Malerei.

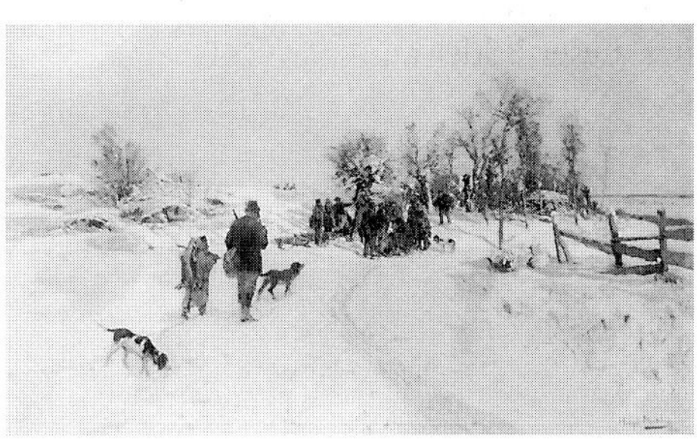

Hugo Mühlig
Treibjagd im Winter

1893 H. Mühligs „Treibjagd im Winter“ wird von der Berliner Nationalgalerie erworben.

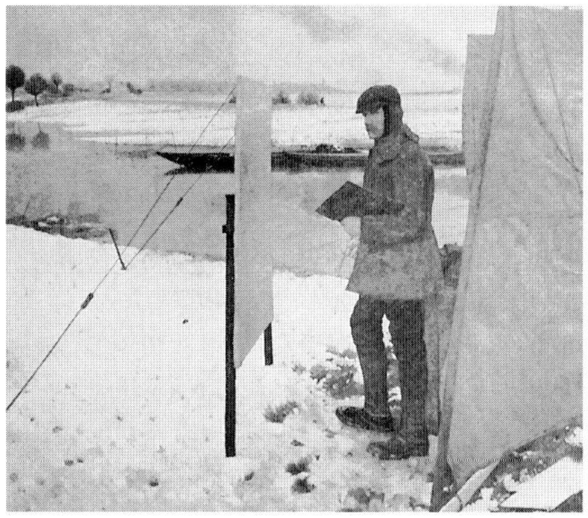

Wilhelm Schmurr
Clarenbach bei der Arbeit vor der Natur im Winter, 1907

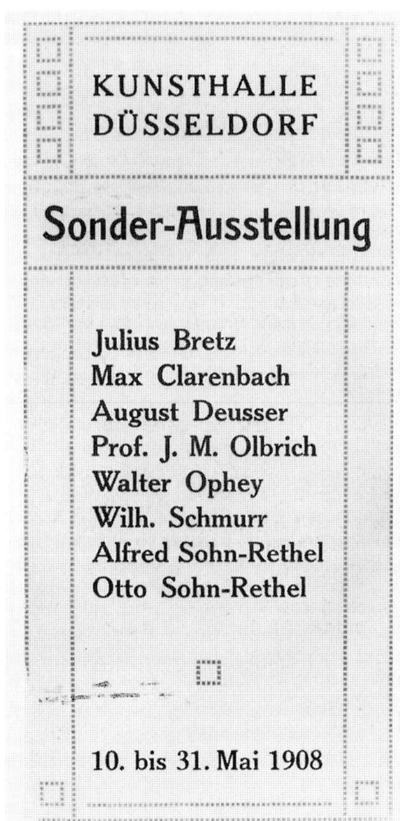

KUNSTHALLE
DÜSSELDORF

Sonder-Ausstellung

Julius Bretz
Max Clarenbach
August Deusser
Prof. J. M. Olbrich
Walter Ophey
Wilh. Schmurr
Alfred Sohn-Rethel
Otto Sohn-Rethel

10. bis 31. Mai 1908

Titel des Katalogs der Sonderausstellung
Düsseldorf 1908

1902 Die Präsentation der Düsseldorfer Malerei auf der „Deutsch-Nationalen Kunstausstellung“ ergibt ein uneinheitliches Bild.
M. Clarenbach malt sein bekanntestes Hauptwerk „Der stille Tag“ .

1904 Auf der „Internationalen Kunstausstellung“ in Düsseldorf rehabilitiert sich die Düsseldorfer Malerei. Die französische Kunst ist immer noch ohne die Impressionisten vertreten.

1907 Mit Schmurrs „Porträt M. Clarenbach in Winterlandschaft“ entsteht ein Dokument der beginnenden Freilichtmalerei in Düsseldorf unter dem Einfluß des französischen Impressionismus.

1908 1. „Sonderausstellung“ in der Düsseldorfer Kunsthalle.

1909 Gründung des Sonderbundes durch J. Bretz, M. Clarenbach, A. Deusser, W. Ophey u. a. Auf der ersten Ausstellung des Sonderbundes sind neben M. Liebermann nun erstmalig auch die französischen Impressionisten vertreten mit Cézanne, van Gogh, Renoir, Monet u. a.

1910 Der erweiterte Sonderbund integriert in seine Ausstellung erstmals Gemälde der französischen „Fauves“. Braque und Picasso sind vertreten.

1912 Auf der letzten und umfangreichsten Ausstellung des Sonderbundes werden Impressionismus und Expressionismus in aller Vielfalt gezeigt. Das Publikum reagiert, wie in den Jahren zuvor, kritisch und ablehnend.

Literaturauswahl

Abel, U.: Düsseldorf und die schwedische Malerei im 19. Jahrhundert, Veröffentlichung der Galerie Paffrath, Düsseldorf 1978

Andree, R.: Die Gemälde des 19. Jahrhunderts, Katalog des Kunstmuseums Düsseldorf, Malerei Bd. 1, Düsseldorf 1968

Appel, H.: Die Düsseldorfer Landschaftsmalerei im 19. Jahrhundert; in: Zweihundert Jahre Kunstakademie Düsseldorf, Düsseldorf 1973

Ausstellungskatalog: 5 x 30, Düsseldorfer Kunstszene aus fünf Generationen. 150 Jahre Kunstverein für die Rheinlande und Westfalen 1829–1979, Städt. Kunsthalle Düsseldorf 1979

Ausstellungskatalog: 100 Jahre Düsseldorfer Malerei. Kunstsammlungen der Stadt, Düsseldorf 1948

Ausstellungskatalog: Armer Maler – Malerfürst. Künstler und Gesellschaft 1819–1918, Stadtmuseum Düsseldorf 1980

Ausstellungskatalog: Der Künstlerverein Malkasten. Anfänge, Zum 125jährigen Bestehen des Künstlervereins Malkasten, Düsseldorf 1973

Ausstellungskatalog: Die Nazarener, Städt. Galerie im Städelschen Kunstinstitut, Frankfurt a. M. 1977

Ausstellungskatalog: Die Düsseldorfer Malerschule, Kunstmuseum Düsseldorf + Darmstadt 1979

Ausstellungskatalog: Düsseldorf und der Norden, Kunstmuseum Düsseldorf 1976

Ausstellungskatalog: Meisterzeichnungen der Düsseldorfer Malerschule, Villa Hügel in Essen, Düsseldorf 1981

Ausstellungskatalog: The Hudson and the Rhine. Die amerikanische Malerkolonie in Düsseldorf im 19. Jahrhundert, Kunstmuseum Düsseldorf 1976

Blanckarts, M.: Düsseldorfer Künstler. Nekrologe aus den letzten Jahren, Stuttgart 1977

Boetticher, Fr. v.: Malerwerke des 19. Jahrhunderts. Beitrag zur Kunstgeschichte, 4 Bde. Dresden 1891

Büttner, E.: Zur humoristischen Graphik der Düsseldorfer Malerschule. Die Veröffentlichungen von 1830–1850. Diss. Erlangen/Nürnberg 1981

Cohen, W.: Rheinische Kunstsammler in alter und neuer Zeit, Düsseldorf 1911, München 1922

Cohen, W.: Hundert Jahre Rheinischer Malerei, Bonn 1924

Daelen, E.: Aus der Geschichte des Künstlervereins Malkasten, Düsseldorf 1898

Fahne, A.: Die Düsseldorfer Maler-Schule in den Jahren 1834, 1835 und 1836, Düsseldorf 1837

Ferber, H.: Zur Geschichte Düsseldorfer Künstler, Düsseldorf 1876

Groseclose, B. S.: Emanuel Leutze (1816–1868): Freedom is the only King, Washington 1975

Herchenbach, W.: Düsseldorf und seine Umgebung in den Revolutionsjahren 1848–1849, Düsseldorf 1882

Horn, P.: Düsseldorfer Graphik in alter und neuer Zeit, Schriften des Düsseldorfer Kunstmuseums 2, Düsseldorf 1928

Hütt, W.: Der Einfluß des preußischen Staates auf die Entwicklung von Inhalt und Form der bildenden Kunst im 19. Jahrhundert, Dresden 1955

Hütt, W.: Die Beziehungen zwischen Wolfgang Müller von Königswinter und der Düsseldorfer Malerschule in der 1. Hälfte des 19. Jahrhunderts; in: Wissenschaftliche Zeitschrift der Martin-Luther-Universität Halle-Wittenberg 1955, 4. Jg. Heft 6

Hütt, W.: Die Düsseldorfer Malerschule, Leipzig 1964

Immel, U.: Die deutsche Genremalerei im 19. Jahrhundert, Diss. Heidelberg 1967

Immermann, K.: Düsseldorfer Anfänge. Maskengespräche 1840; in: Memorabilien, 3. Theil, Schriften, 14. Bd., Hamburg 1843

Koetschau, K.: Rheinische Malerei in der Biedermeierzeit, Düsseldorf 1926

Kunstmuseum Düsseldorf. Ausgewählte Werke, I: Malerei, Düsseldorf 1977

Markowitz, I.: Die Düsseldorfer Malerschule. Kataloge des Kunstmuseums Düsseldorf, Malerei Bd. 2, Düsseldorf 1969

Markowitz, I.: Die Monumentalmalerei der Düsseldorfer Malerschule; in: Zweihundert Jahre Kunstakademie Düsseldorf, Düsseldorf 1973

Markowitz, I. & Andree, R.: Die Düsseldorfer Malerschule, Bildheft des Kunstmuseums Düsseldorf, überarb. Neuauflage 1977

Moeller, M. M.: Der Sonderbund, Köln 1984

Müller von Königswinter, W.: Düsseldorfer Künstler aus den letzten 25 Jahren, Leipzig 1854 (1853)

Püttmann, H.: Die Düsseldorfer Malerschule und ihre Leistungen seit der Errichtung des Kunstvereins im Jahre 1829. Ein Beitrag zur modernen Kunstgeschichte, Leipzig 1839

Raczynski, A. v.: Geschichte der neueren deutschen Kunst, 3 Bde. Berlin 1836–41

Rheinisches Landesmuseum Bonn. Auswahlkatalog 4, Kunst und Kunsthandwerk Mittelalter und Neuzeit, Köln/Bonn 1977

Ricke-Immel, U.: Die Handzeichnungen des 19. Jahrhunderts, Düsseldorfer Malerschule I: Die erste Jahrhunderthälfte, Kataloge des Kunstmuseums Düsseldorf, Serie III: Handzeichnungen, Bd. 2/3, Düsseldorf 1978

Rosenberg, A.: Geschichte der modernen Kunst, 2 Bde., Leipzig 1884–1889

Rosenberg, A.: Aus der Düsseldorfer Malerschule. Studien und Skizzen, Leipzig 1889

Schaarschmidt, F.: Zur Geschichte der Düsseldorfer Kunst, insbesondere im 19. Jahrhundert, Düsseldorf 1902

Schadow, W. v.: Der moderne Vasari. Erinnerungen aus dem Künstlerleben, Berlin 1854

Scotti, J. J.: Die Düsseldorfer Malerschule, Düsseldorf 1837

Thieme, U. & Becker, F. (Begr.): Allgemeines Lexikon der bildenden Künste, 37 Bde. Leipzig 1907–1950

Trier, E.: Die Düsseldorfer Kunstakademie in der permanenten Reform; in: Zweihundert Jahre Kunstakademie Düsseldorf, Düsseldorf 1973

Trier, E. & Weyers, W. (Hrsg.): Kunst des 19. Jahrhunderts im Rheinland, Bd. III: Malerei, Düsseldorf 1979

Uechtritz, F. v.: Blicke in das Düsseldorfer Kunst- und Künstlerleben, 2 Bde. Düsseldorf 1839/1840

Wiegmann, R.: Die königliche Kunst-Akademie zu Düsseldorf. Ihre Geschichte, Einrichtung und Wirksamkeit, Düsseldorf 1856

Woermann, K.: Zur Geschichte der Düsseldorfer Kunstakademie, Düsseldorf 1880

Index